CB071302

RINOPLASTIA
MANUAL PRÁTICO

Thieme Revinter

RINOPLASTIA
MANUAL PRÁTICO

Artur Grinfeld
Preceptor do Serviço de Residência e *Fellowship* em
Cirurgia Plástica Facial do Hospital Otorrinos de Feira de Santana, BA

Washington Almeida
Preceptor do Serviço de Residência e *Fellowship* em
Cirurgia Plástica Facial do Hospital Otorrinos de Feira de Santana, BA

Thieme
Rio de Janeiro • Stuttgart • New York • Delhi

**Dados Internacionais de
Catalogação na Publicação (CIP)**

G867r

Grinfeld, Artur
  Rinoplastia: Manual Prático/Artur Grinfeld & Washington Almeida – 1. Ed. – Rio de Janeiro – RJ: Thieme Revinter Publicações, 2018.

  270 p.: il; 21,3 x 27,7 cm.

  ISBN 978-85-5465-060-5

  1. Rinoplastia. I. Título.

CDD: 617.52
CDU: 611.86:616-089.8

Contato com os autores:

ARTUR GRINFELD
artur@hotorrinos.com.br

WASHINGTON ALMEIDA
washington@hotorrinos.com.br

Nota: O conhecimento médico está em constante evolução. À medida que a pesquisa e a experiência clínica ampliam o nosso saber, pode ser necessário alterar os métodos de tratamento e medicação. Os autores e editores deste material consultaram fontes tidas como confiáveis, a fim de fornecer informações completas e de acordo com os padrões aceitos no momento da publicação. No entanto, em vista da possibilidade de erro humano por parte dos autores, dos editores ou da casa editorial que traz à luz este trabalho, ou ainda de alterações no conhecimento médico, nem os autores, nem os editores, nem a casa editorial, nem qualquer outra parte que se tenha envolvido na elaboração deste material garantem que as informações aqui contidas sejam totalmente precisas ou completas; tampouco se responsabilizam por quaisquer erros ou omissões ou pelos resultados obtidos em consequência do uso de tais informações. É aconselhável que os leitores confirmem em outras fontes as informações aqui contidas. Sugere-se, por exemplo, que verifiquem a bula de cada medicamento que pretendam administrar, a fim de certificar-se de que as informações contidas nesta publicação são precisas e de que não houve mudanças na dose recomendada ou nas contraindicações. Esta recomendação é especialmente importante no caso de medicamentos novos ou pouco utilizados. Alguns dos nomes de produtos, patentes e *design* a que nos referimos neste livro são, na verdade, marcas registradas ou nomes protegidos pela legislação referente à propriedade intelectual, ainda que nem sempre o texto faça menção específica a esse fato. Portanto, a ocorrência de um nome sem a designação de sua propriedade não deve ser interpretada como uma indicação, por parte da editora, de que ele se encontra em domínio público.

© 2018 Thieme Revinter Publicações Ltda.
Rua do Matoso, 170, Tijuca
20270-135, Rio de Janeiro – RJ, Brasil
http://www.ThiemeRevinter.com.br

Thieme Medical Publishers
http://www.thieme.com
Capa: Cocada Design e Thieme Revinter Publicações.

Impresso no Brasil por Intergraf Indústria Gráfica Eireli.
5 4 3 2 1
ISBN 978-85-5465-060-5

Todos os direitos reservados. Nenhuma parte desta publicação poderá ser reproduzida ou transmitida por nenhum meio, impresso, eletrônico ou mecânico, incluindo fotocópia, gravação ou qualquer outro tipo de sistema de armazenamento e transmissão de informação, sem prévia autorização por escrito.

AGRADECIMENTOS

Gostaria de iniciar agradecendo aqueles que não estão mais comigo fisicamente, mas sempre estarão nos meus pensamentos. Ao meu amado avô, Love Grinfeld, por passar a todos a noção de união, sendo ele o grande alicerce moral de nossa família e minha eterna alma gêmea; avó Tamara, mulher de fibra que sempre esteve presente nos momentos mais difíceis e também nos mais felizes.

Ao meu grande pai, Abrahão Grinfeld, melhor amigo que um filho poderia sonhar, por me introduzir nesta maravilhosa profissão e especialidade da qual compartilhamos a mesma paixão, desde o momento que vi suas habilidosas mãos em ato cirúrgico.

A minha grande mãe Vania, eterna companheira de longas conversas, por sempre me apoiar nas horas de necessidade.

A minha tia-mãe Sara Grinfeld, que, de maneira direta e espiritual, herdou de meu avô o dom de ouvir e saber falar as palavras certas nas horas certas, sempre ao meu lado.

A minha bela e amada esposa Carolina, mãe dedicada, sempre me dando o suporte necessário nos momentos que mais precisei.

Aos meus filhos Guilherme e Gabriela, fontes de inspiração constante, e força motriz de minha vida.

A minha irmã Renata, por, mesmo distante, sempre estar por perto para me ouvir e compreender.

A Washington Almeida, meu sogro, pelo apoio e incentivo de sempre, além de ser uma grande fonte de inspiração profissional e humana.

A Isabel Almeida, minha sogra, pelo apoio e incentivo.

Aos meus alunos, principalmente o Dr. Guilherme Arruda e o Dr. Rodrigo Betelli, pelos longos domingos de reuniões, sempre apoiando o aprimoramento científico para uma grande formação profissional, além de amizade eterna.

A Vinícius Silva Carvalho e toda sua equipe da Agência Cocada Design, pelas horas derramadas diante do computador, companheirismo e sempre grande incentivo por tudo relacionado aos nossos projetos.

A Carlinhos, nosso apoio técnico e parceiro fundamental ao longo de mais de 30 anos registrando histórias do Hospital Otorrinos.

A toda equipe do Hospital Otorrinos de Feira de Santana-BA, pelo suporte diário fundamental à realização deste sonho.

PREFÁCIO

Eu não diria inusitada, mas é uma tarefa difícil para um pai fazer a apresentação de um livro escrito pelo filho, independentemente do conteúdo trazido à publicação, mesmo que – como é o caso – tenha sido produto de coautoria.

Instado a prefaciar o trabalho, intitulado "*Rinoplastia – Manual Prático*" não tive como me omitir, embora tenha enfrentado certa timidez por ser Artur, meu filho. Entretanto, logo superei esse estado de espírito, em virtude da incontida satisfação de poder esboçar o preâmbulo de um trabalho que denota apreciável evolução científica. Ao mesmo tempo honrosa, a incumbência me fez sentir privilegiado em testemunhar a realização de um projeto acalentado pelos autores, e que se concretizou graças ao esforço conjunto germinado pelas experiências colhidas no quotidiano profissional com vistas à realização de procedimentos cirúrgicos por meio da conjugação de tratamento do desvio do septo com correção estética do nariz.

Como eu, Artur Grinfeld e Washington Almeida são otorrinolaringologistas e atuam no Estado da Bahia, entre Feira de Santana e Salvador. Genro e sogro, respectivamente, em razão da convergência de interesses no campo científico, buscaram expandir o âmbito de ação de ambos na esteira do alargamento da ciência otorrinolaringológica, que, como é sabido, tem vários elos com os mais diversos campos médicos. É cada vez maior a interseção da otorrinolaringologia, quer no segmento clínico, quer no cirúrgico, com diversas áreas especificamente médicas e também com outras, embora não estritamente médicas, que integram o grupo de ciências às quais podemos denominar de "ciências da saúde".

O "*Rinoplastia – Manual Prático*" representa mais uma contribuição de dois médicos que seguem o caminho científico já percorrido por outros da área. Um itinerário de trabalho e pesquisa que, dentro dos contornos ditados pela ciência, vem somar a outros igualmente seguidos por aqueles que no exercício da Medicina em igual ramo pretendem tornar mais denso o aperfeiçoamento de técnicas científicas, objetivando a cura e a estética dos pacientes.

O trabalho é organizado em capítulos por meio dos quais os coautores descrevem as técnicas cirúrgicas adotadas, onde se veem as abordagens cirúrgicas empregadas com a devida adequação à pluralidade de casos e às pretensões dos pacientes, como se observa no item "lista de desejos". Posteriormente, há descrição da "análise pré-operatória e planejamento cirúrgico" e do "estado pós-operatório".

O trabalho está permeado de ilustrações importantes, exibindo fotos das situações, além do uso da tecnologia imersiva em Realidade Aumentada; tudo a permitir um melhor entendimento dos curiosos na matéria. A Realidade Aumentada consegue trazer a audiência para um nível de envolvimento bem superior ao proporcionado pelas ferramentas e suportes mais populares até recentemente, sendo a inserção de um objeto virtual em uma cena real.

Vale dizer que a convergência de interesse entre Artur e Washington e a atuação de ambos na prática do procedimento denominado "rinosseptoplastia", em que se mesclam técnica cirúrgica funcional e estética, com realização simultânea, gerou o firme propósito de trazer uma contribuição não só para os otorrinolaringologistas como, de resto, para os médicos, os estudantes de Medicina e todos aqueles interessados na pesquisa e no desenvolvimento da ciência.

Abrahão Grinfeld
Médico Otorrinolaringologista

HOSPITAL OTORRINOS

Com cerca de 1 milhão de atendimentos realizados, o Hospital Otorrinos é um centro de referência no Norte e Nordeste quanto ao tratamento das doenças de ouvido, nariz, garganta e plástica da face.

O corpo clínico da Otorrinos é formado por médicos especialistas e profissionais da área da saúde, vários destes com títulos de mestrado e doutorado que têm como objetivo prestar atendimento personalizado e diferenciado, pautados na competência e valores técnicos e éticos.

A parceria com seus clientes é um projeto do Hospital, que tem também por principal proposta buscar soluções eficazes para os complexos problemas de saúde, pois a saúde deve ser objeto de especial atenção, considerando-se que a preservação da vida com qualidade é a meta da Instituição.

O Hospital Otorrinos empreende esforços e investimentos, disponibilizando serviços e equipamentos especializados na área de Otorrinolaringologia, Cirurgia de Cabeça e Pescoço, Cirurgia Bucomaxilofacial, Cirurgia Plástica Facial, Alergia, Imunologia, Gastroenterologia e Estomatologia com qualidade, eficácia e confiabilidade. A Instituição atua com profissionalismo por meio de seus profissionais e colaboradores com intuito de satisfazer o cliente, oferecendo um atendimento diferenciado, qualificado e moderno.

O Hospital Otorrinos possui infraestrutura moderna, com equipamentos de última geração, oferecendo as melhores condições de trabalho aos seus profissionais, assegurando excelente qualidade ao atendimento, sendo considerado sinônimo de eficiência, conforto e segurança.

Na nossa estrutura contamos com:

- Recepções para atendimento de consultas e exames
- Brinquedoteca
- Salas de exames de Vídeoendoscopia, Bera, Ecog, Audiologia, Testes Alérgicos
- Sala de serviços internos e dissecção
- Apartamentos individuais, duplos e enfermarias
- Posto de enfermagem
- Amplas salas de cirurgias
- Sala de recuperação pós-anestésica
- Central de esterilização de material
- Setor de administração/faturamento/tesouraria/central de marcação/setor pessoal
- Auditório/biblioteca/copa/conforto médico/farmácia/almoxarifado
- Laboratório de voz
- Consultórios
- Tomografia computadorizada e raios-X

COLABORADORES

ERICA CAMPOS
Otorrinolaringologista
Residência Médica pelo Hospital Otorrinos de Feira de Santana, BH

HUGO RODRIGUES
Otorrinolaringologista
Fellowship em Cirurgia Plástica Facial pelo Hospital Otorrinos de Feira de Santana, BH

ITAIANA CORDEIRO
Otorrinolaringologista
Fellowship em Cirurgia Plástica Facial pelo Hospital Otorrinos de Feira de Santana, BH

GUILHERME ARRUDA
Otorrinolaringologista
Fellowship em Cirurgia Plástica Facial pelo Hospital Otorrinos de Feira de Santana, BH

GUSTAVO DEL PRATO
Otorrinolaringologista
Fellowship em Cirurgia Plástica Facial pelo Hospital Otorrinos de Feira de Santana, BH

LÍVIA SOTERO
Otorrinolaringologista
Fellowship em Cirurgia Plástica Facial pelo Hospital Otorrinos de Feira de Santana, BH

NATÁLIA COUTO
Otorrinolaringologista
Fellowship em Cirurgia Plástica Facial pelo Hospital Otorrinos de Feira de Santana, BH

RODRIGO BETELLI
Otorrinolaringologista
Fellowship em Cirurgia Plástica Facial pelo Hospital Otorrinos de Feira de Santana, BH

SIMONE RENNO
Otorrinolaringologista
Fellowship em Cirurgia Plástica Facial pelo Hospital Otorrinos de Feira de Santana, BH

SUSAN TABASNIK
Otorrinolaringologista
Fellowship em Cirurgia Plástica Facial pelo Hospital Otorrinos de Feira de Santana, BH

SUMÁRIO

1 RINOPLASTIA FECHADA 1
   ETAPAS DA TÉCNICA CIRÚRGICA (CONVERSE-DIAMOND) 1
   BIBLIOGRAFIA 1
   CASO 1   PÓS-OPERATÓRIO – 1 ANO 3
   CASO 2   PÓS-OPERATÓRIO – 2 ANOS 5
   CASO 3   PÓS-OPERATÓRIO – 1 ANO 7
   CASO 4   PÓS-OPERATÓRIO – 1 ANO 9
   CASO 5   PÓS-OPERATÓRIO – 1 ANO 11
   CASO 6   PÓS-OPERATÓRIO – 1 ANO 15
   CASO 7   PÓS-OPERATÓRIO – 1 ANO 17
   CASO 8   PÓS-OPERATÓRIO – 1 ANO 19
   CASO 9   PÓS-OPERATÓRIO – 1 ANO 23
   CASO 10 PÓS-OPERATÓRIO – 1 ANO 25
   CASO 11 PÓS-OPERATÓRIO – 1 ANO 27
   CASO 12 PÓS-OPERATÓRIO – 1 ANO 29
   REALIDADE AUMENTADA 32

2 RINOPLASTIA SEMIABERTA OU "DELIVERY" 35
   BIBLIOGRAFIA 35
   CASO 1   PÓS-OPERATÓRIO – 1 ANO 37
   CASO 2   PÓS-OPERATÓRIO – 1 ANO 41
   CASO 3   PÓS-OPERATÓRIO – 1 ANO 45
   CASO 4   PÓS-OPERATÓRIO – 1 ANO E 6 MESES 49
   CASO 5   PÓS-OPERATÓRIO – 1 ANO 53
   CASO 6   PÓS-OPERATÓRIO – 6 MESES 55
   CASO 7   PÓS-OPERATÓRIO – 2 ANOS 59
   CASO 8   PÓS-OPERATÓRIO – 1 ANO 61
   CASO 9   PÓS-OPERATÓRIO – 6 ANOS 63
   CASO 10 PÓS-OPERATÓRIO – 1 ANO 67
   CASO 11 PÓS-OPERATÓRIO – 6 MESES 71
   CASO 12 PÓS-OPERATÓRIO – 6 MESES 75
   CASO 13 PÓS-OPERATÓRIO – 6 MESES 79
   REALIDADE AUMENTADA 80

3 RINOPLASTIA EM HOMENS: O QUE ELES QUEREM? 83
- MATERIAL E MÉTODO 83
- RESULTADOS 85
- DISCUSSÃO 88
- CONCLUSÃO 88
- BIBLIOGRAFIA 89
  - **CASO 1** PÓS-OPERATÓRIO – 1 ANO 91
  - **CASO 2** PÓS-OPERATÓRIO – 1 ANO 93
  - **CASO 3** PÓS-OPERATÓRIO – 1 ANO 97
  - **CASO 4** PÓS-OPERATÓRIO – 1 ANO 101
  - **CASO 5** PÓS-OPERATÓRIO – 1 ANO 103
  - **CASO 6** PÓS-OPERATÓRIO – 6 MESES 107
  - **CASO 7** PÓS-OPERATÓRIO – 1 ANO 109
  - **CASO 8** PÓS-OPERATÓRIO – 3 MESES 113
  - **CASO 9** PÓS-OPERATÓRIO – 1 ANO 117
  - **CASO 10** PÓS-OPERATÓRIO – 3 MESES 119
  - **CASO 11** PÓS-OPERATÓRIO – 1 ANO 121
  - **CASO 12** PÓS-OPERATÓRIO – 3 MESES 125
  - **CASO 13** PÓS-OPERATÓRIO – 1 ANO 129
- REALIDADE AUMENTADA 130

4 RINOPLASTIA ABERTA 133
- INDICAÇÕES CLÁSSICAS PARA RINOPLASTIA ABERTA 133
- BIBLIOGRAFIA 133
  - **CASO 1** PÓS-OPERATÓRIO – 1 ANO 135
  - **CASO 2** PÓS-OPERATÓRIO – 1 ANO 137
  - **CASO 3** PÓS-OPERATÓRIO – 1 ANO 139
  - **CASO 4** PÓS-OPERATÓRIO – 1 ANO 141
  - **CASO 5** PÓS-OPERATÓRIO – 1 ANO 143
  - **CASO 6** PÓS-OPERATÓRIO – 1 ANO 145
  - **CASO 7** PÓS-OPERATÓRIO – 1 ANO 147
  - **CASO 8** PÓS-OPERATÓRIO – 1 ANO 149
  - **CASO 9** PÓS-OPERATÓRIO – 1 ANO 151
- REALIDADE AUMENTADA 152

5 RINOPLASTIA ÉTNICA 155
- BIBLIOGRAFIA 157
  - **CASO 1** PÓS-OPERATÓRIO – 9 MESES 159
  - **CASO 2** PÓS-OPERATÓRIO – 1 ANO 161
  - **CASO 3** PÓS-OPERATÓRIO – 6 MESES 163
  - **CASO 4** PÓS-OPERATÓRIO – 8 MESES 165
  - **CASO 5** PÓS-OPERATÓRIO – 8 MESES 167
  - **CASO 6** PÓS-OPERATÓRIO – 1 ANO E 6 MESES 169
  - **CASO 7** PÓS-OPERATÓRIO – 1 ANO 173
  - **CASO 8** PÓS-OPERATÓRIO – 1 ANO 175

CASO 9	PÓS-OPERATÓRIO – 8 MESES	177
CASO 10	PÓS-OPERATÓRIO – 8 MESES	179
CASO 11	PÓS-OPERATÓRIO – 9 MESES	181
CASO 12	PÓS-OPERATÓRIO – 9 MESES	183
CASO 13	PÓS-OPERATÓRIO – 8 MESES	185
CASO 14	PÓS-OPERATÓRIO – 1 ANO	189
CASO 15	PÓS-OPERATÓRIO – 1 ANO	191
CASO 16	PÓS-OPERATÓRIO – 1 ANO	193
CASO 17	PÓS-OPERATÓRIO – 2 MESES	195
CASO 18	PÓS-OPERATÓRIO – 5 MESES	199
CASO 19	PÓS-OPERATÓRIO – 6 MESES	201
REALIDADE AUMENTADA		202

6 LATERORRINIA 203

CLASSIFICAÇÃO		203
ETIOLOGIA		204
INDICAÇÃO CIRÚRGICA		204
OSTEOTOMIAS		204
BIBLIOGRAFIA		205
CASO 1	PÓS-OPERATÓRIO – 6 MESES	207
CASO 2	PÓS-OPERATÓRIO – 6 MESES	211
CASO 3	PÓS-OPERATÓRIO – 6 MESES	213
CASO 4	PÓS-OPERATÓRIO – 6 MESES	215
CASO 5	PÓS-OPERATÓRIO – 6 MESES	219
CASO 6	PÓS-OPERATÓRIO – 6 MESES	221
CASO 7	PÓS-OPERATÓRIO – 6 MESES	223
CASO 8	PÓS-OPERATÓRIO – 6 MESES	225
CASO 9	PÓS-OPERATÓRIO – 6 MESES	227
CASO 10	PÓS-OPERATÓRIO – 6 MESES	229
CASO 11	PÓS-OPERATÓRIO – 1 ANO	231
REALIDADE AUMENTADA		232

7 RINOPLASTIA REVISIONAL 235

EVOLUÇÃO DESFAVORÁVEL	235
PRINCIPAIS SÍTIOS DE ENXERTOS AUTÓGENOS	236
DEFEITOS DO TERÇO NASAL SUPERIOR	237
DEFEITOS DO TERÇO MÉDIO NASAL	238
DEFEITOS FUNCIONAIS	244
REFERÊNCIAS	249
REALIDADE AUMENTADA	250

RINOPLASTIA
MANUAL PRÁTICO

Thieme Revinter

RINOPLASTIA FECHADA

A técnica de Converse-Diamond foi aprimorada, no começo do século XX, visando corrigir o dorso de narizes caucasiano. A obtenção de um dorso reto e de aspecto suave é um elemento muito importante numa rinosseptolastia. A redução excessiva e descuidada do dorso nasal está relacionada a muitas complicações e péssimos resultados.

A técnica, descrita a seguir, tem como indicação básica pacientes cujo o nariz apresenta as seguintes características.

- Ponta nasal adequada.
- Ausência de grandes deformidades nasais.
- Dorso com giba osteocartilaginosa.

ETAPAS DA TÉCNICA CIRÚRGICA (CONVERSE-DIAMOND)

1. Incisão septocolumelar e intercartilaginosa bilateral, descolamento dos tecidos moles da estrutura osteocartilaginosa.
2. Separação da cartilagem lateral superior da junção septonasal, septoplastia, com ou sem cirurgia das conchas nasais, e redução das cartilagens septal e laterais superiores.
3. Criação de um túnel subpericondral do dorso nasal.
4. Abordagem gradual do dorso. Inicia-se a redução pelo dorso cartilaginoso septal, seguida pela redução do componente ósseo da giba dorsal.
5. Osteotomias laterais, realizadas com osteótomo.
6. Fratura e compressão digital.
7. Sutura das incisões septocolumelar e intercartilaginosa.

BIBLIOGRAFIA

Pasinato R, Mocelin M, Berger CA. Refinamento da ponta nasal no nariz caucasiano através da sutura interdomal. *Int. Arch. Otorhinolaryngol* 2012;16(3):391-5.

Nassif Filho ACN et al. Refinamento da ponta nasal: técnica de sutura minimamente invasiva para a ponta nasal larga. *Arquivos Int. Otorrinolaringol. (Impr.) [online]*. 2011;15(3):302-7.

Patrocinio LG et al. Manobras cirúrgicas realizadas nas rinoplastias de um serviço de residência médica em otorrinolaringologia. *Rev. Bras. Otorrinolaringol. [online]*. 2006;72(4):439-42.

Rohrich RJ et al. Redução do Componente Osteocartilaginoso do Nariz Adunco - Uma Abordagem Gradual ao Dorso. In: Gunter J, Rohrich R, Adams WP. Dallas Rinoplastia Cirurgia do Nariz pelos Mestres. Rio de Janeiro: Revinter, 2006. p. 314-33.

CASO 1

LISTA DE DESEJOS
1) "Dorso alto".
2) "Narinas diferentes".

ANÁLISE PRÉ-OPERATÓRIA
- Pele fina.
- Ponta com definição e projeção razoável com excesso de porção cefálica mais expressivo à direita. Ângulo nasolabial maior que 90 graus.
- Giba osteocartilaginosa, pirâmide óssea larga e laterorrinia para direita.
- Assimetria de base, desvio caudal para direita e "footplate" bilateral.

PLANEJAMENTO CIRÚRGICO
1) Acesso fechado.
2) Septoplastia pela técnica de Metzenbaum modificada.
3) Incisão intercartilaginosa com remoção de excesso de porção cefálica da cartilagem lateral inferior via retrógrada.
4) Remoção de dorso osteocartilaginoso.
5) Osteotomias lateral e paramediada bilateralmente.
6) Enxerto "spreader graft" unilateral a esquerda.
7) Columeloplastia.

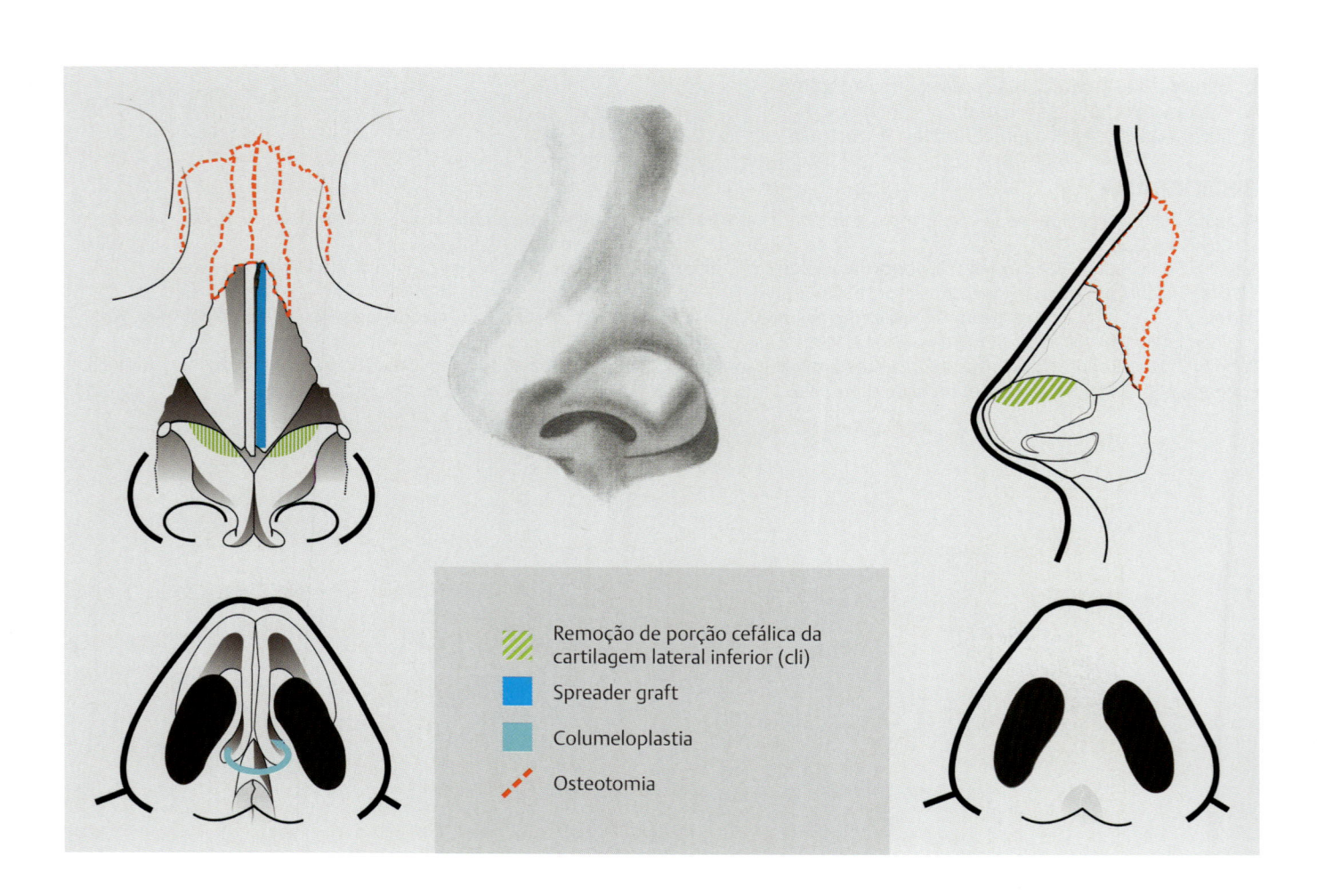

Remoção de porção cefálica da cartilagem lateral inferior (cli)
Spreader graft
Columeloplastia
Osteotomia

PÓS-OPERATÓRIO – 1 ANO

ANTES   **DEPOIS**

CASO 2

LISTA DE DESEJOS
1) "Dorso alto".
2) "Nariz torto".

ANÁLISE PRÉ-OPERATÓRIA
- Pele fina.
- Ponta com definição e projeção razoável. Ângulo nasolabial em torno de 90 graus.
- Giba osteocartilaginosa, pirâmide óssea larga e laterorrinia para direita.

PLANEJAMENTO CIRÚRGICO
1) Acesso fechado.
2) Septoplastia.
3) Remoção de dorso osteocartilaginoso.
4) Seccionadas cartilagens laterais superiores do septo cartilaginoso.
5) Osteotomia lateral bilateralmente.
6) Enxerto "spreader graft" unilateral a esquerda.

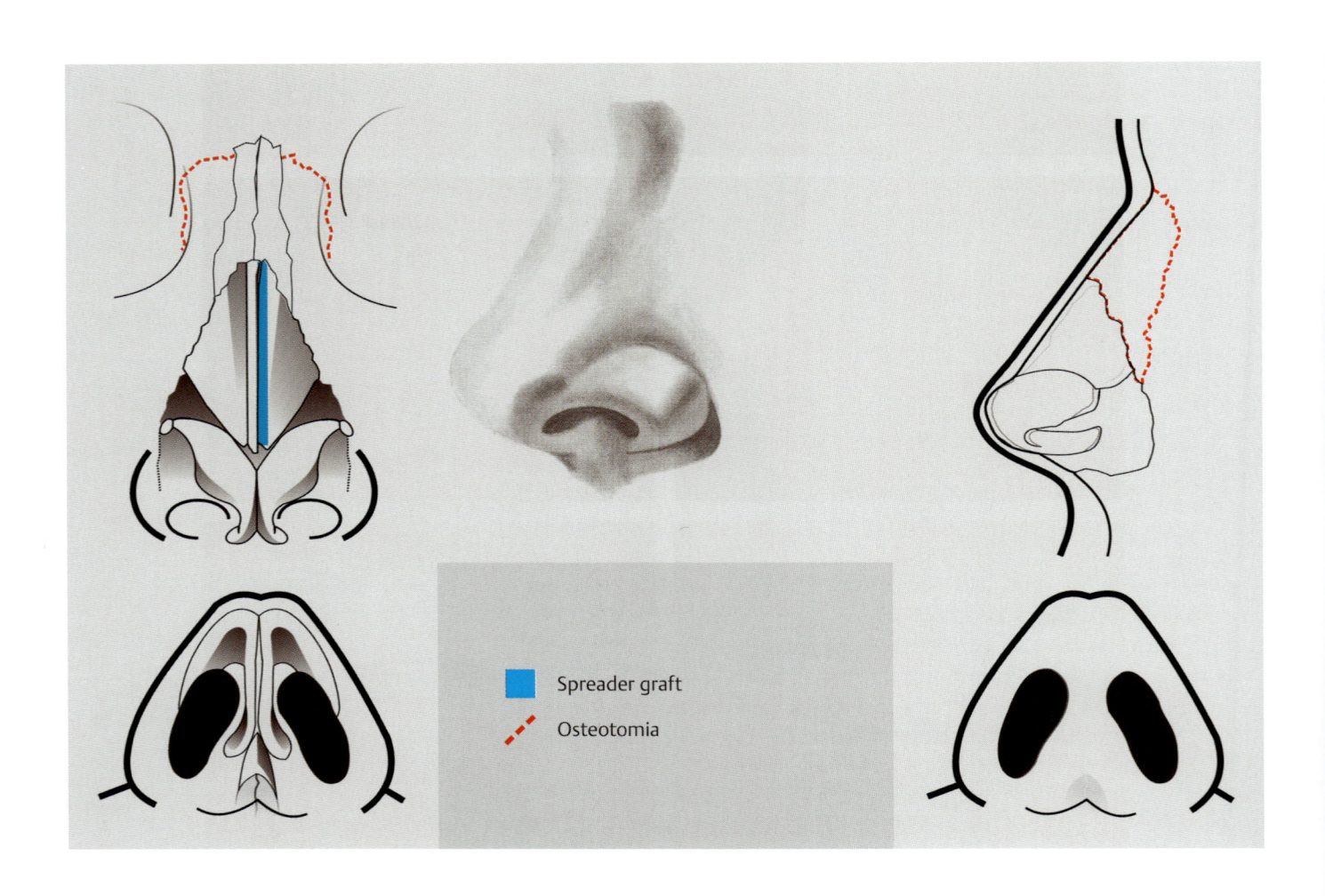

PÓS-OPERATÓRIO – 2 ANOS

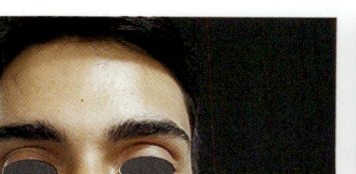

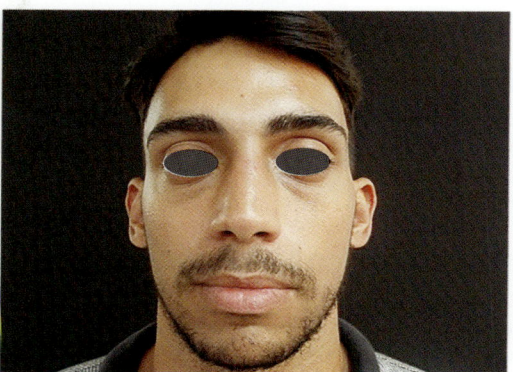

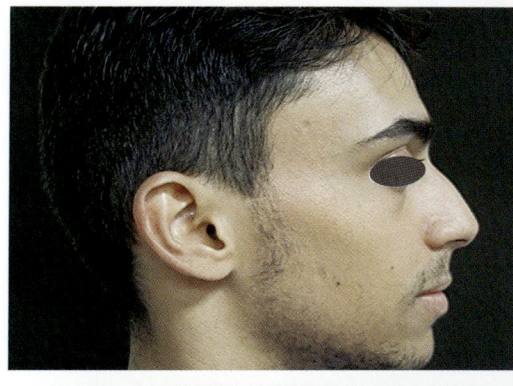

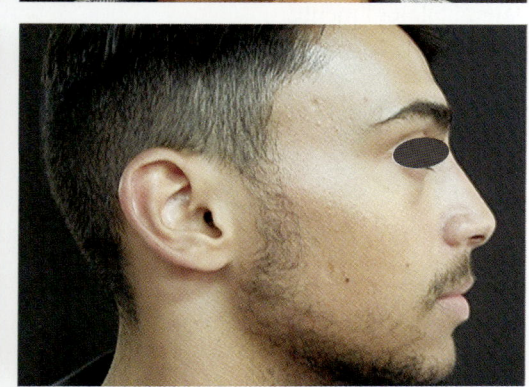

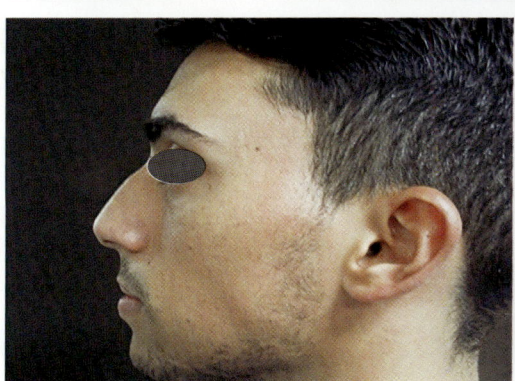

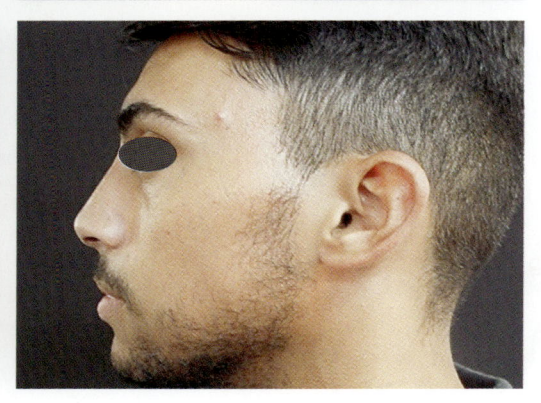

ANTES   DEPOIS

CASO 3

LISTA DE DESEJOS
1) "Dorso alto".
2) "Narinas diferentes".

ANÁLISE PRÉ-OPERATÓRIA
- Pele intermediária.
- Ponta com boa definição e projeção razoável. Ângulo nasolabial em torno de 90 graus.
- Giba osteocartilaginosa.
- Base simétrica e "footplate" bilateral.

PLANEJAMENTO CIRÚRGICO
1) Acesso fechado.
2) Septoplastia.
3) Remoção de dorso osteocartilaginoso.
4) Osteotomia lateral bilateralmente.
5) Columeloplastia.
6) Alar rim.

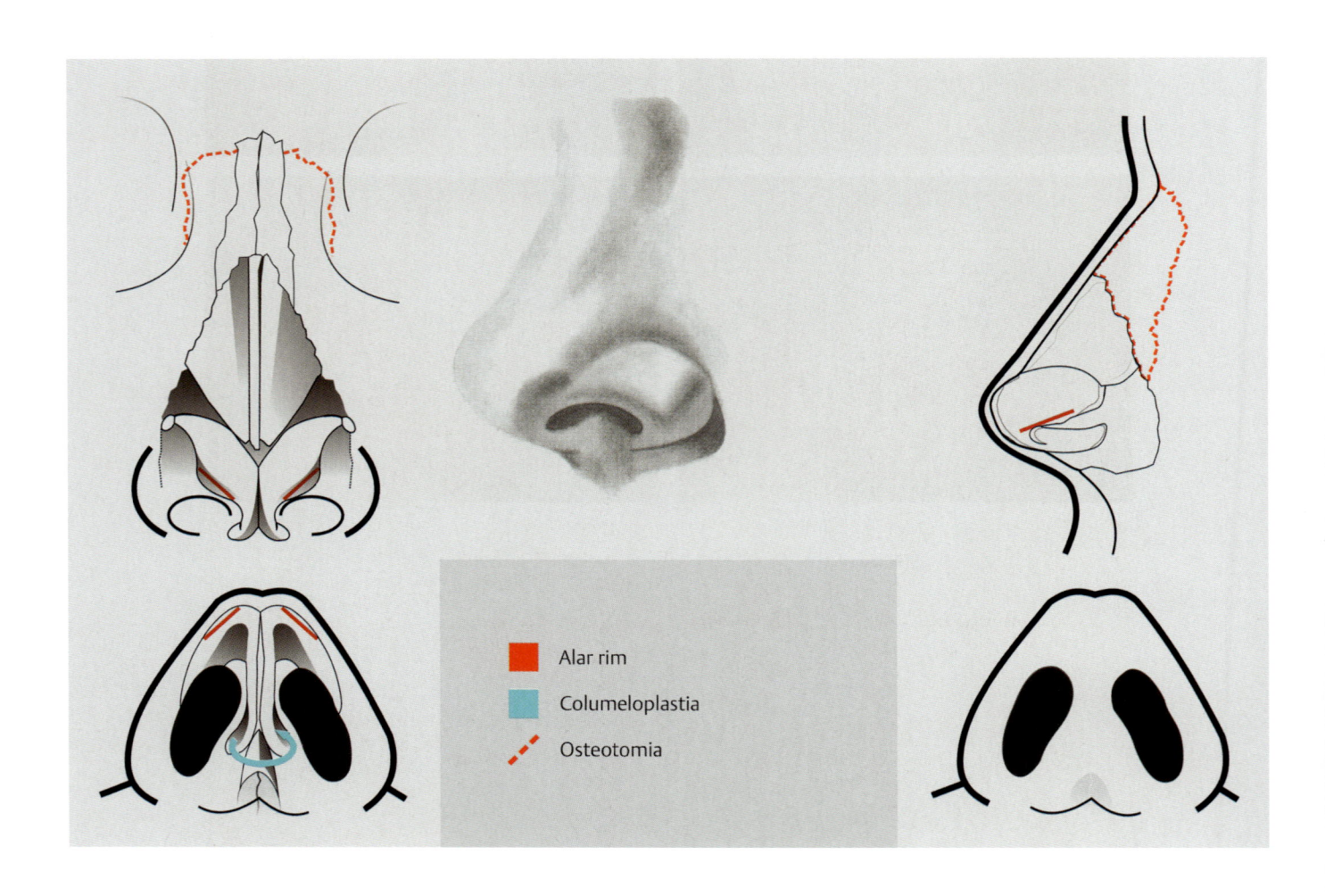

PÓS-OPERATÓRIO – 1 ANO

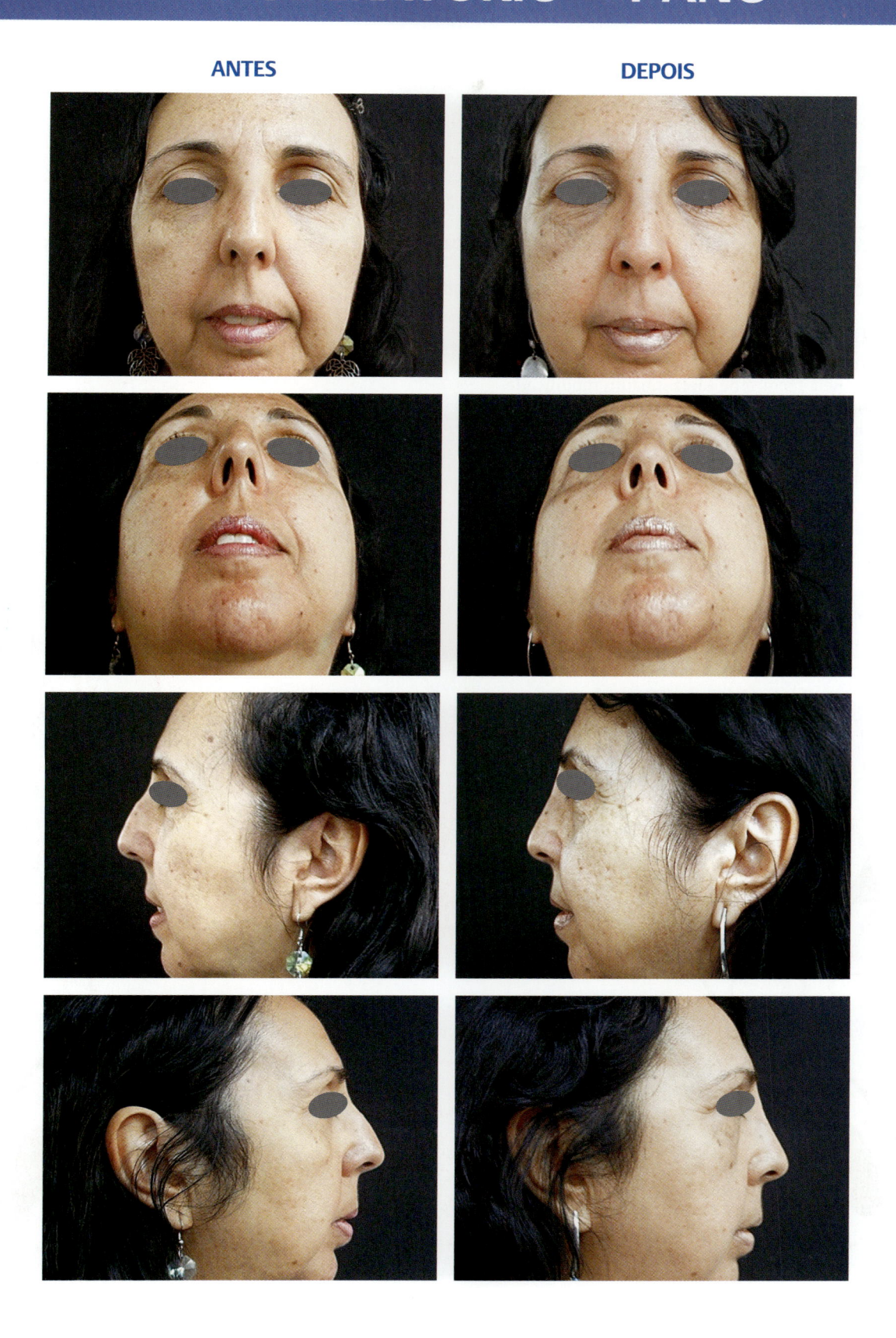

ANTES　　　　　　　　　　　DEPOIS

CASO 4

LISTA DE DESEJOS
1) "Dorso alto".
2) "Narinas diferentes".
3) "Satisfeita com a ponta nasal".

ANÁLISE PRÉ-OPERATÓRIA
- Pele fina.
- Ponta bífida. Ângulo nasolabial maior que 90 graus.
- Giba osteocartilaginosa, pirâmide óssea larga e laterorrinia para direita. Fragilidade em área de cartilagem lateral superior à direita.
- Assimetria de base, desvio caudal para direita e "footplate" bilateral.

PLANEJAMENTO CIRÚRGICO
1) Acesso fechado.
2) Septoplastia pela técnica de Metzenbaum modificada.
3) Remoção de dorso osteocartilaginoso.
4) Osteotomia lateral bilateralmente.
5) Enxerto "spreader graft" unilateral a direita.
6) Columeloplastia.

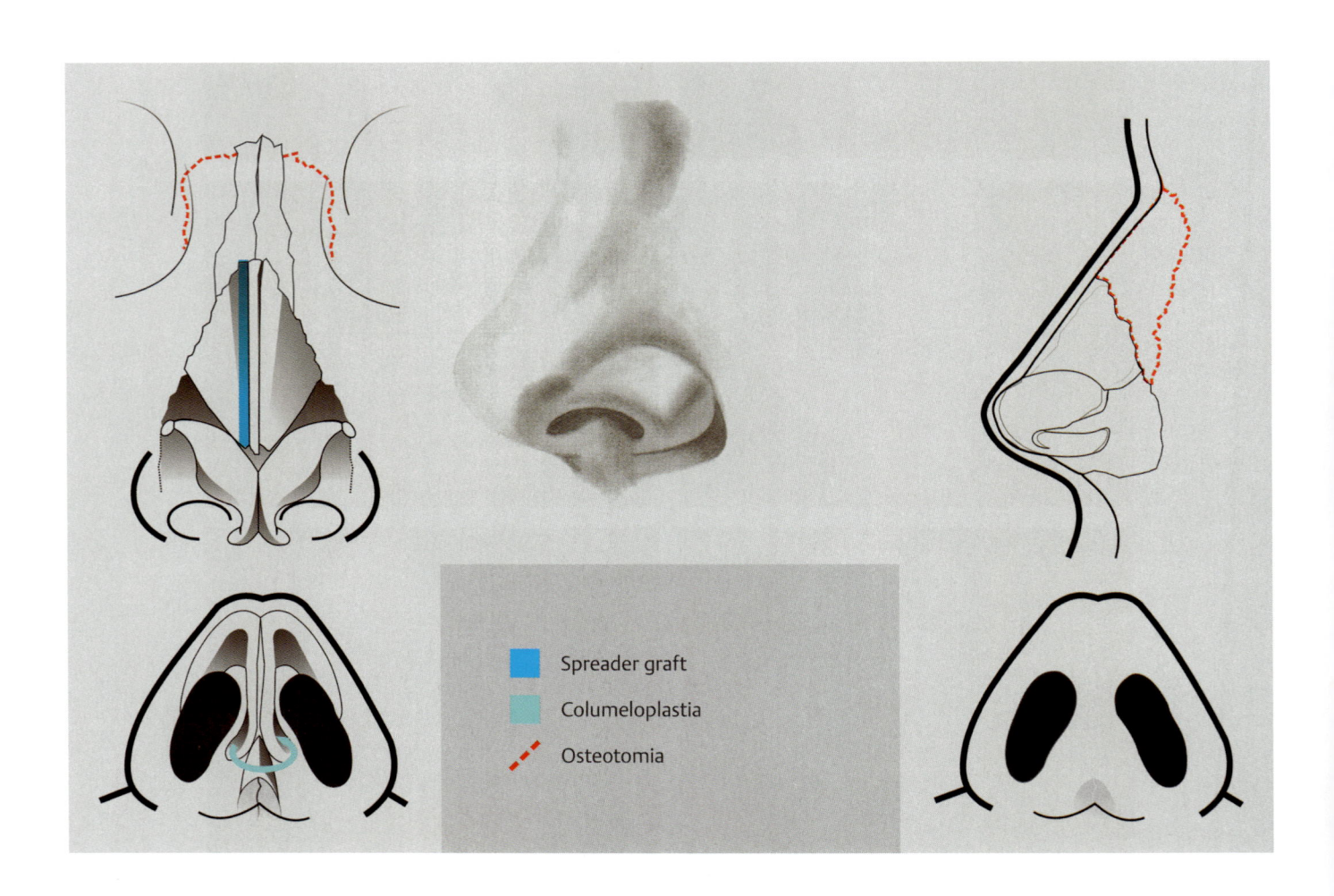

PÓS-OPERATÓRIO – 1 ANO

ANTES DEPOIS

CASO 5

LISTA DE DESEJOS
1) "Dorso alto".
2) "Nariz torto".

ANÁLISE PRÉ-OPERATÓRIA
- Pele fina.
- Ponta com definição e projeção razoável. Ângulo nasolabial em torno de 90 graus.
- Giba osteocartilaginosa.
- "Radix" baixo.
- Assimetria de base.

PLANEJAMENTO CIRÚRGICO
1) Acesso fechado.
2) Septoplastia.
3) Remoção de dorso osteocartilaginoso.
4) Enxerto de cartilagem masserada em "radix".
5) Osteotomia lateral bilateralmente.
6) Enxerto "spreader graft" bilateral mais espesso à esquerda.

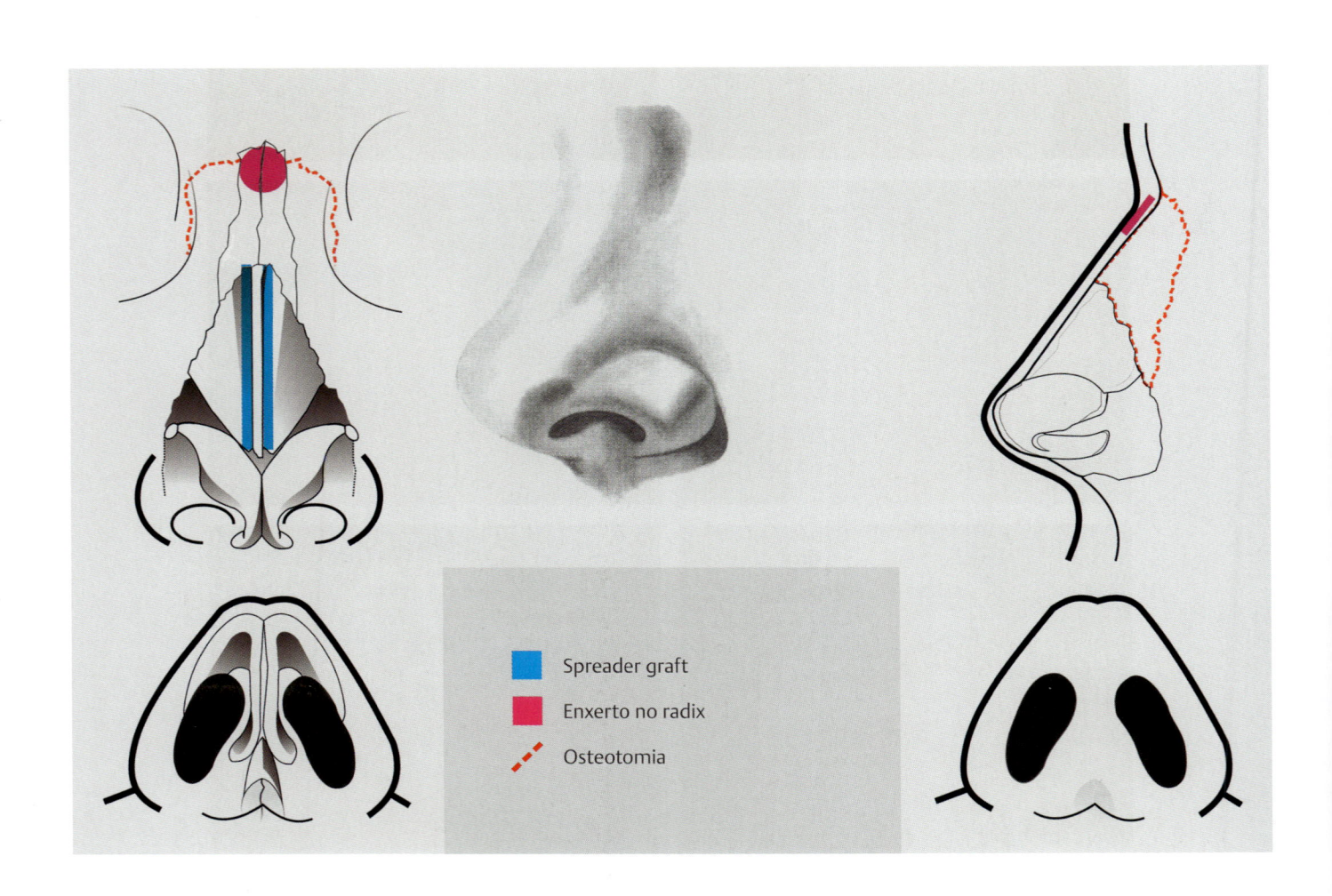

Spreader graft
Enxerto no radix
Osteotomia

RINOPLASTIA FECHADA 11

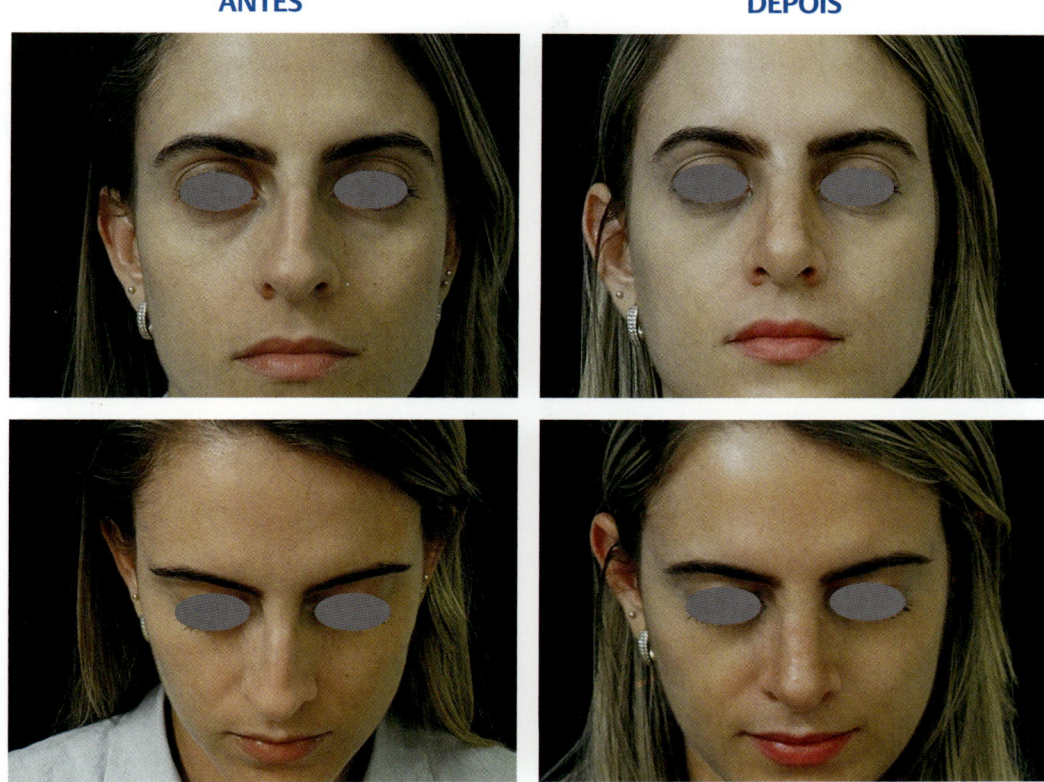

PÓS-OPERATÓRIO – 1 ANO

ANTES   DEPOIS

PÓS-OPERATÓRIO – 1 ANO

ANTES · DEPOIS

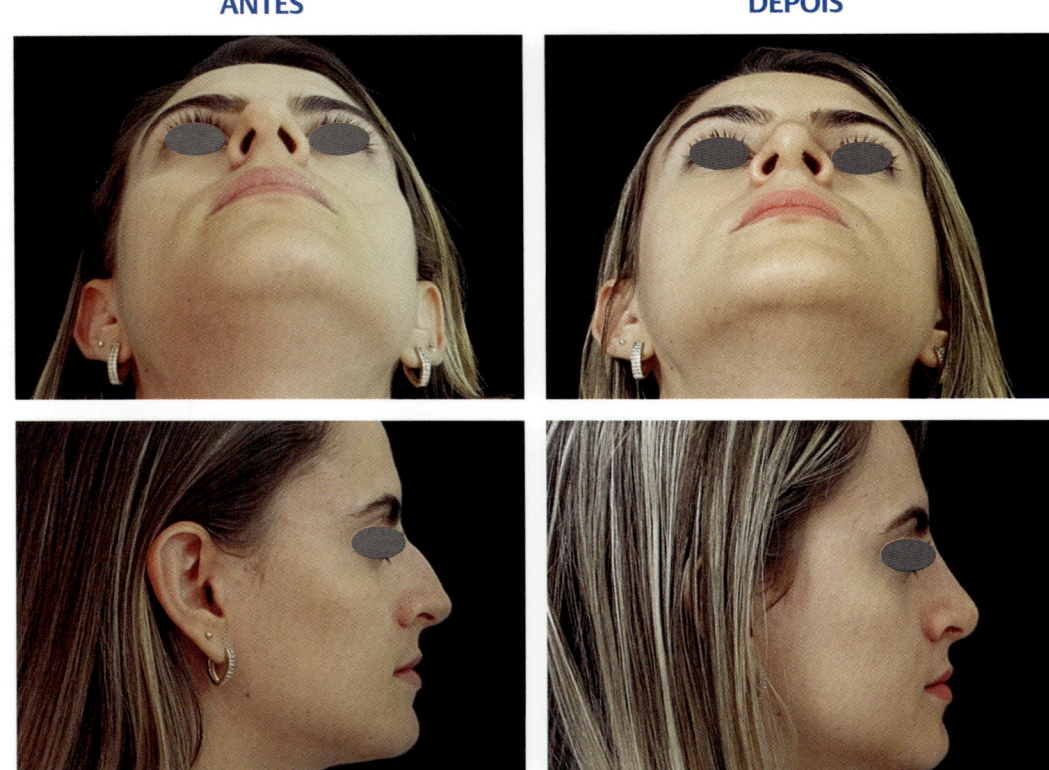

PÓS-OPERATÓRIO – 1 ANO

ANTES

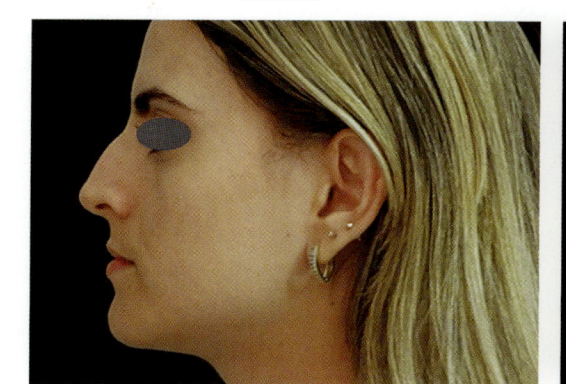

DEPOIS

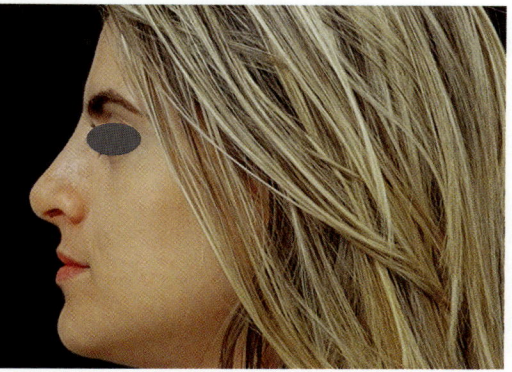

CASO 6

LISTA DE DESEJOS
1) "Dorso alto".

ANÁLISE PRÉ-OPERATÓRIA
- Pele intermediária.
- Ponta com definição e projeção razoável. Ângulo nasolabial maior que 90 graus.
- Giba osteocartilaginosa, pirâmide óssea larga e "V" invertido.

PLANEJAMENTO CIRÚRGICO
1) Acesso fechado.
2) Septoplastia.
3) Remoção de dorso osteocartilaginoso.
4) Osteotomia lateral bilateralmente.
5) Enxerto "spreader graft" bilateral.

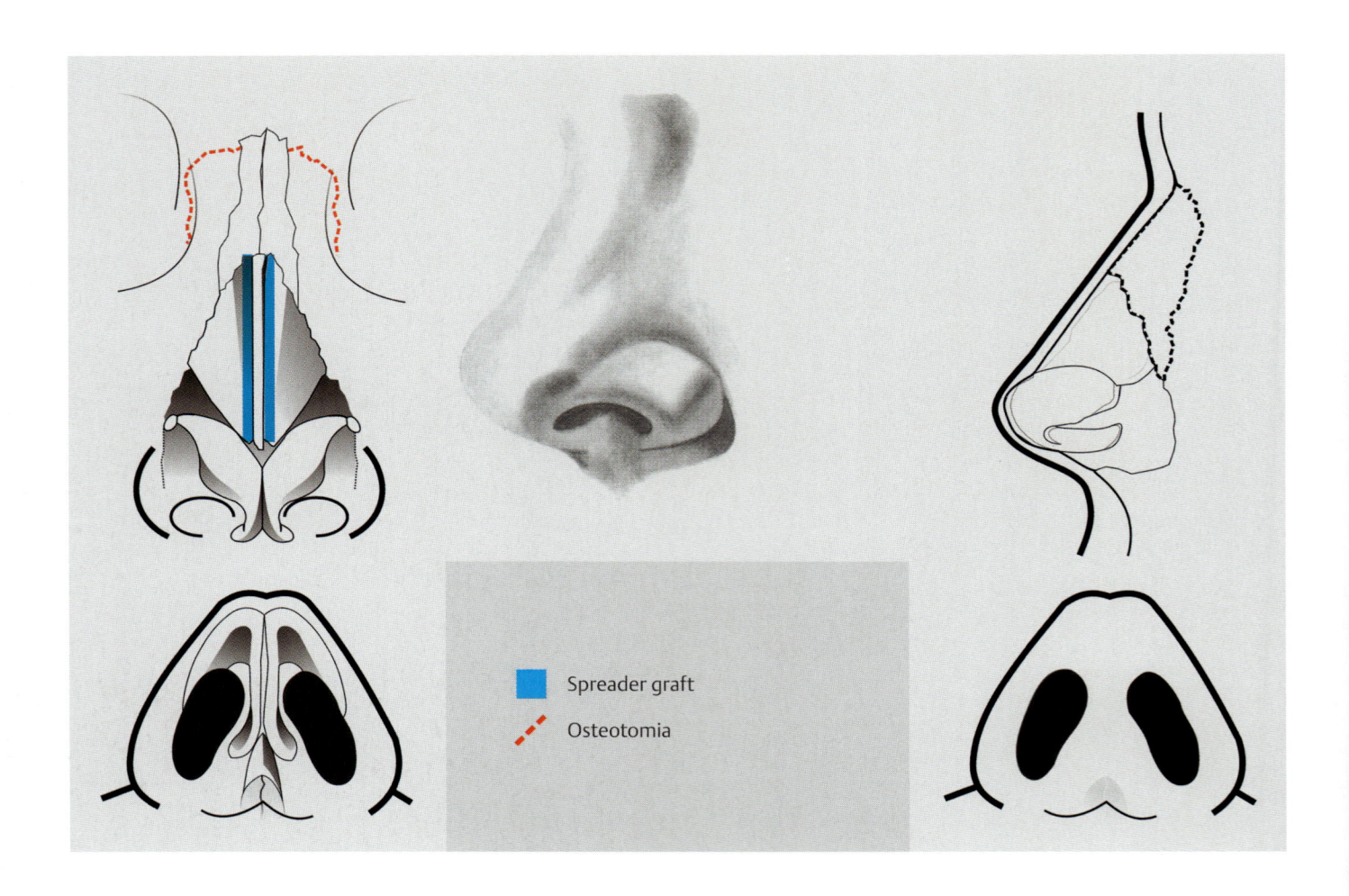

Spreader graft
Osteotomia

PÓS-OPERATÓRIO – 1 ANO

ANTES DEPOIS

CASO 7

LISTA DE DESEJOS
1) "Dorso alto e largo".

ANÁLISE PRÉ-OPERATÓRIA
- Pele fina.
- Ponta com definição e projeção razoável. Ângulo nasolabial em torno de 90 graus.
- Giba osteocartilaginosa, pirâmide óssea larga.
- "Footplate" bilateral.

PLANEJAMENTO CIRÚRGICO
1) Acesso fechado.
2) Septoplastia.
3) Remoção de dorso osteocartilaginoso.
4) Osteotomias lateral e paramediada bilateralmente.

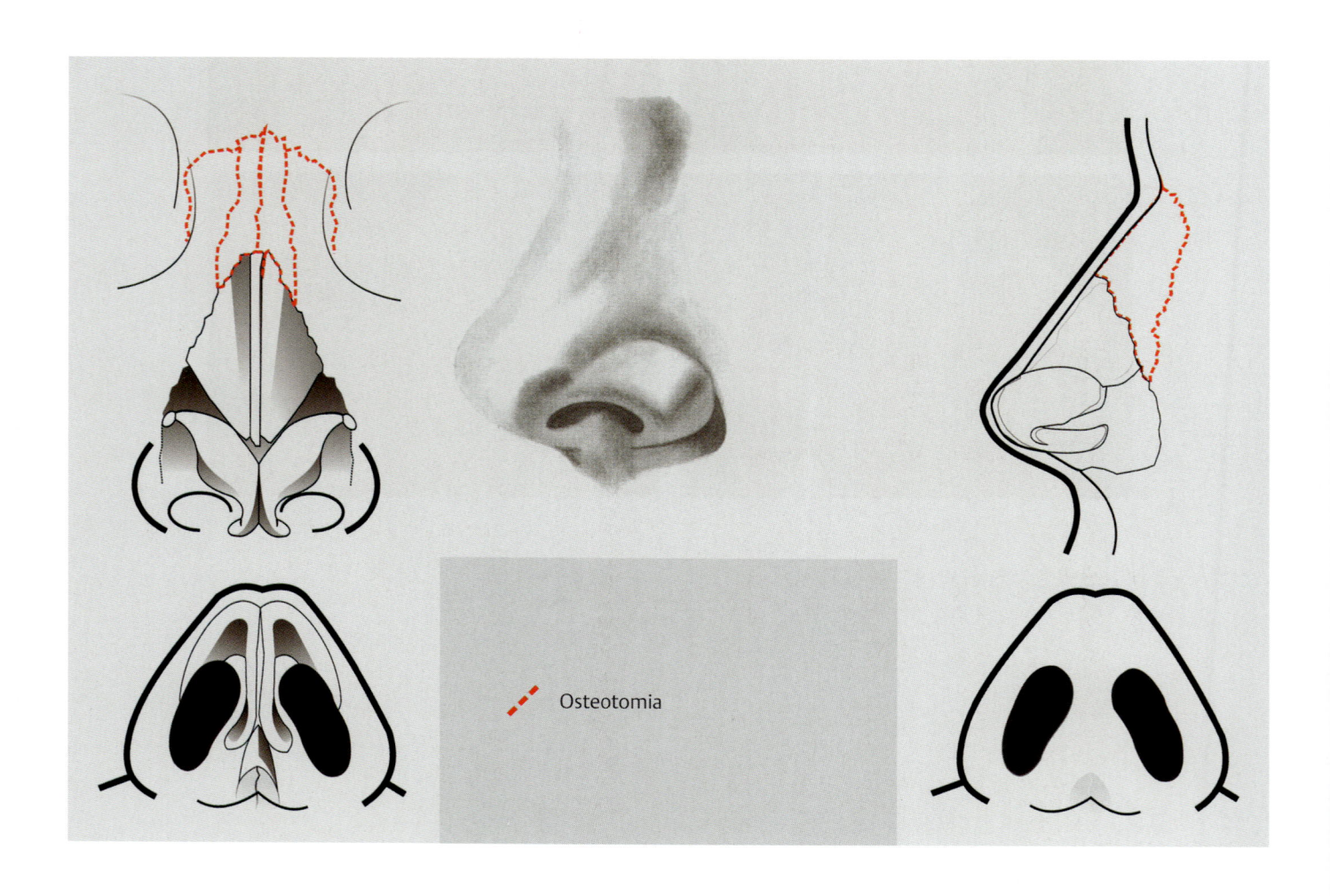

Osteotomia

PÓS-OPERATÓRIO – 1 ANO

ANTES   **DEPOIS**

CASO 8

LISTA DE DESEJOS
1) "Dorso alto".
2) "Nariz torto".

ANÁLISE PRÉ-OPERATÓRIA
- Pele fina.
- Ponta com definição e projeção razoável. Ângulo nasolabial em torno 90 graus.
- Giba osteocartilaginosa, laterorrinia para direita.
- Columela "show" e pendente.

PLANEJAMENTO CIRÚRGICO
1) Acesso fechado.
2) Septoplastia.
3) Remoção de dorso osteocartilaginoso.
4) Osteotomia lateral bilateralmente.
5) Enxerto "spreader graft" bilateral mais espesso à esquerda.
6) Ponto septocolumelar.

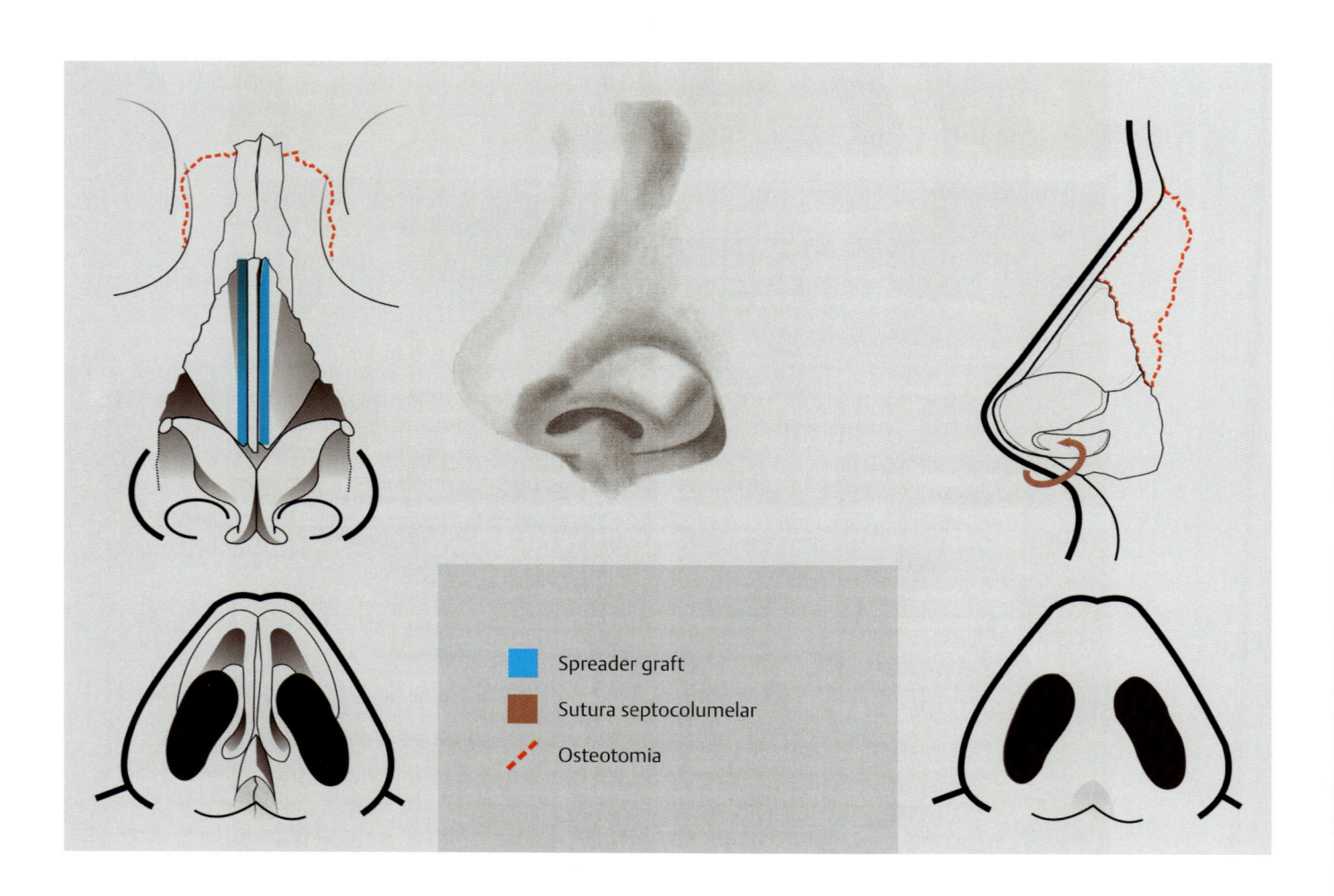

PÓS-OPERATÓRIO – 1 ANO

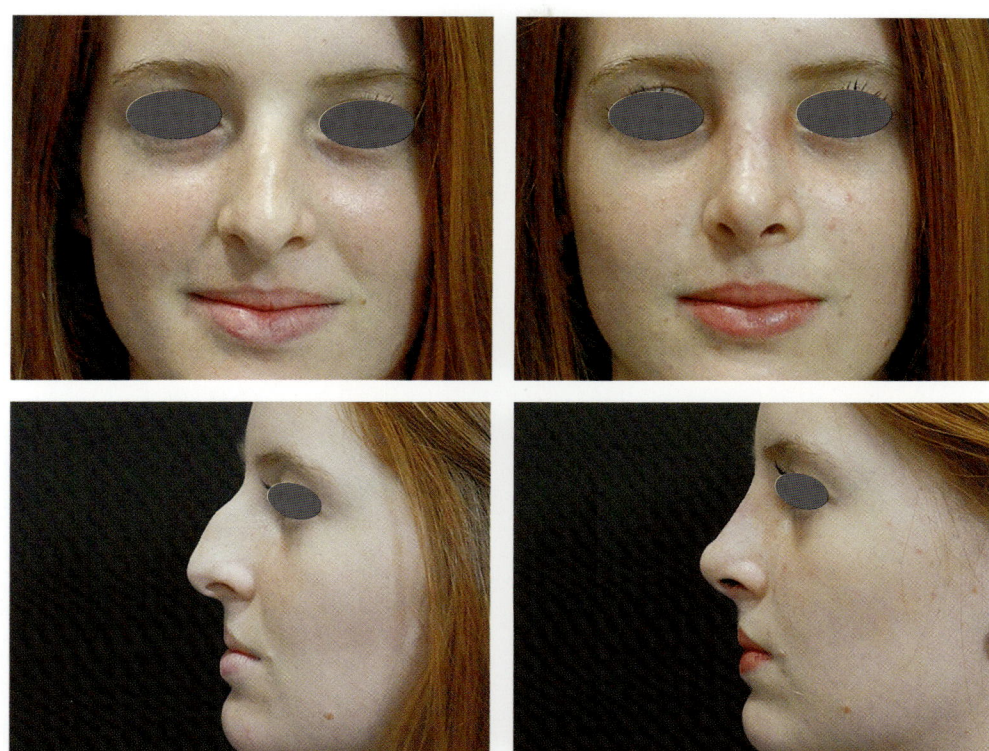

ANTES   DEPOIS

PÓS-OPERATÓRIO – 1 ANO

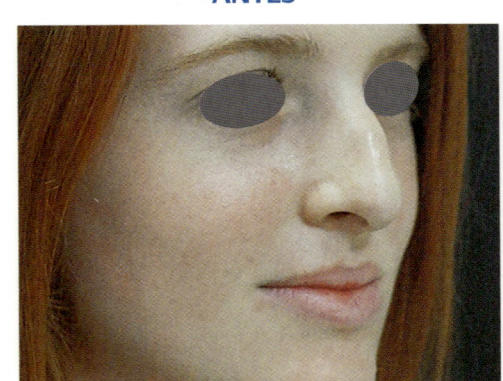

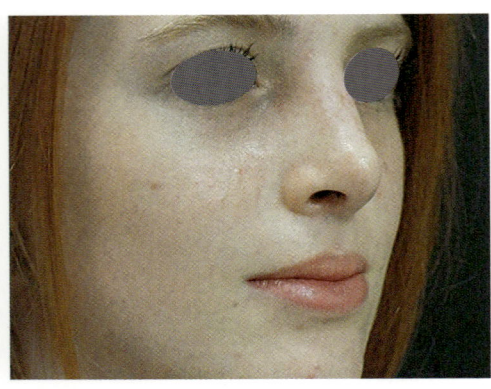

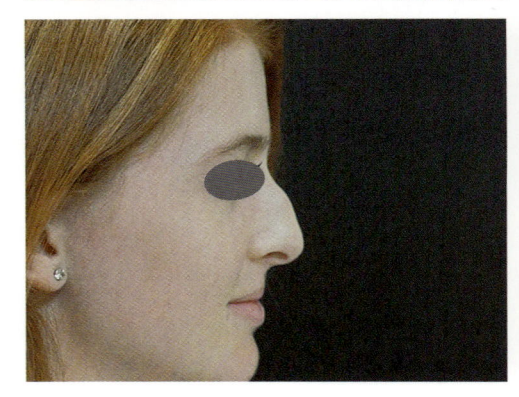

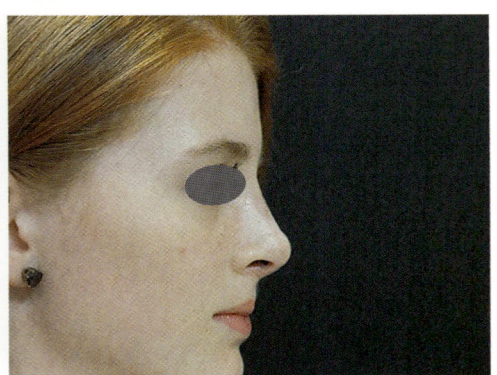

ANTES　　　　　　　　　　　DEPOIS

PÓS-OPERATÓRIO – 1 ANO

ANTES

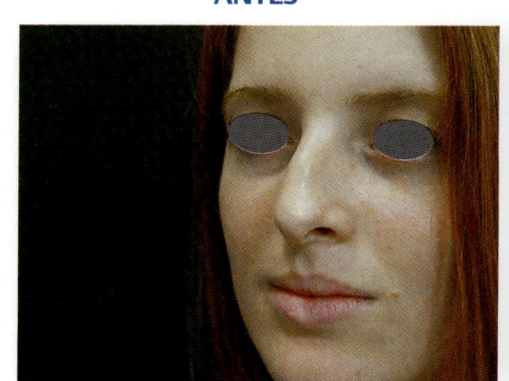

DEPOIS

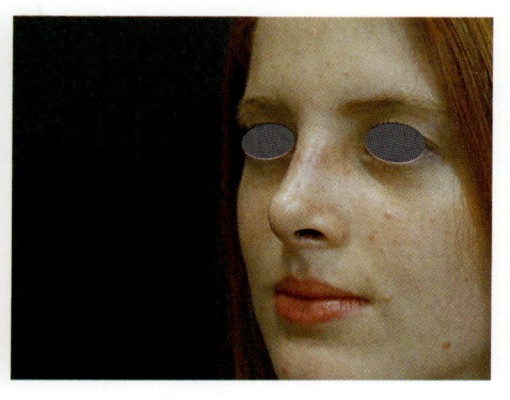

CASO 9

LISTA DE DESEJOS
1) "Dorso alto".
2) "Nariz torto".

ANÁLISE PRÉ-OPERATÓRIA
- Pele intermediária.
- Ponta centrada com definição e projeção razoável. Ângulo nasolabial maior que 90 graus.
- Giba osteocartilaginosa, pirâmide óssea larga.
- Rinoescoliose.

PLANEJAMENTO CIRÚRGICO
1) Acesso fechado.
2) Septoplastia.
3) Remoção de dorso osteocartilaginoso.
4) Osteotomias lateral e paramediada e tranversa.
5) Enxerto "spreader graft" unilateral à direita.

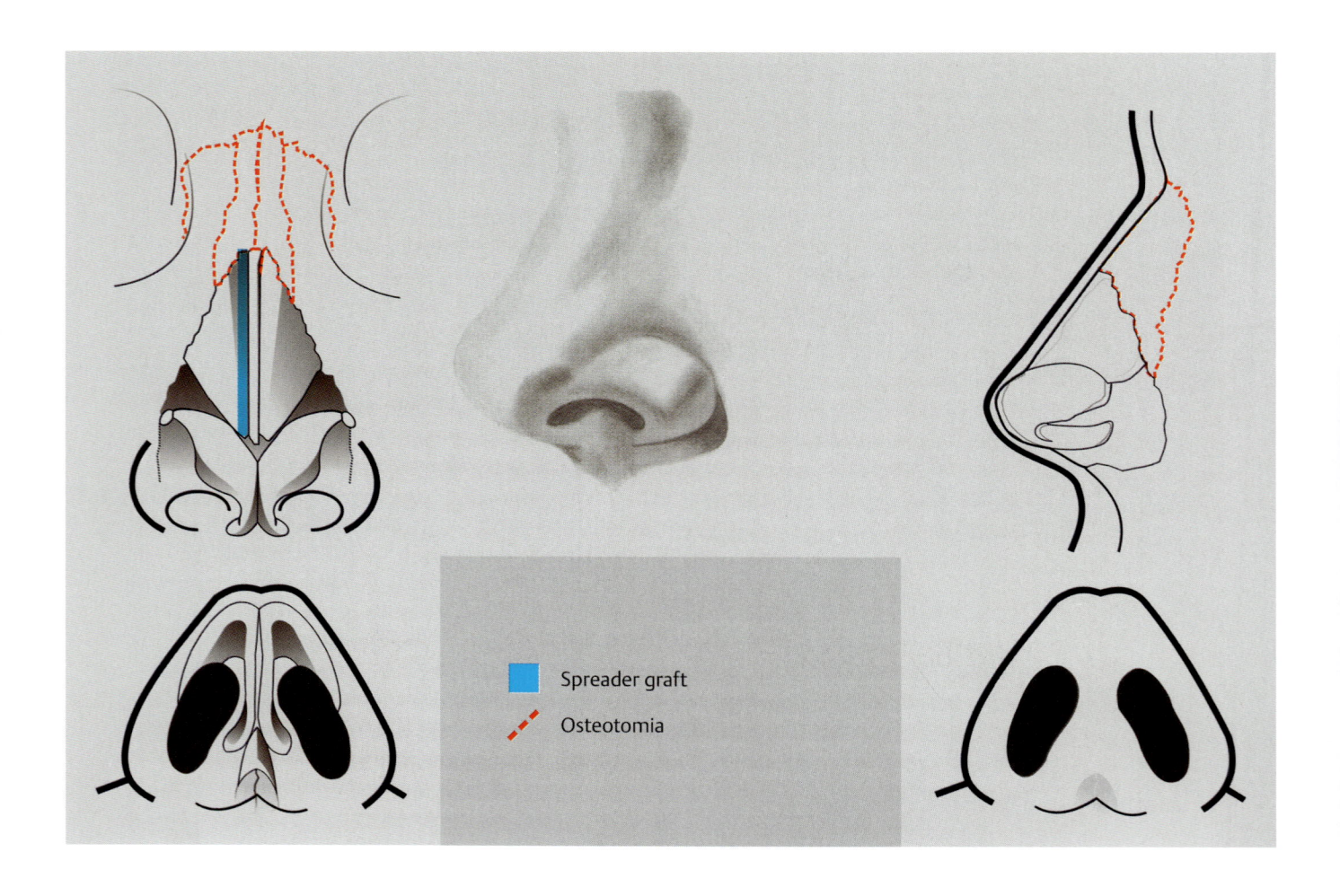

PÓS-OPERATÓRIO – 1 ANO

ANTES   **DEPOIS**

CASO 10

LISTA DE DESEJOS
1) "Dorso alto".

ANÁLISE PRÉ-OPERATÓRIA
- Pele intermediária.
- Ponta com definição e projeção razoável. Ângulo nasolabial em torno de 90 graus.
- Giba predominantemente cartilaginosa.

PLANEJAMENTO CIRÚRGICO
1) Acesso fechado.
2) Septoplastia.
3) Seccionadas cartilagens laterais superiores.
4) Remoção de dorso osteocartilaginoso.
5) Osteotomia lateral bilateralmente.
6) "Spreader graft" bilateral.

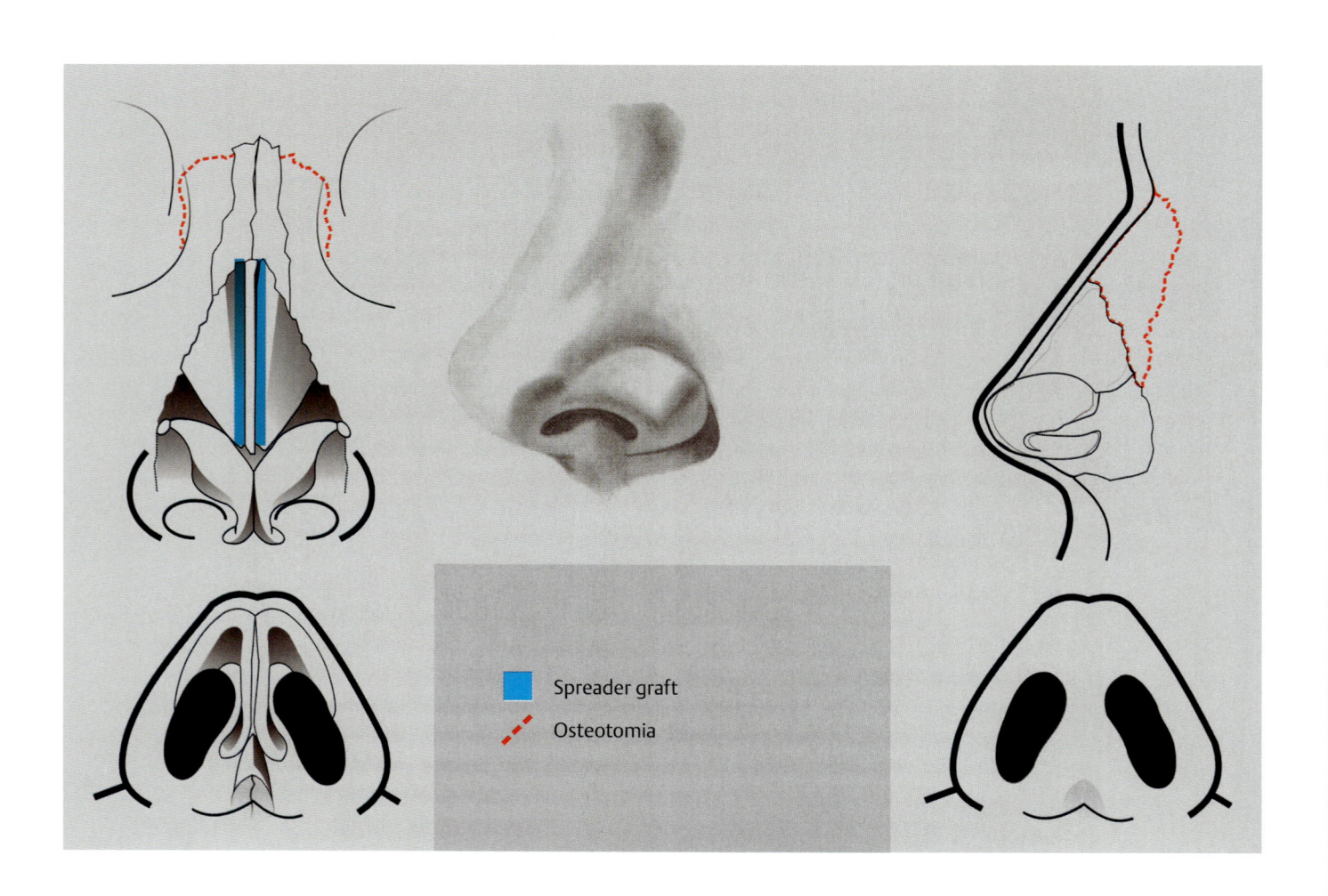

PÓS-OPERATÓRIO – 1 ANO

ANTES　　　　　　　　　DEPOIS

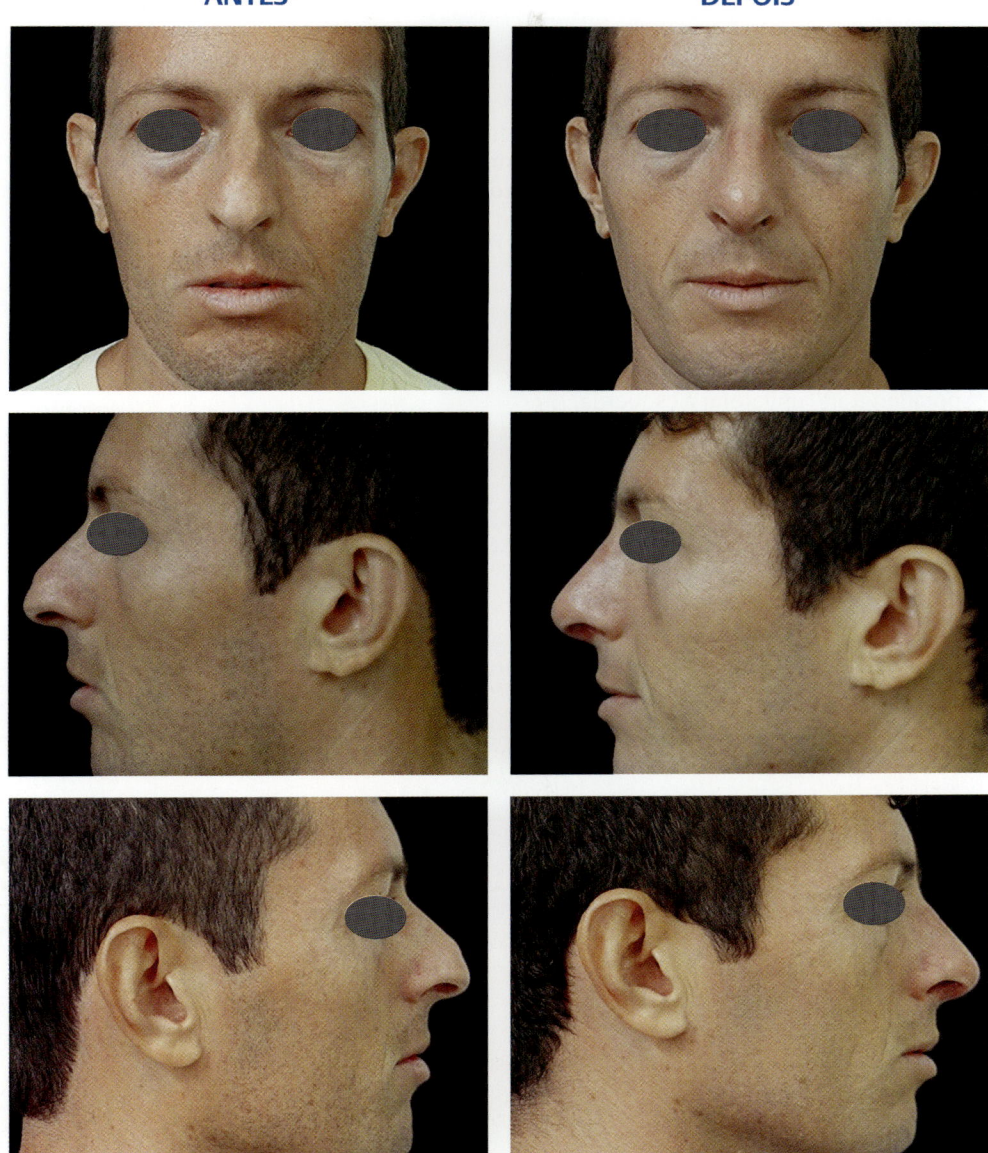

CASO 11

LISTA DE DESEJOS
1) "Nariz torto".
2) "Ponta caida".

ANÁLISE PRÉ-OPERATÓRIA
- Pele fina.
- Ponta com definição razoável, porém, ptótica. Ângulo nasolabial menor que 90 graus.
- Giba predominantemente óssea, pirâmide óssea larga e laterorrinia para direita.

PLANEJAMENTO CIRÚRGICO
1) Acesso fechado.
2) Septoplastia.
3) Remoção de dorso osteocartilaginoso.
4) Osteotomias lateral e paramediana bilateralmente.
5) Duplo enxerto "spreader graft" unilateral à esquerda.
6) Ponto septocolumelar.

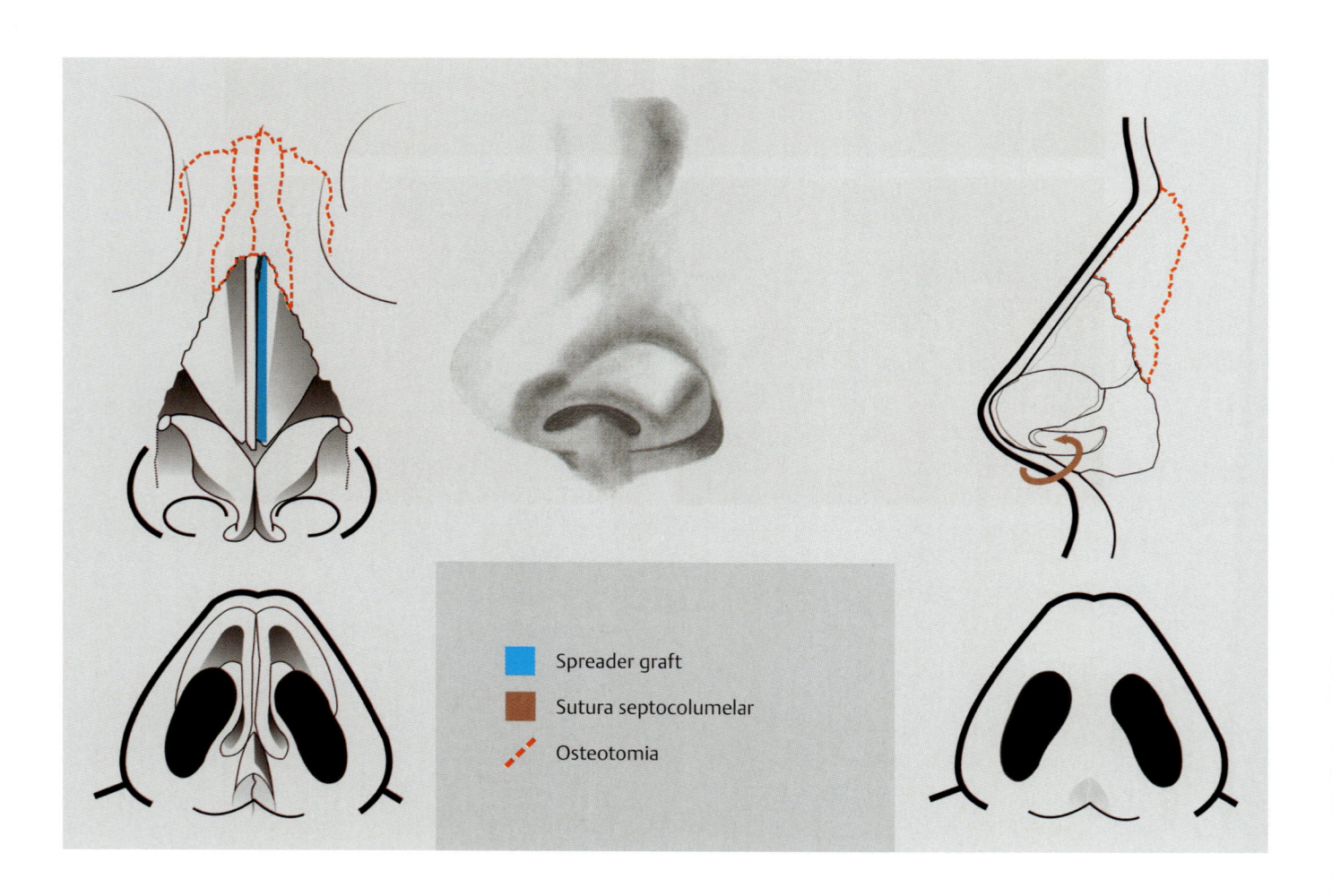

PÓS-OPERATÓRIO – 1 ANO

ANTES **DEPOIS**

CASO 12

LISTA DE DESEJOS
1) "Dorso alto".

ANÁLISE PRÉ-OPERATÓRIA
- Pele fina.
- Ponta com definição e projeção razoável com excesso de porção céfalica mais expressivo à direita. Ângulo nasolabial maior que 90 graus.
- Giba osteocartilaginosa.

PLANEJAMENTO CIRÚRGICO
1) Acesso fechado.
2) Septoplastia.
3) Remoção de dorso osteocartilaginoso.
4) Osteotomia lateral bilateralmente.

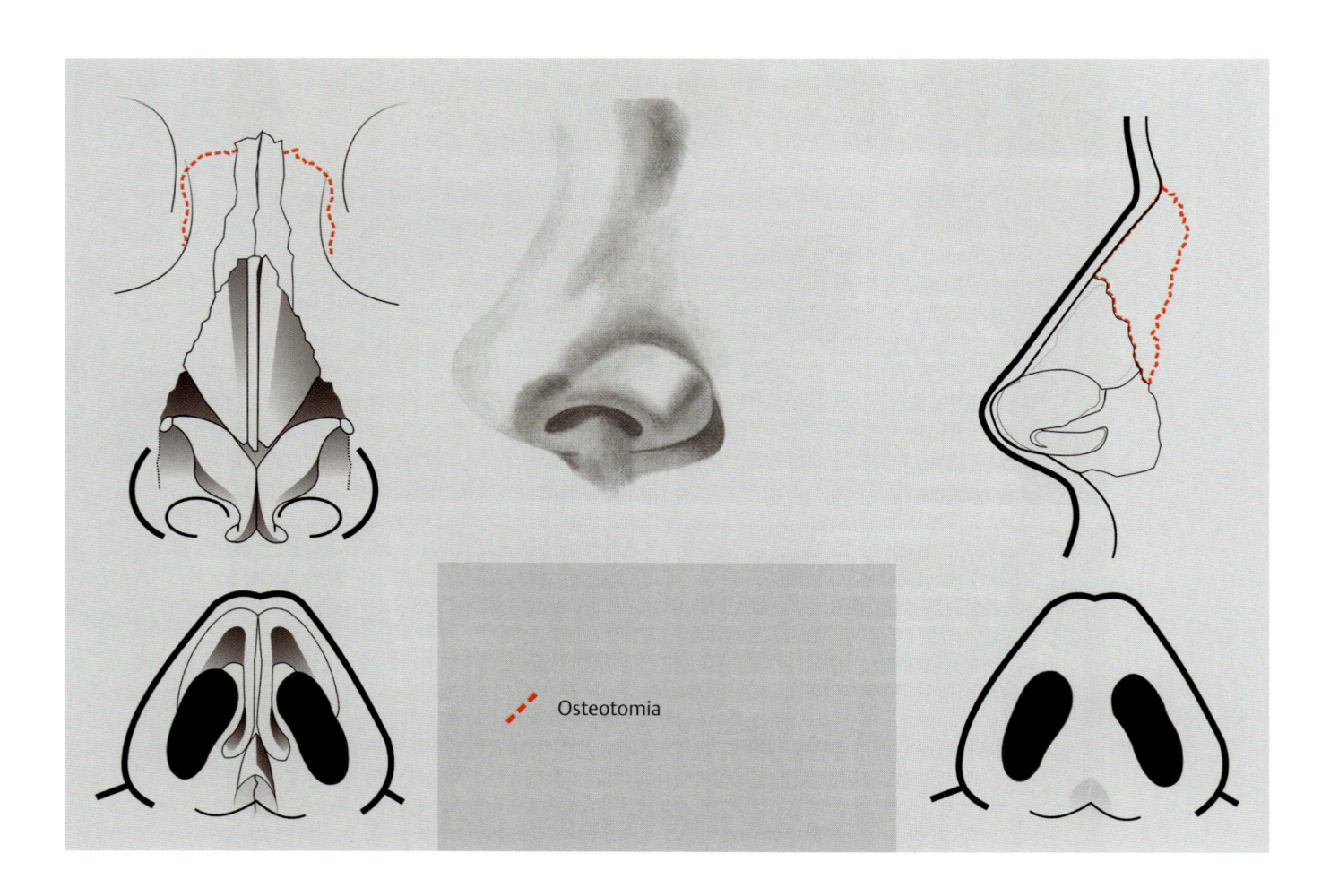

Osteotomia

PÓS-OPERATÓRIO – 1 ANO

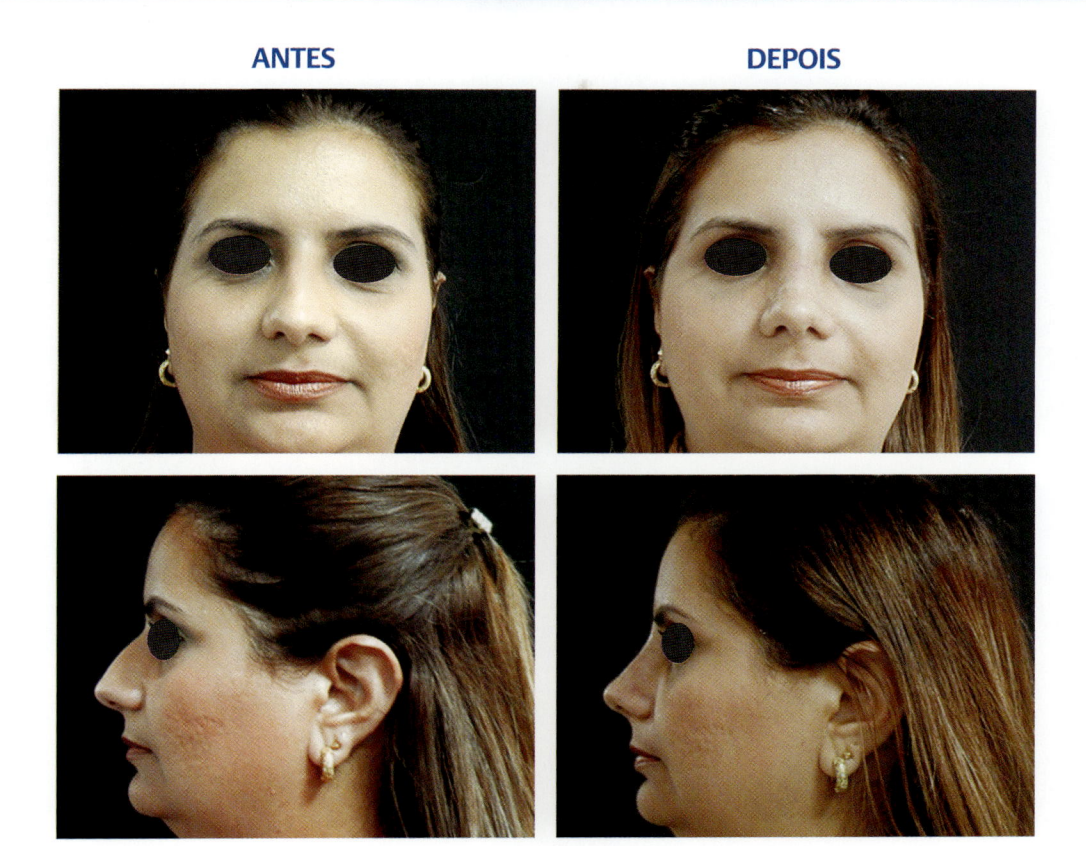

ANTES

DEPOIS

PÓS-OPERATÓRIO – 1 ANO

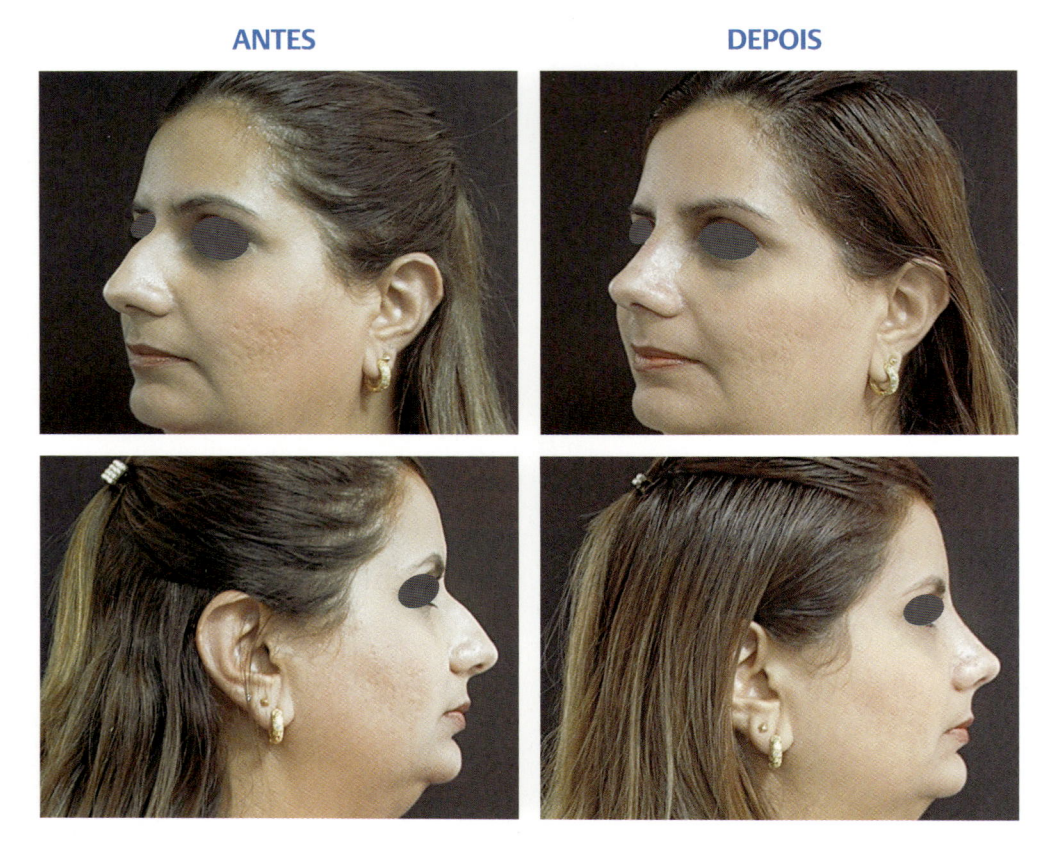

ANTES   DEPOIS

PÓS-OPERATÓRIO – 1 ANO

ANTES

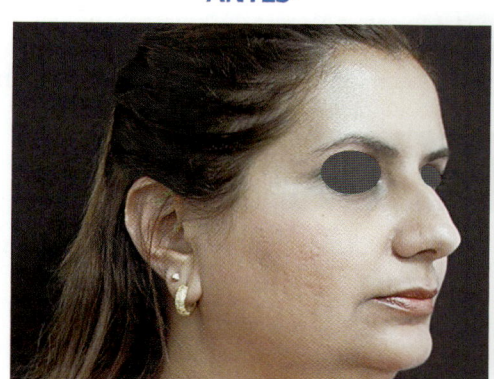

DEPOIS

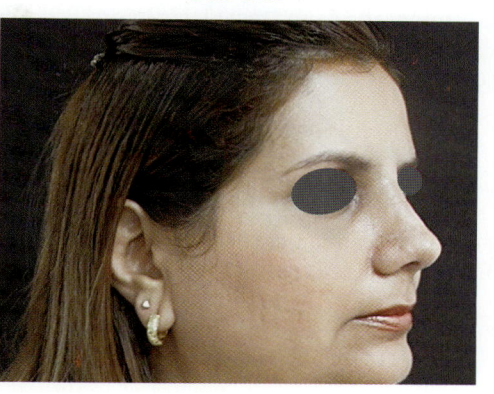

REALIDADE AUMENTADA

O **Otorrinos RA** é um aplicativo que usa a tecnologia de Realidade Aumentada para complementar o conteúdo do Manual Prático de Rinoplastia. Nesta aplicação, você assistirá vídeos das cirurgias presentes no manual.

A **Realidade Aumentada** é uma tecnologia imersiva de visualização com a câmera do "smartphone" ou "tablet", imagem e "tracking". Consiste em integrar imagens geradas por computador em ambientes físicos em tempo real.

Para baixar o aplicativo, acesse uma das lojas "on-line", Google Play ou Apple Store, e procure por **Otorrinos RA**.

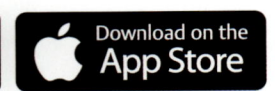

Ao executar o aplicativo, a câmera do seu celular será ligada. Basta apontar a câmera para os marcadores a seguir para assistir aos vídeos com a cirurgia referente a este capítulo.

01

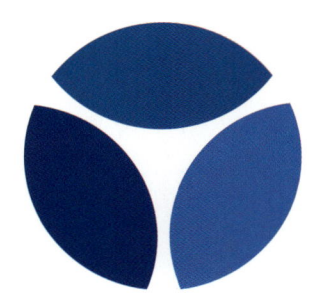

SEPTO EXTRACORPÓREO

02

PLUMP GRAFT

2 RINOPLASTIA SEMIABERTA OU "DELIVERY"

A via de acesso, rinoplastia, foi iniciada por Emile Rethi em 1934 na Hungria e aprimorada por Safian que passou a utilizar apenas incisões marginais, eliminando assim, a cicatriz columelar. Tal técnica só ganhou popularidade na América na década de 1970, pelas publicações de Goodman. Em 1958, Becker ampliou a incisão marginal já descrita por Safian, expondo ainda mais a "crus" medial, facilitando as suturas interdomais e transdomais.

As técnicas de rinosseptoplastia são dividas didaticamente em três grandes grupos: rinosseptoplastia aberta, fechada e "delivery". Não existem critérios clássicos definidos para escolha da técnica a ser utilizada.

A rinoplastia aberta teve início na década de 1930 e permite manipulação global das estruturas nasais e suas correções. Difere das demais por apresentar incisão columelar em sua porção média. A incisão deve ser do tipo "V" invertido, continuando-se com incisões marginais bilateralmente.

A escolha deve ser realizada de acordo com a estética nasal do paciente, o tipo de alteração a ser corrigida e a prática do cirurgião. Neste capítulo, vamos abordar a técnica "delivery" que consiste na fusão de táticas da técnica aberta e fechada.

Inicialmente, realiza-se uma incisão marginal ao longo do bordo caudal da cartilagem alar, com extensão medial até a metade da columela. A seguir, confecciona-se o retalho condrocutâneo de Becker, que permite exteriozar as cartilagens laterais inferiores pelo orifício nasal com auxílio de um gancho na cúpula. Esta abordagem proporciona manipulação semelhante à rinosseptoplastia aberta, com a vantagem de manter uma proporção ponta-dorso mais fidedigna e sem necessidade de cicatrizes externas na columela.

Por meio de um compasso cirúrgico, mede-se a quantidade de cartilagem alar que irá ficar, removendo-se o excesso. Sugere-se que, num indivíduo de estatura baixa, a mediana do "domus" tenha 5 mm de largura, enquanto que a "crus" lateral permaneça com 8 mm (medida a partir do bordo caudal). Em indivíduos mais altos, pode-se deixar 1 a 2 mm a mais de cartilagem.

Por meio desse acesso também é possível a realização da rotação e da projeção da ponta nasal, geralmente pela lateralização do "domus". O "neodomus" é criado a partir de uma posição mais lateral do que o original (2-3 mm), sendo suturado com ponto em "U" com fio inabsorvível (mononylon 5-0).

além disso, por meio da técnica "delivery", é possível adicionar enxertos a fim de corrigir quaisquer deformidades nasais, inclusive do tipo "strut" columelar, onde é criada uma estruturação da ponta nasal. o enxerto tipo "escudo de sheen" pode ser fixado no "strut" columelar com a sutura transdomal, definindo e projetando ainda mais a ponta nasal. Entretanto, deve-se avaliar o tipo de pele do paciente, para que futuramente não ocorra esqueletização do enxerto com visualização do seu contorno na pele. Pacientes com pele grossa geralmente têm maior benefício estético.

Para obter acesso ao dorso nasal, para correção de giba, complementa-se a técnica com incisão intercartilaginosa bilateralmente, utilizando o bisturi com lâmina 15, na região entre o vestíbulo nasal e a cartilagem lateral superior e inferior. Em seguida, realiza-se descolamento em túnel no plano osteocartilaginoso até a região de glabela nasal.

A rinosseptoplastia por técnica "delivery" permite acesso as estruturas anatômicas de forma eficaz, gerando cicatrizes menos evidentes, tornando assim o resultado estético mais satisfatório.

BIBLIOGRAFIA

Maniglia AJ, Maniglia JJ, Maniglia JV. Rinoplastia Estética-Funcional-Reconstrutora. Rio de Janeiro. Revinter; 2002.
Corrado A, Bloom J, Becker D. Domal Stabilization Suture in Tip Rhinoplasty. *Arch Facial Plast Surg* 2009;11(3):194-7.
Tardy ME, Brown RJ. Surgical anatomy of the nose. New York: Raven Press, 1990.
Patrocínio JA, Patrocínio LG, Ramin SL, Souza DD, Maniglia JV, Maniglia AJ. Anestesia. In: Maniglia AJ, Maniglia JJ, Maniglia JV (editores). Rinoplastia: estética funcional e reconstrutora. Rio de Janeiro: Revinter; 2002.
Sheen JH. Aesthetic Rhinoplasty. Saint Louis: Mosby; 1978.
Pizarro, Gilberto U. et al . Rinoplastia aberta. *Rev. Bras. Otorrinolaringol* 2002;68(3):332-5.

CASO 1

LISTA DE DESEJOS
1) "Melhorar ponta caída".
2) "Tenho a ponta globosa".
3) "Meu nariz é alto".

ANÁLISE PRÉ-OPERATÓRIA
- Pele fina, tendência a olesosidade.
- Ponta globosa, ângulo nasolabial em torno de 90 graus.
- Dorsoconvexidade, tensão, giba osteocartilaginosa.

PLANEJAMENTO CIRÚRGICO
1) Técnica semiaberta ou "delivery".
2) Lateralização do "domus" em 3 mm.
3) Confecção de "neodomus", este com 4 mm de largura.
4) Remoção de porção cefálica da cartilagem lateral inferior, com sobra de 7 mm da mesma.
5) Colocação de "strut" em ponta nasal e enxerto de contorno alar.
6) Suturas interdomais e de aproximação do "domus" posterior com "nylon" 5.0.
7) Columeloplastia.
8) Ajuste de dorso com objetivo de projetar a ponta em torno de 2 mm acima do mesmo.
9) Osteotomias lateral e paramedianas bilateralmente.

Obs: Ver o vídeo da realidade aumentada referente a essa cirurgia.

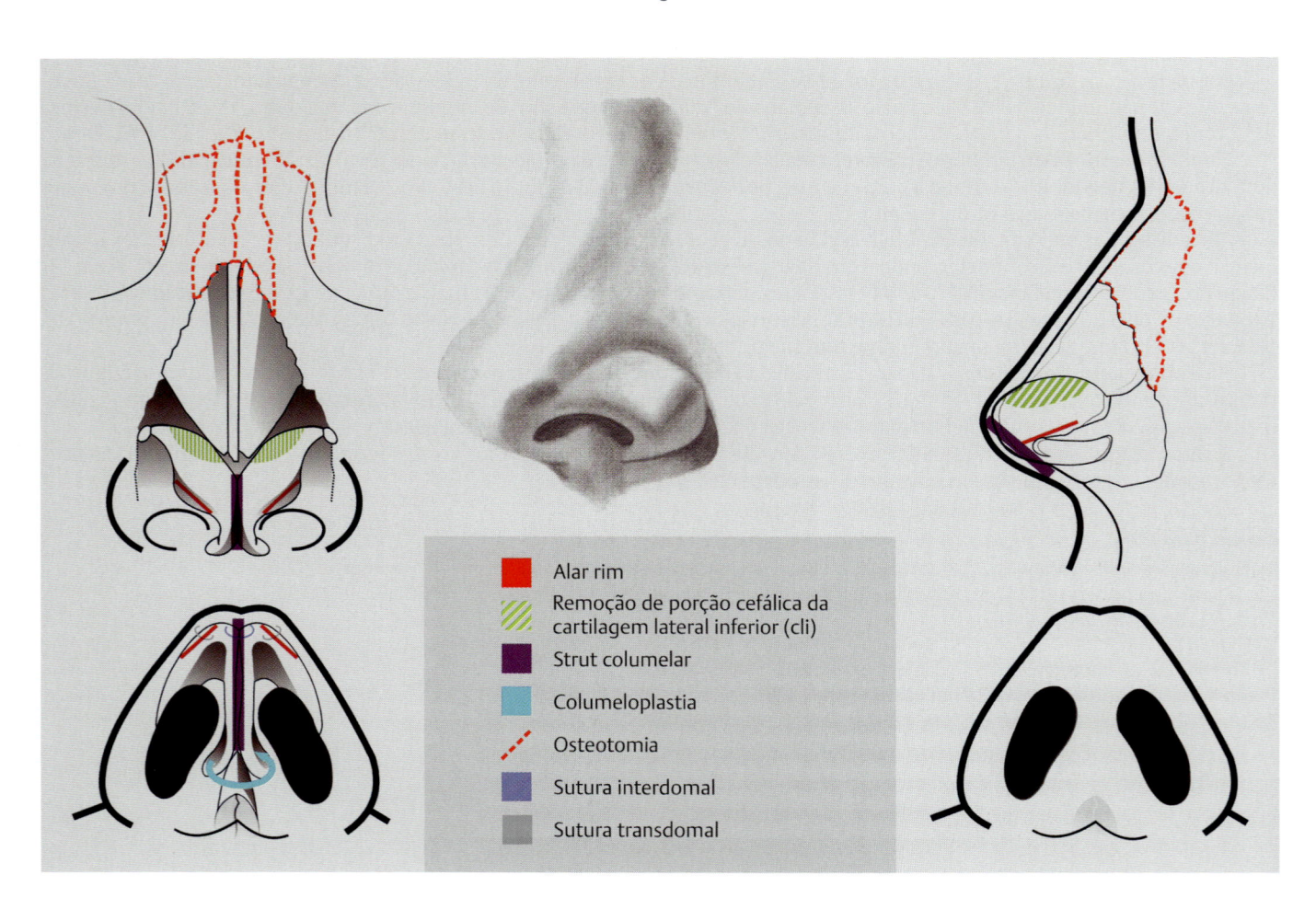

PÓS-OPERATÓRIO – 1 ANO

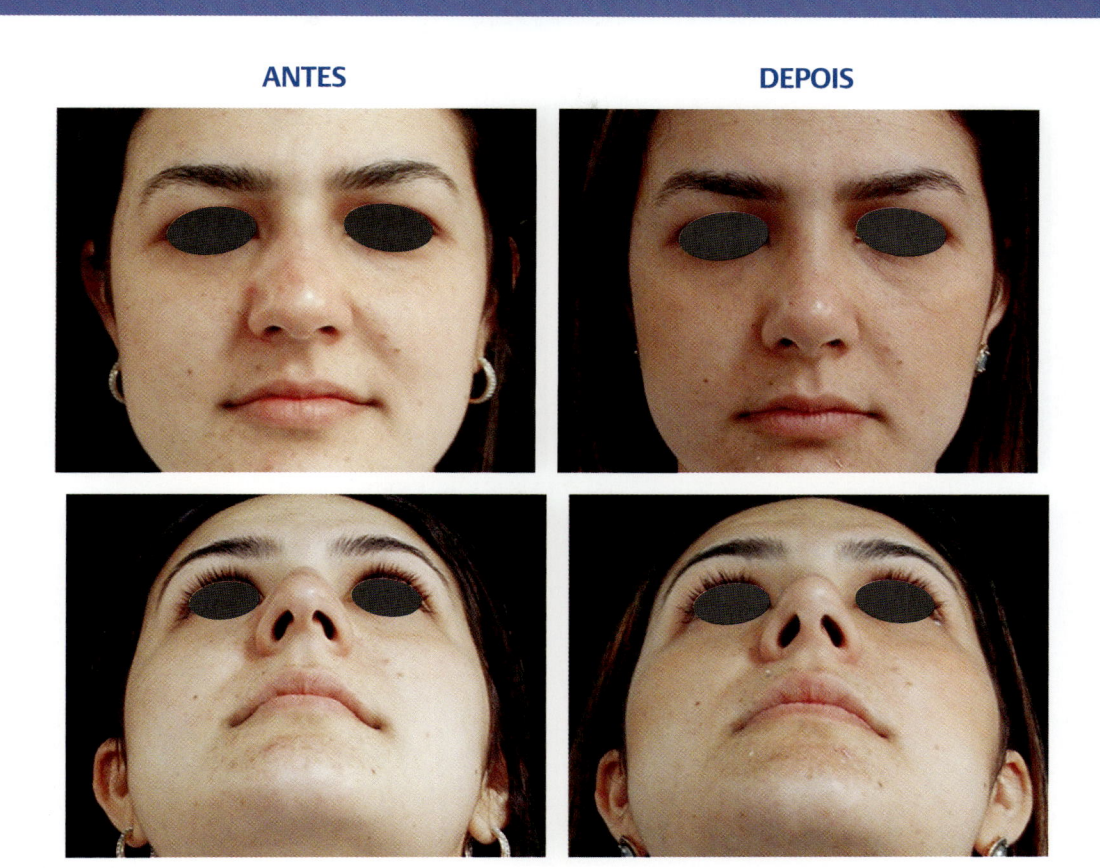

ANTES   DEPOIS

PÓS-OPERATÓRIO – 1 ANO

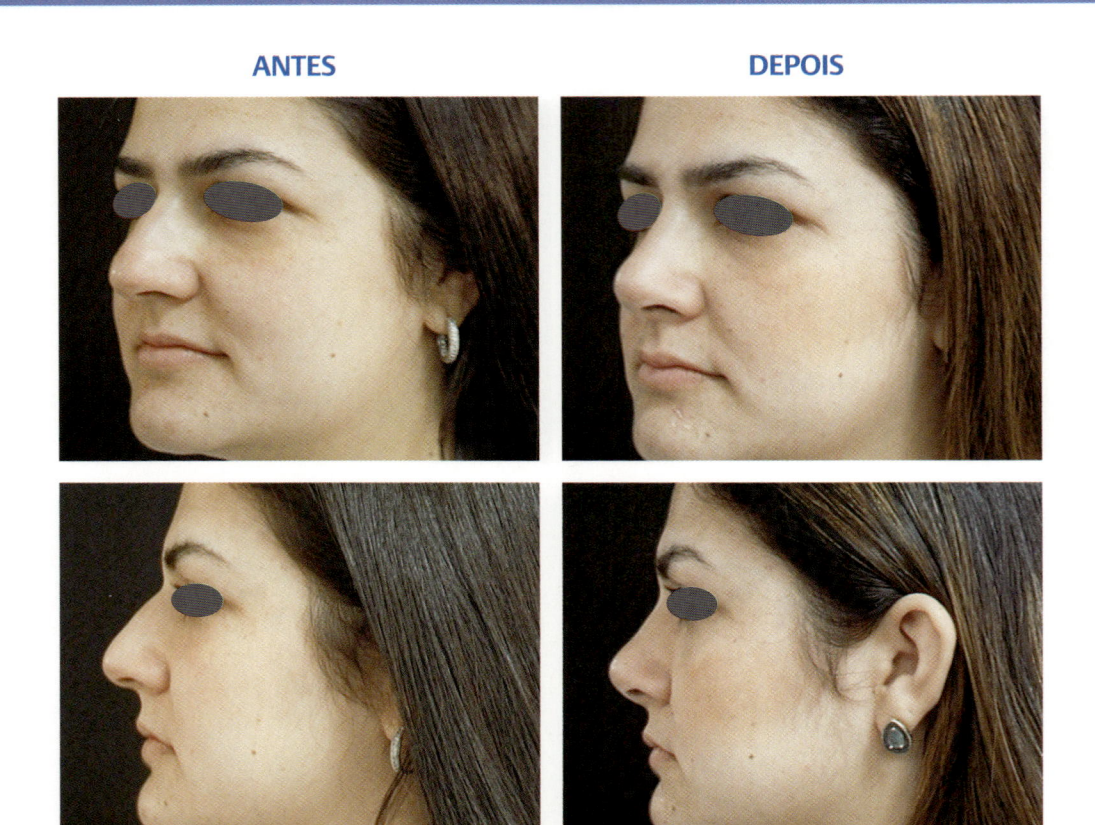

ANTES **DEPOIS**

PÓS-OPERATÓRIO – 1 ANO

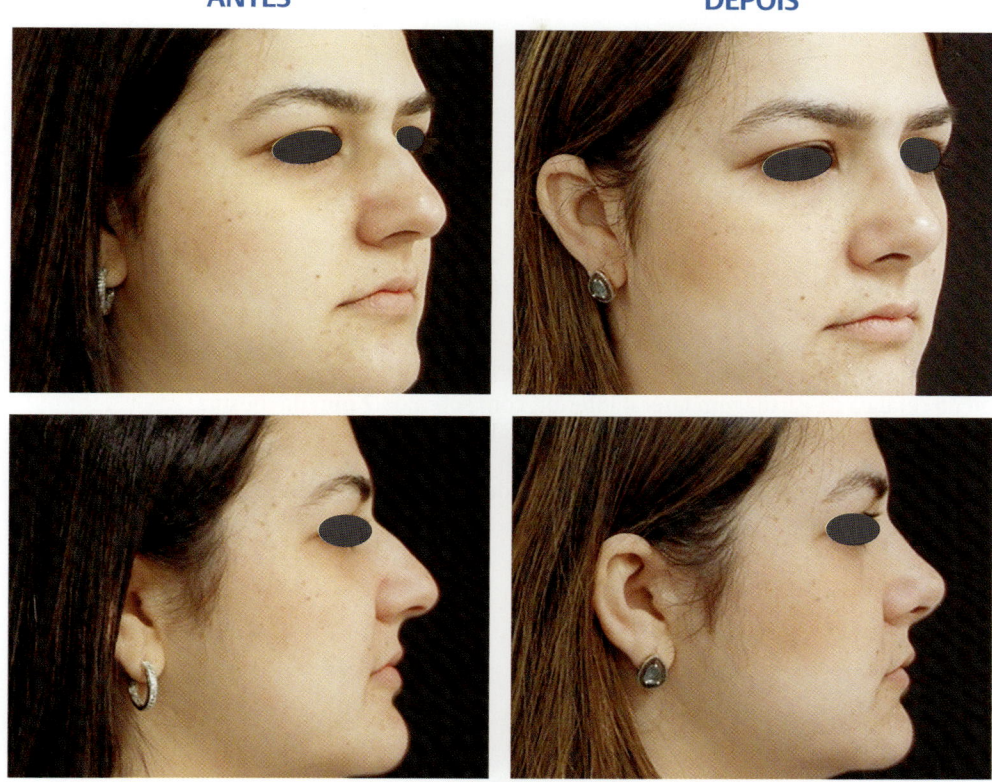

ANTES　　　　　　　　　　　DEPOIS

CASO 2

LISTA DE DESEJOS
1) "Melhorar ponta caída".
2) "Tenho a ponta globosa".
3) "Meu nariz é alto".

ANÁLISE PRÉ-OPERATÓRIA
- Pele fina, tendência a oleosidade, submetida a tratamentos para acne.
- Ponta globosa ("box tip"), ângulo nasolabial em torno de 90 graus.
- Dorsoconvexidade, tensão, giba osteocartilaginosa.

PLANEJAMENTO CIRÚRGICO
1) Técnica semiaberta ou "delivery".
2) Lateralização do "domus" em 3 mm.
3) Confecção de "neodomus", este com 4 mm de largura.
4) Remoção de porção cefálica da cartilagem lateral inferior, com sobra de 7 mm da mesma.
5) Colocação de "strut" em ponta nasal e enxerto de contorno alar.
6) Suturas interdomais e de aproximação do "domus" posterior com "nylon" 5.0.
7) Ajuste de dorso com objetivo de projetar a ponta em torno de 2 mm acima do mesmo.
8) Osteotomia lateral bilateralmente.

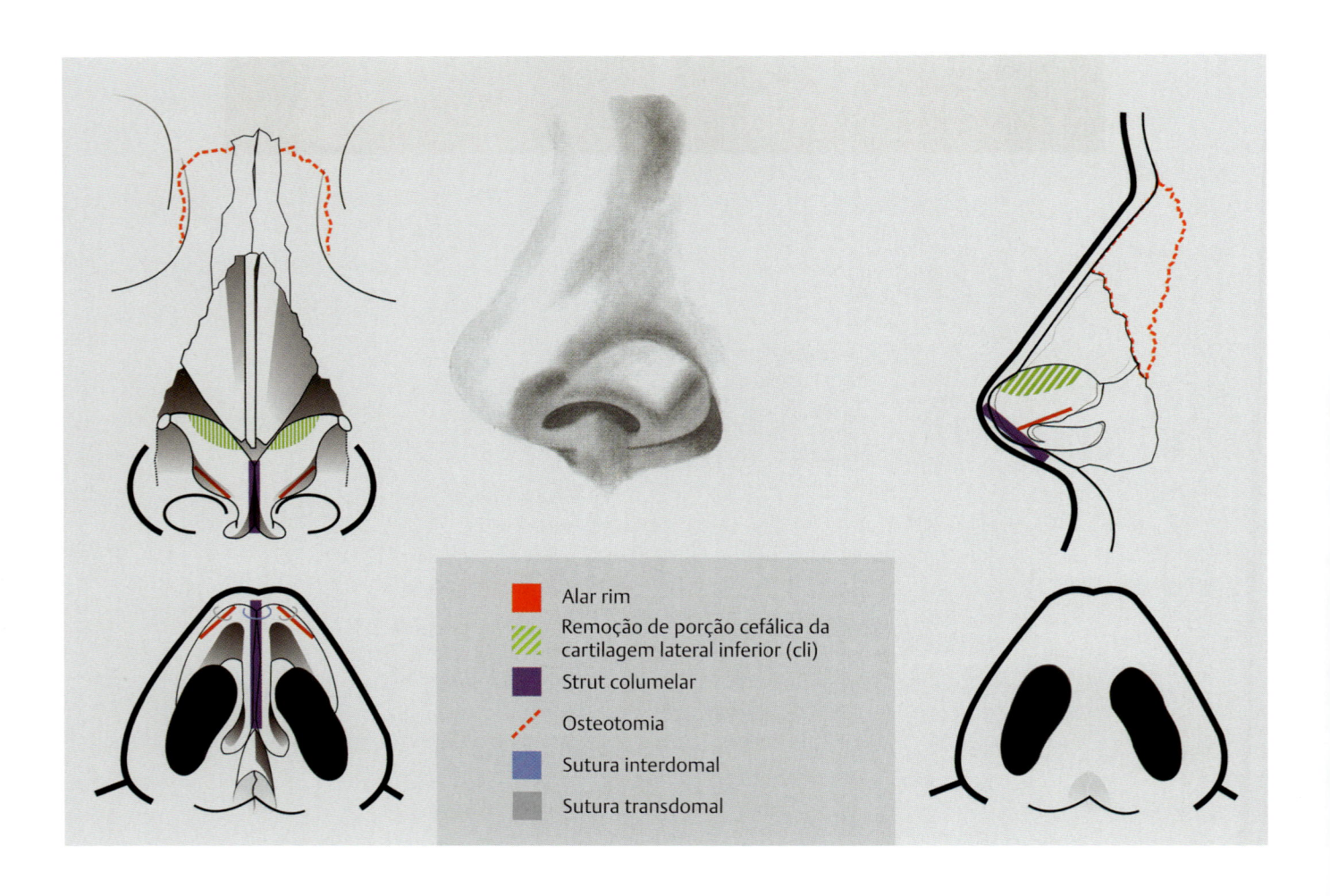

■	Alar rim
▨	Remoção de porção cefálica da cartilagem lateral inferior (cli)
■	Strut columelar
┄	Osteotomia
■	Sutura interdomal
■	Sutura transdomal

RINOPLASTIA SEMIABERTA OU "DELIVERY"

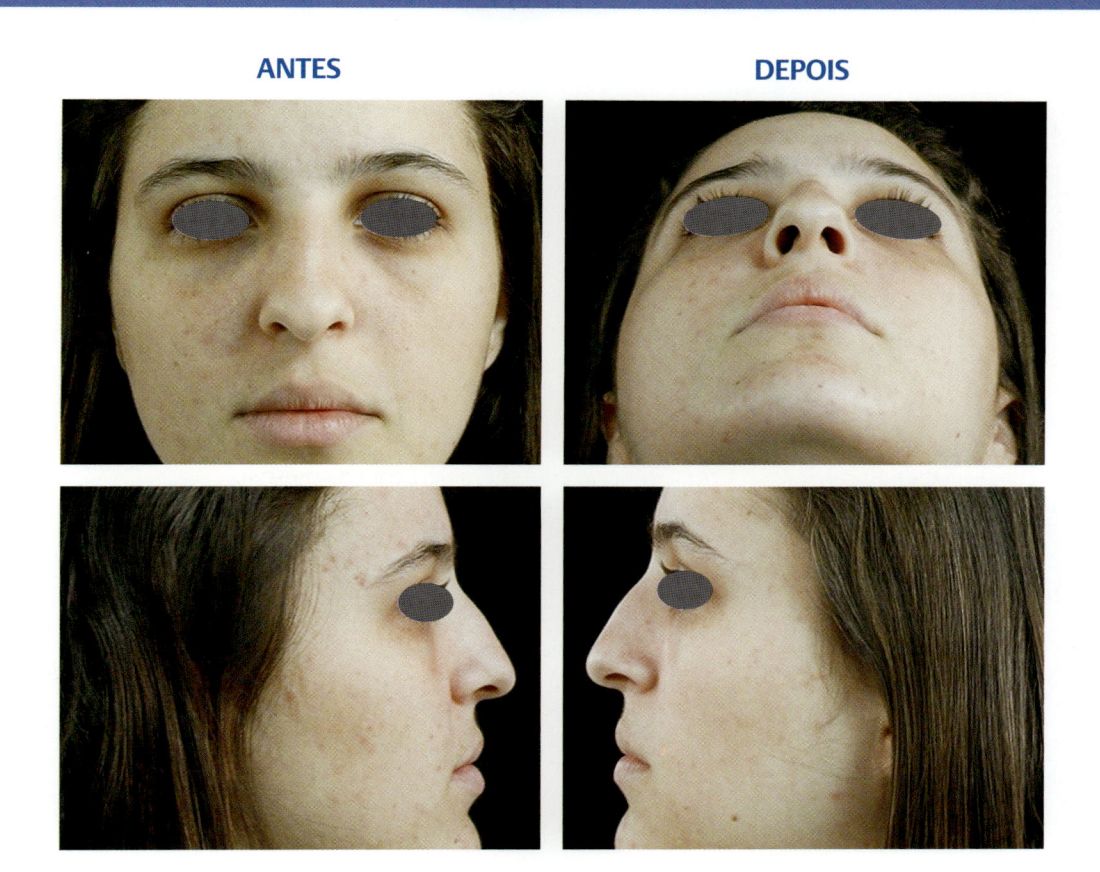

PÓS-OPERATÓRIO – 1 ANO

ANTES DEPOIS

PÓS-OPERATÓRIO – 1 ANO

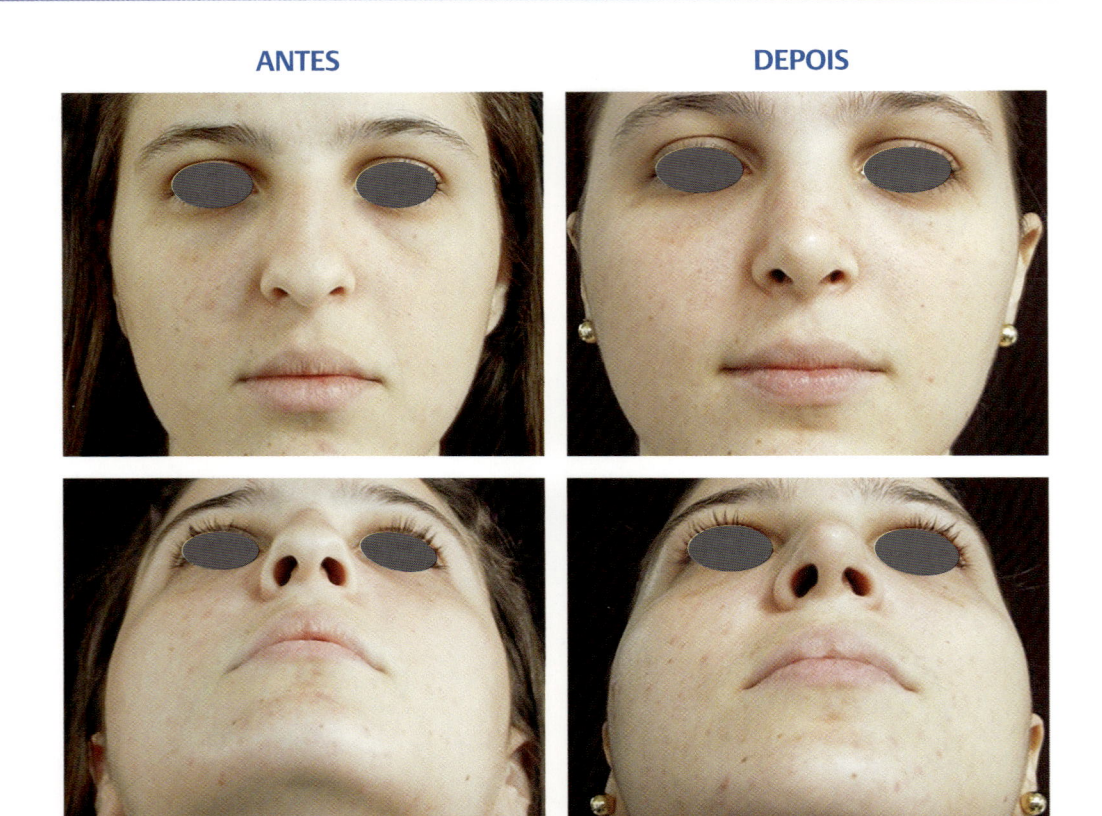

ANTES   DEPOIS

PÓS-OPERATÓRIO – 1 ANO

ANTES   DEPOIS

CASO 3

LISTA DE DESEJOS
1) "Remoção de osso em dorso".
2) "Tenho a ponta globosa e caída".
3) "Melhorar largura de fossas nasais".

ANÁLISE PRÉ-OPERATÓRIA
- Pele intermediária, tendência a olesosidade.
- Ponta globosa sem sustentação, ângulo nasolabial em torno de 90 graus.
- Dorsoconvexidade, giba osteocartilaginosa, fragilidade de cartilagem lateral superior.

PLANEJAMENTO CIRÚRGICO
1) Técnica semiaberta ou "delivery".
2) Divulsão de músculo depressor do septo nasal.
3) Lateralização do "domus" em 3 mm.
4) Confecção de "neodomus", este com 4 mm de largura.
5) Remoção de porção cefálica da cartilagem lateral inferior, com sobra de 7 mm da mesma.
6) Colocação de "strut" em ponta nasal e enxerto de contorno alar.
7) Suturas interdomais e de aproximação do domus posterior com "nylon" 5.0.
8) Ajuste de dorso com objetivo de projetar a ponta em torno de 2 mm acima do mesmo.
9) Colocação de "spreader graft" bilateralmente com fio de "nylon" 5.0.
10) Osteotomia lateral bilateralmente.

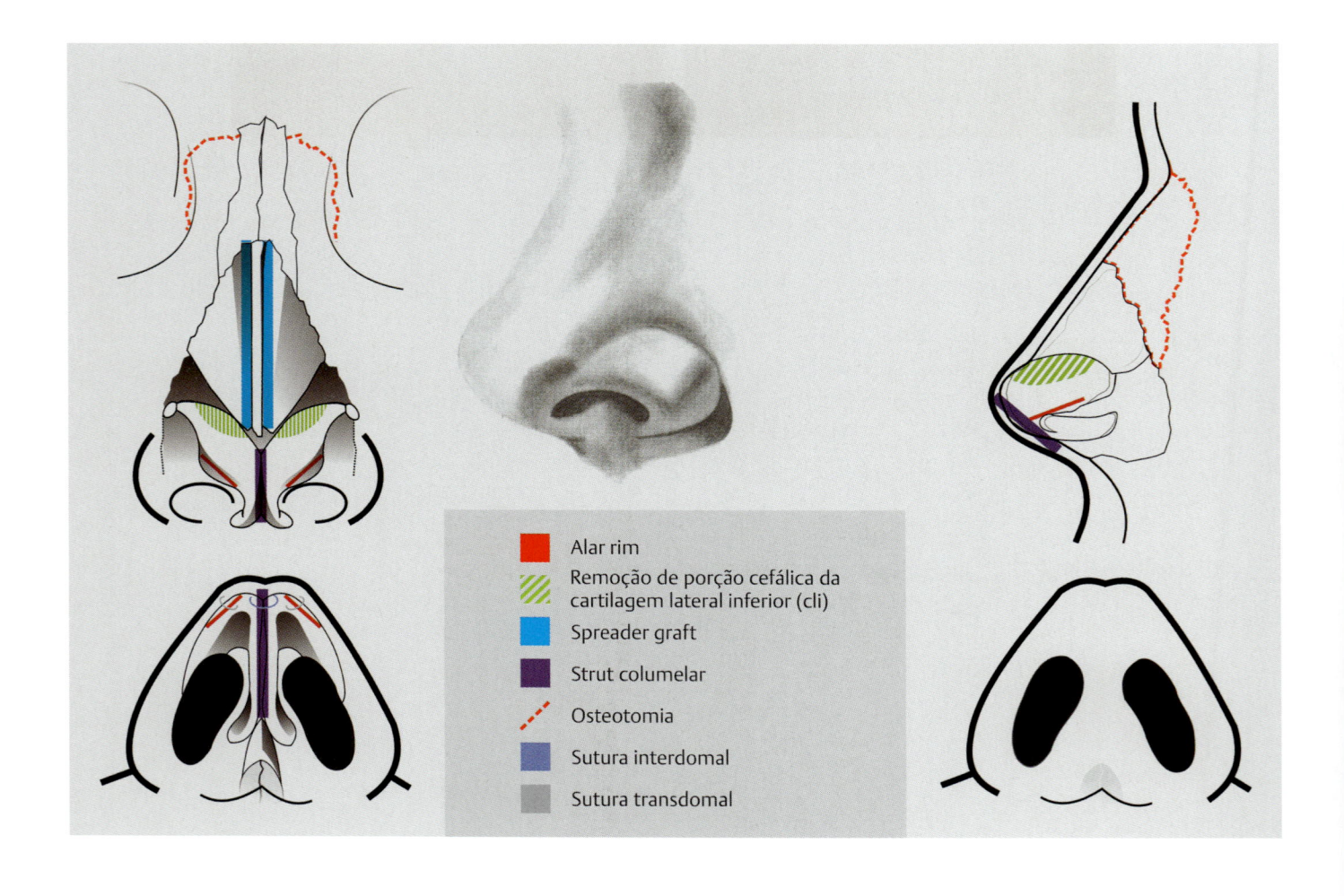

■	Alar rim
▨	Remoção de porção cefálica da cartilagem lateral inferior (cli)
■	Spreader graft
■	Strut columelar
┆	Osteotomia
■	Sutura interdomal
■	Sutura transdomal

RINOPLASTIA SEMIABERTA OU "DELIVERY"

PÓS-OPERATÓRIO – 1 ANO

ANTES — DEPOIS

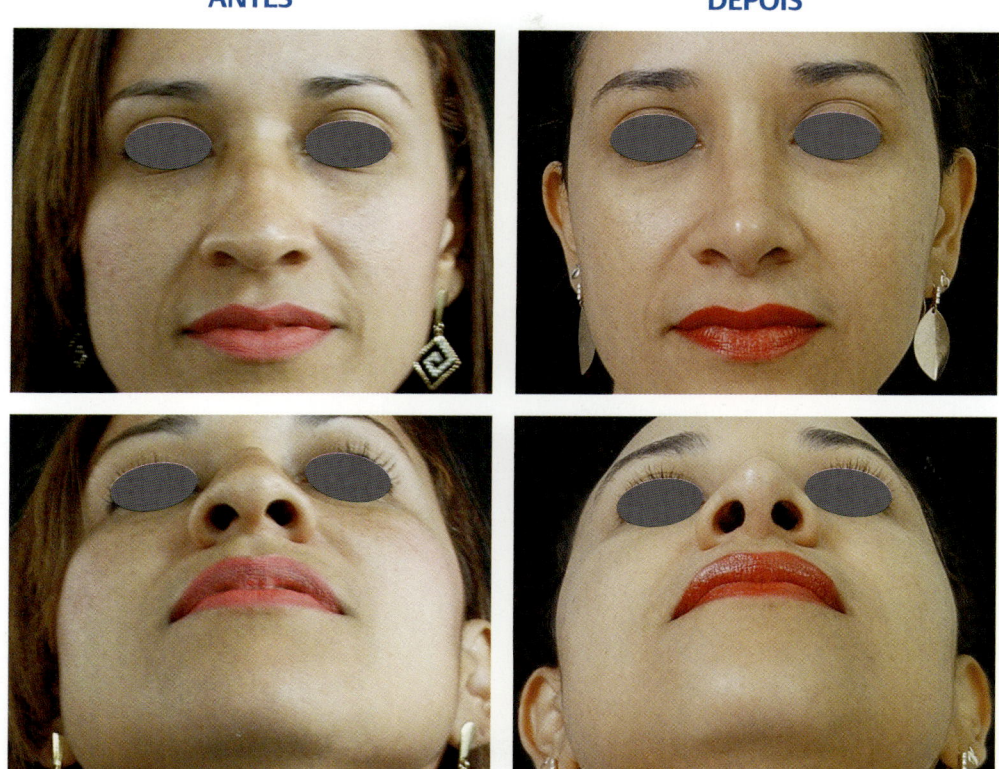

PÓS-OPERATÓRIO – 1 ANO

ANTES   DEPOIS

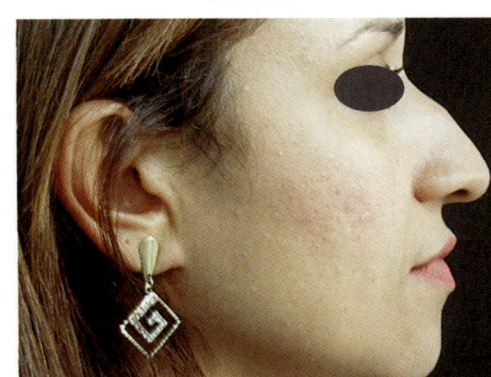

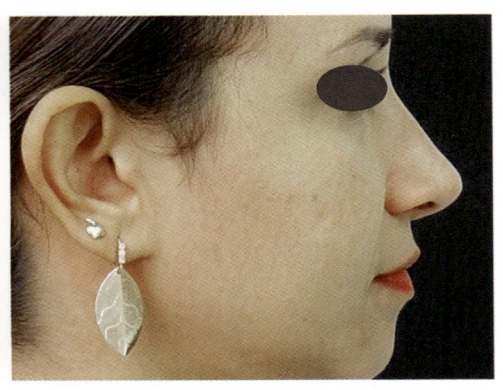

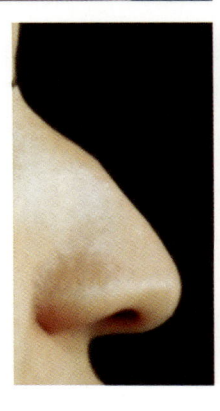

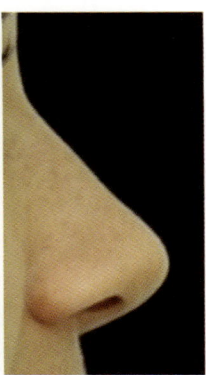

RINOPLASTIA SEMIABERTA OU "DELIVERY"

PÓS-OPERATÓRIO – 1 ANO

ANTES

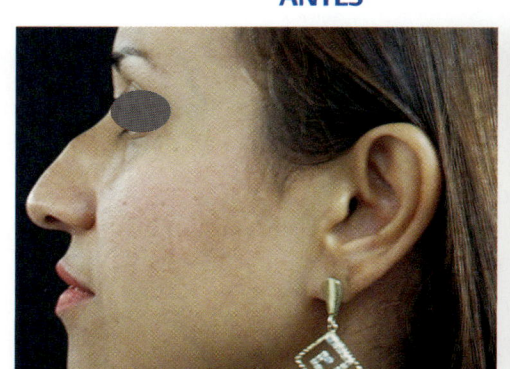

DEPOIS

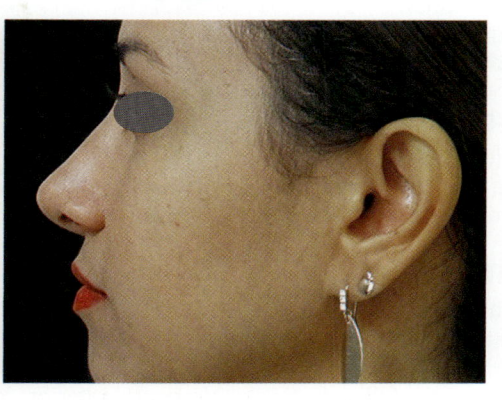

CASO 4

LISTA DE DESEJOS
1) "Melhorar ponta caída".
2) "Tenho a ponta globosa e espalhada".
3) "Não gosto de meu perfil".

ANÁLISE PRÉ-OPERATÓRIA
- Pele fina, tendendo de normal a mista.
- Ponta globosa, sem sustentação. Ângulo nasolabial em torno de 90 graus.
- Dorsoconvexidade, falsa giba osteocartilaginosa.

PLANEJAMENTO CIRÚRGICO
1) Técnica semiaberta ou "delivery".
2) Lateralização do "domus" em 4 mm.
3) Confecção de "neodomus", este com 4 mm de largura.
4) Remoção de porção cefálica da cartilagem lateral inferior, com sobra de 7 mm da mesma.
5) Colocação de "strut" em ponta nasal e fixação com "nylon" 5.0.
6) Colocação de escudo e fixação com "nylon" 5.0.
7) Enxerto de contorno alar.
8) Suturas interdomais e de aproximação do "domus" posterior com "nylon" 5.0.
9) Ajuste de dorso com objetivo de projetar a ponta em torno de 2 mm acima da mesmo.
10) Osteotomias laterais bilateralmente.

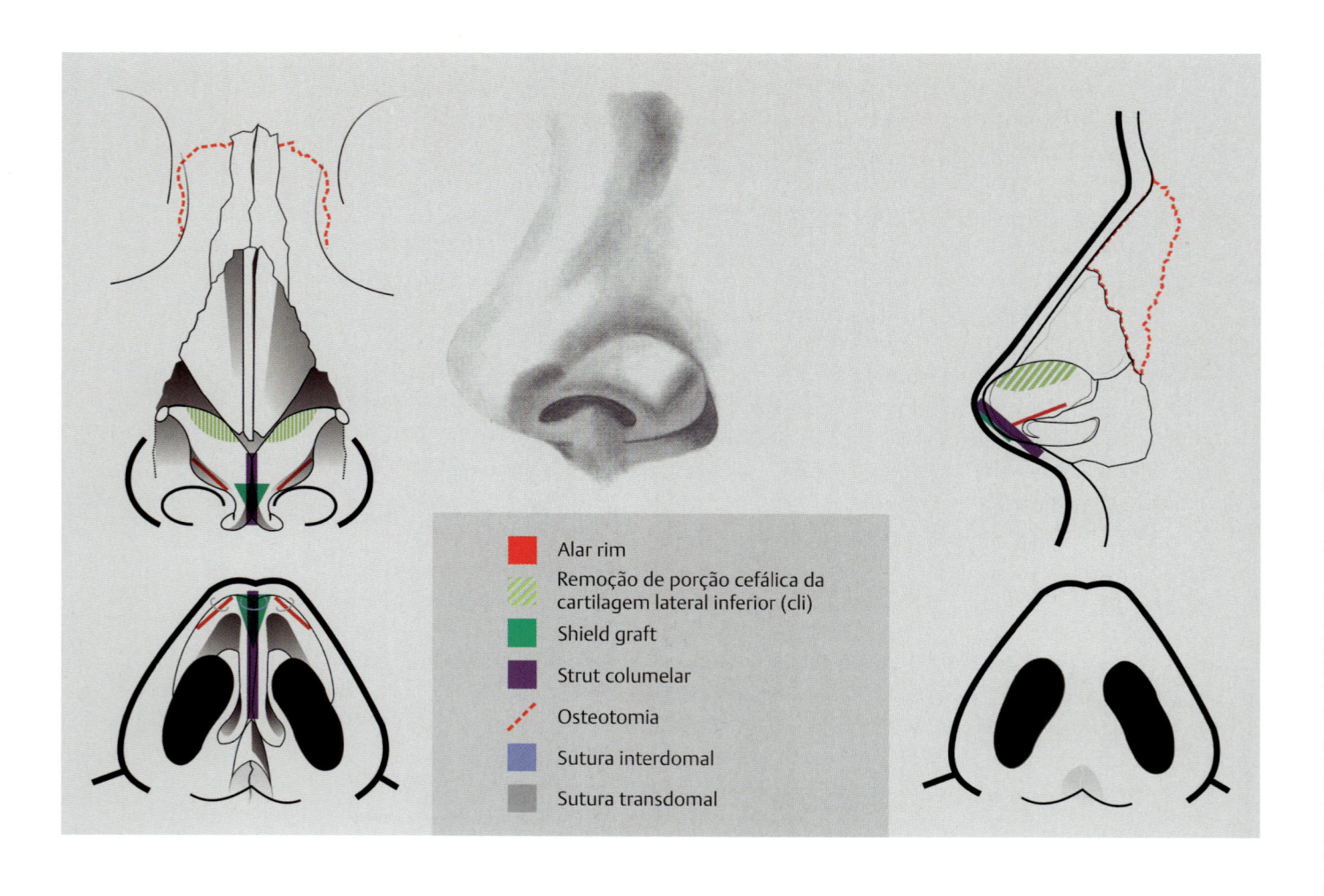

Legenda:
- Alar rim
- Remoção de porção cefálica da cartilagem lateral inferior (cli)
- Shield graft
- Strut columelar
- Osteotomia
- Sutura interdomal
- Sutura transdomal

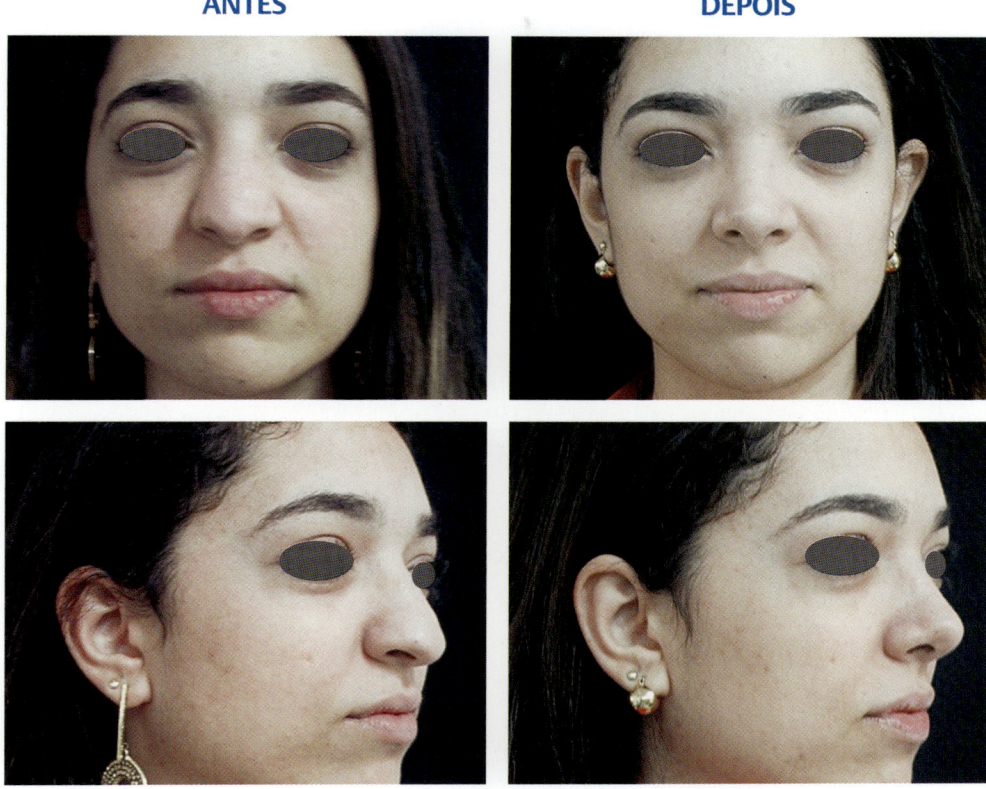

PÓS-OPERATÓRIO – 1 ANO E 6 MESES

ANTES   DEPOIS

PÓS-OPERATÓRIO – 1 ANO E 6 MESES

ANTES　　　　　　　　　　　DEPOIS

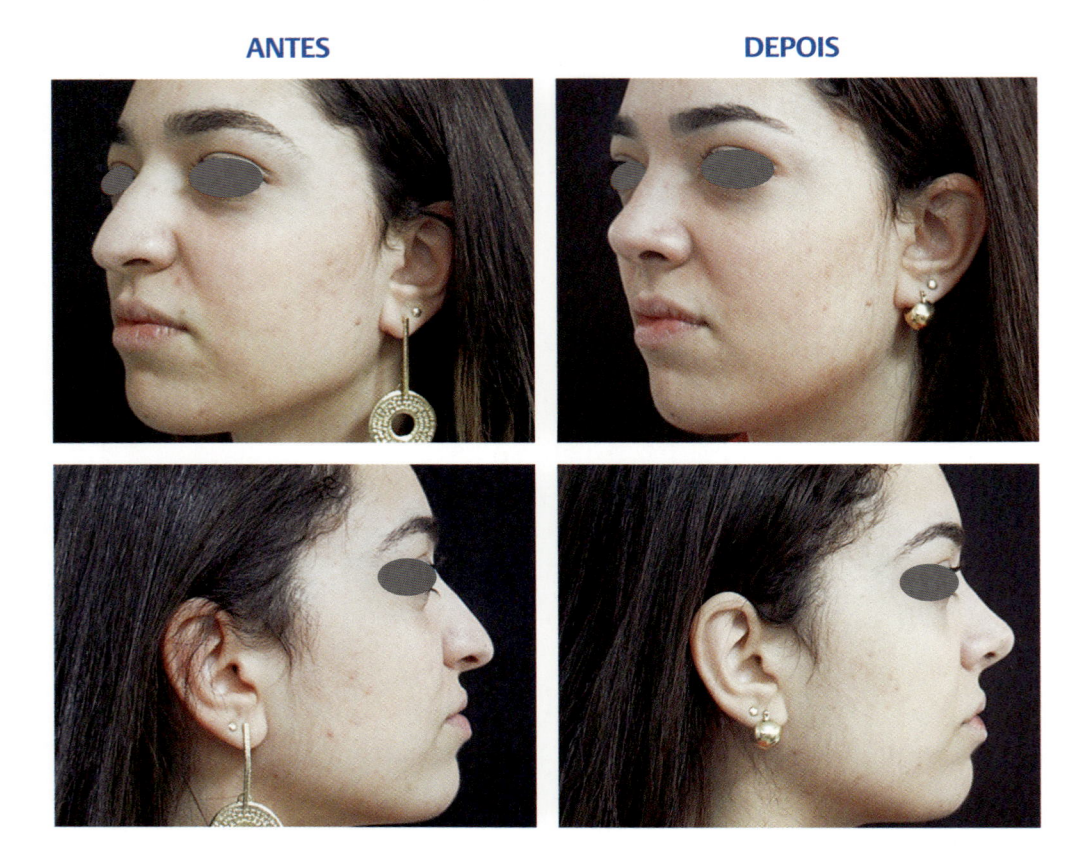

PÓS-OPERATÓRIO – 1 ANO E 6 MESES

ANTES

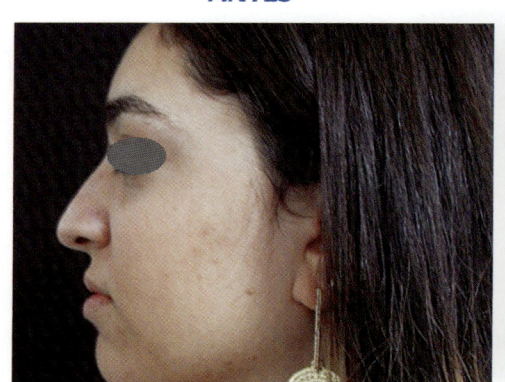

DEPOIS

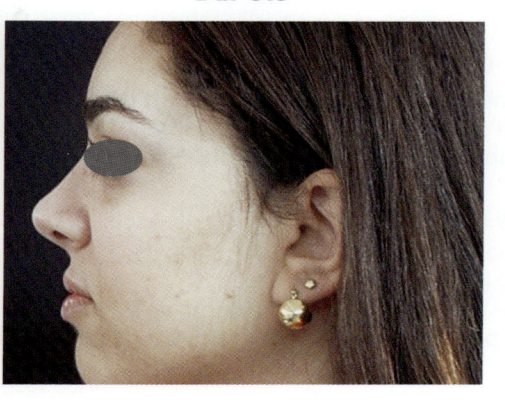

CASO 5

LISTA DE DESEJOS
1) "Melhorar ponta globosa".

ANÁLISE PRÉ-OPERATÓRIA
- Pele fina, tendência a oleosidade, submetida a tratamentos para acne.
- Ponta globosa ("box tip"), ângulo nasolabial em torno de 90 graus.
- Dorsoconvexidade, tensão, giba osteocartilaginosa.

PLANEJAMENTO CIRÚRGICO
1) Técnica semiaberta ou "delivery".
2) Lateralização do "domus" em 3 mm.
3) Confecção de "neodomus", este com 4 mm de largura.
4) Remoção de porção cefálica da cartilagem lateral inferior, com sobra de 7 mm da mesma.
5) Colocação de "strut" em ponta nasal e enxerto de contorno alar.
6) Suturas interdomais e de aproximação do "domus" posterior com "nylon" 5.0.
7) Ajuste de dorso com objetivo de projetar a ponta em torno de 2 mm acima do mesmo.
8) Osteotomia lateral bilateralmente.

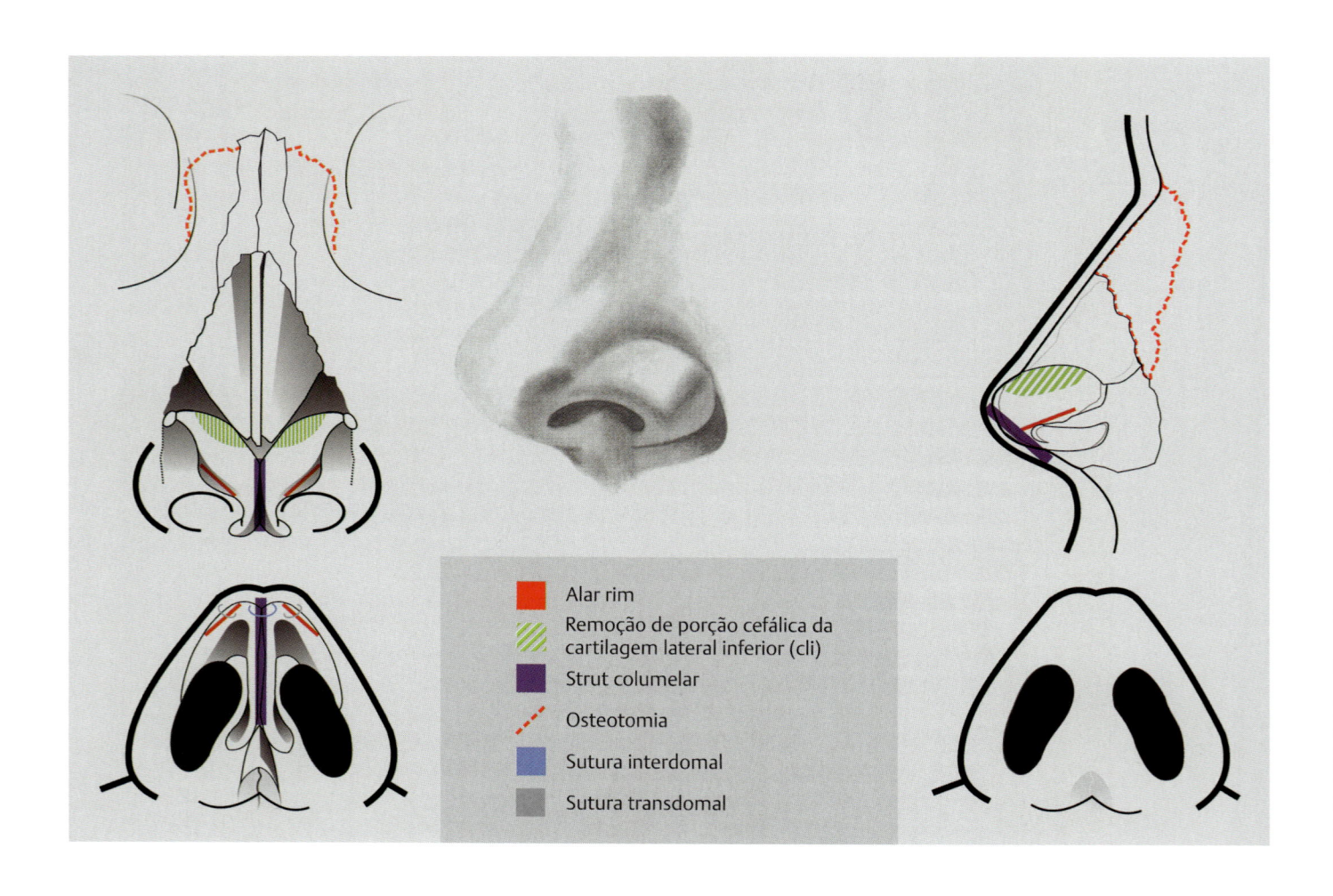

RINOPLASTIA SEMIABERTA OU "DELIVERY" 53

PÓS-OPERATÓRIO – 1 ANO

ANTES **DEPOIS**

CASO 6

LISTA DE DESEJOS
1) "Melhorar ponta caída".
2) "Melhorar giba nasal".
3) "Nariz torto".
4) "Melhorar respiração".

ANÁLISE PRÉ-OPERATÓRIA
- Pele intermédia, tendência a olesosidade.
- Ponta globosa e caída, ângulo nasolabial abaixo de 90 graus.
- Dorsoconvexidade, tensão, giba osteocartilaginosa, desvio da pirâmide cartilaginosa para esquerda.

PLANEJAMENTO CIRÚRGICO
1) Técnica semiaberta ou "delivery".
2) Lateralização do "domus" em 3 mm.
3) Confecção de "neodomus", este com 5 mm de largura.
4) Remoção de porção cefálica da cartilagem lateral inferior, com sobra de 9 mm da mesma.
5) Colocação de "strut" em ponta nasal.
6) Suturas inter e transdomais com "nylon" 5.0.
7) Liberação das cartilagens laterais do septo, rebaixamento de dorso cartilaginoso com bisturi, remoção de giba óssea com escopro.
8) Uso da raspa para nivelar os ossos próprios nasais.
9) Osteotomias lateral e paramedianas bilateralmente.
10) "Spreader grafts" bilateralmente, fixados com fio PDS 5.0.

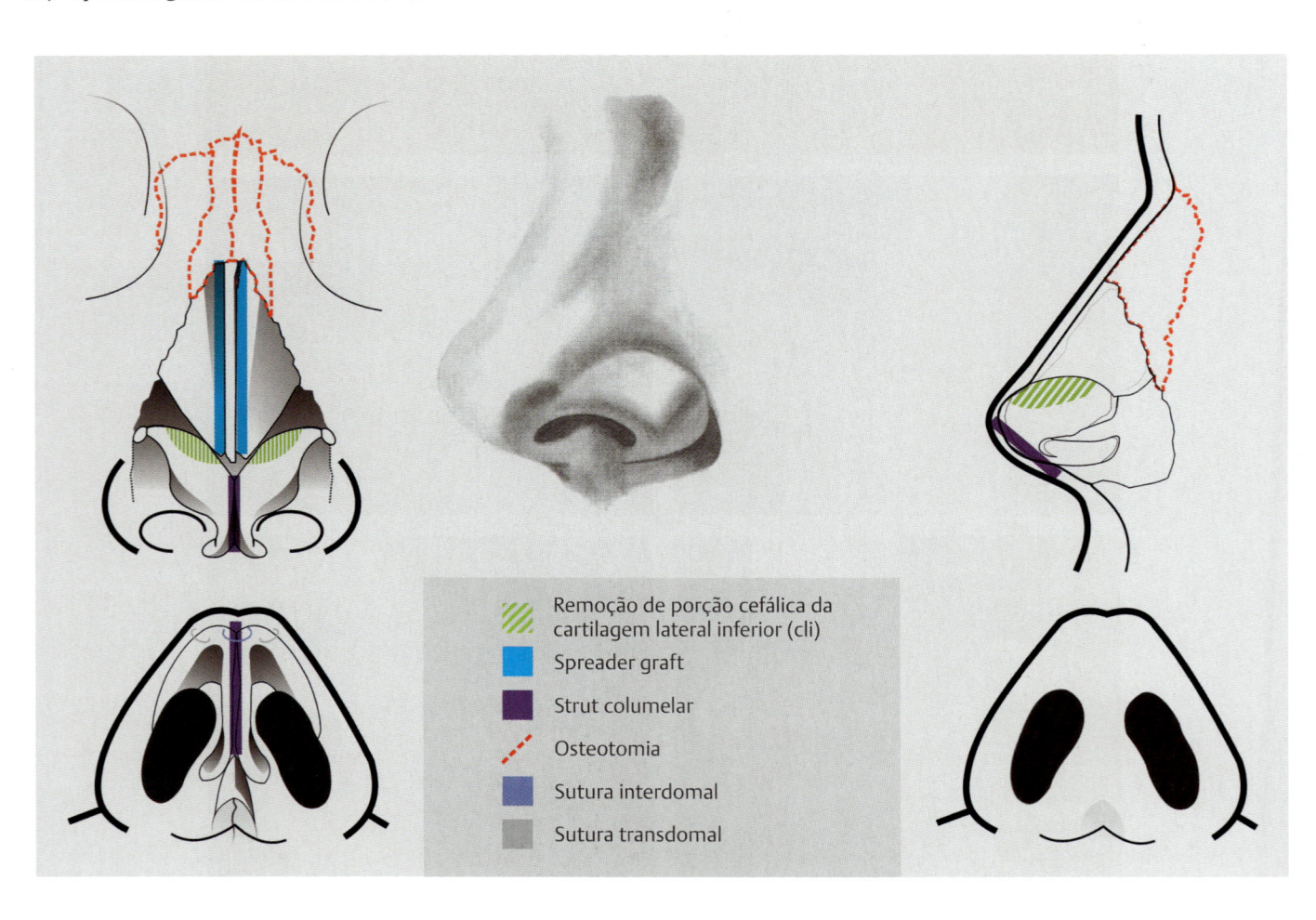

PÓS-OPERATÓRIO – 6 MESES

ANTES　　　　　　　　　　DEPOIS

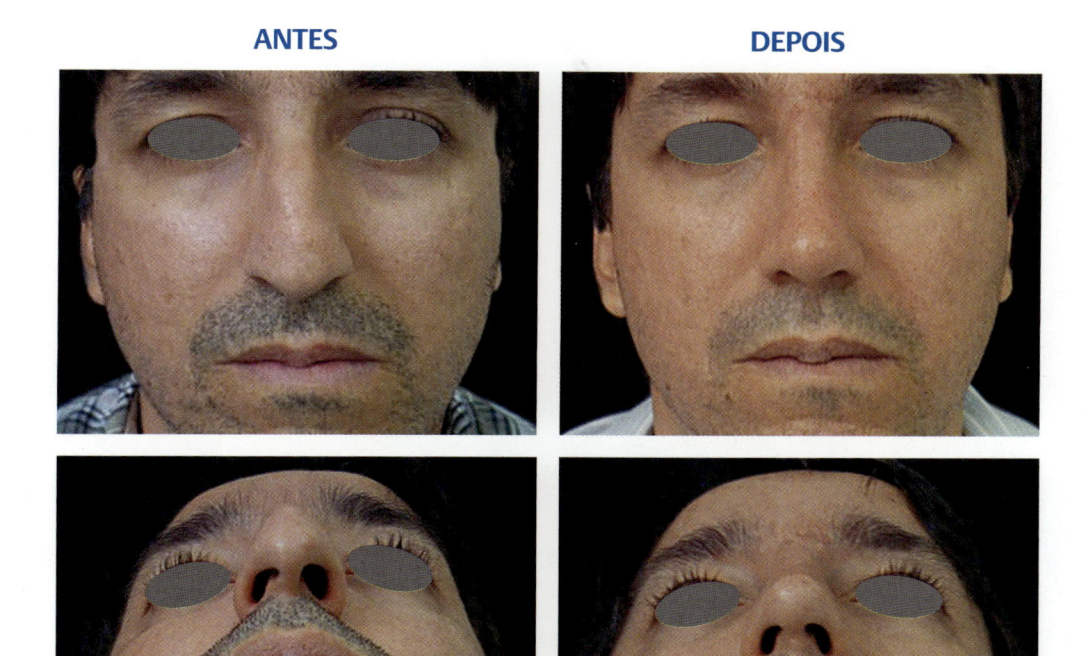

PÓS-OPERATÓRIO – 6 MESES

ANTES   DEPOIS

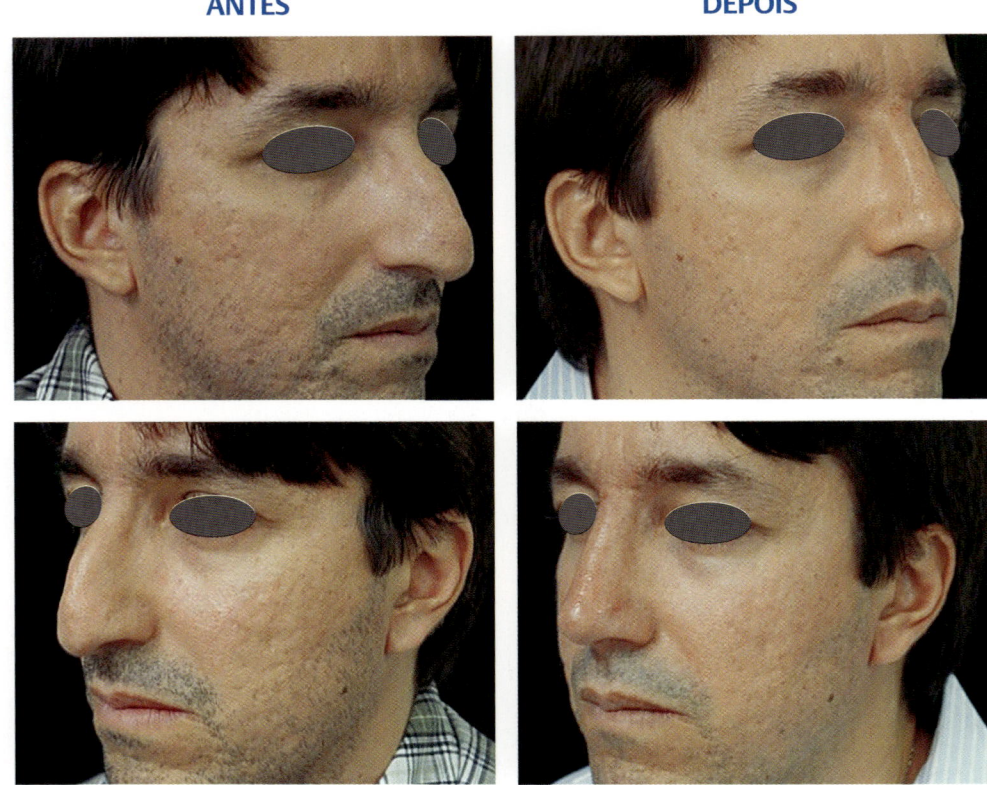

PÓS-OPERATÓRIO – 6 MESES

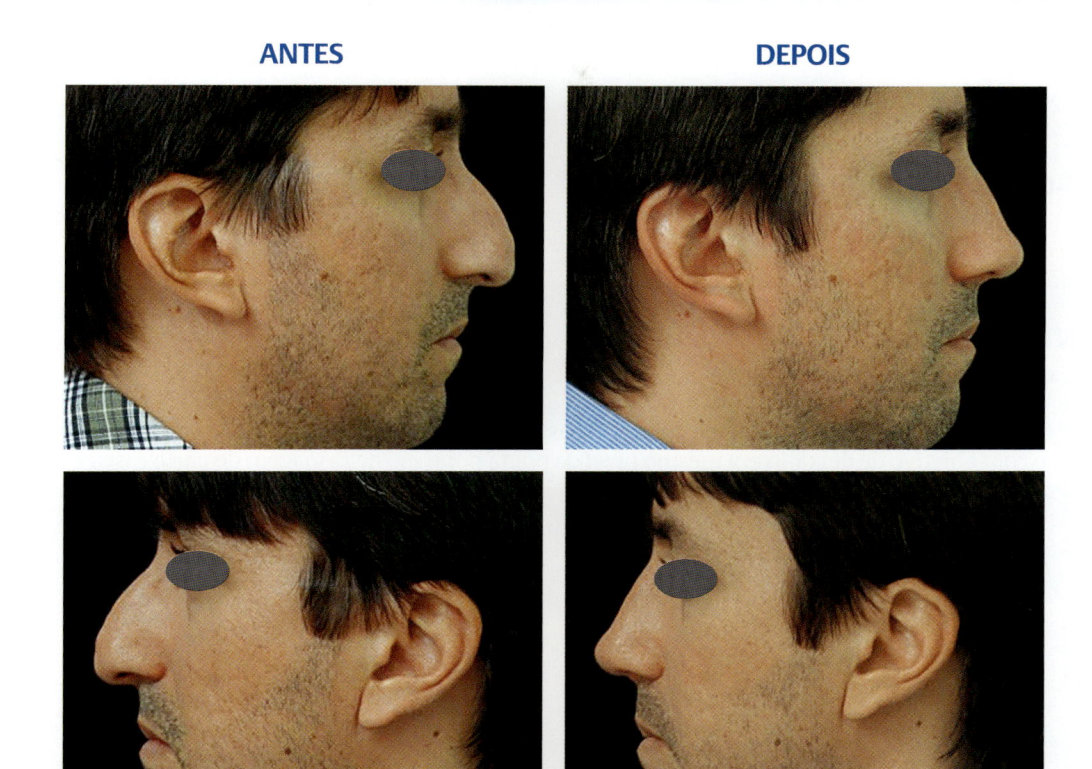

ANTES DEPOIS

CASO 7

LISTA DE DESEJOS
1) "Melhorar ponta bífida e caída".
2) "Melhorar giba nasal".
3) "Melhorar respiração".

ANÁLISE PRÉ-OPERATÓRIA
- Pele fina.
- Ponta bífida e caída, ângulo nasolabial abaixo de 90 graus.
- Dorsoconvexidade, tensão, discreta giba óssea, "radix" baixa.

PLANEJAMENTO CIRÚRGICO
1) Técnica semiaberta ou "delivery".
2) Colocação de "strut" em ponta nasal.
3) Suturas inter e transdomais de aproximação do "domus" posterior com "nylon" 5.0.
4) Ajuste de dorso com objetivo de deixá-lo em mesmo nível da ponta por meio de raspagem de parte óssea e remoção de parte cartilaginosa com bisturi.
5) Osteotomia lateral bilateralmente.

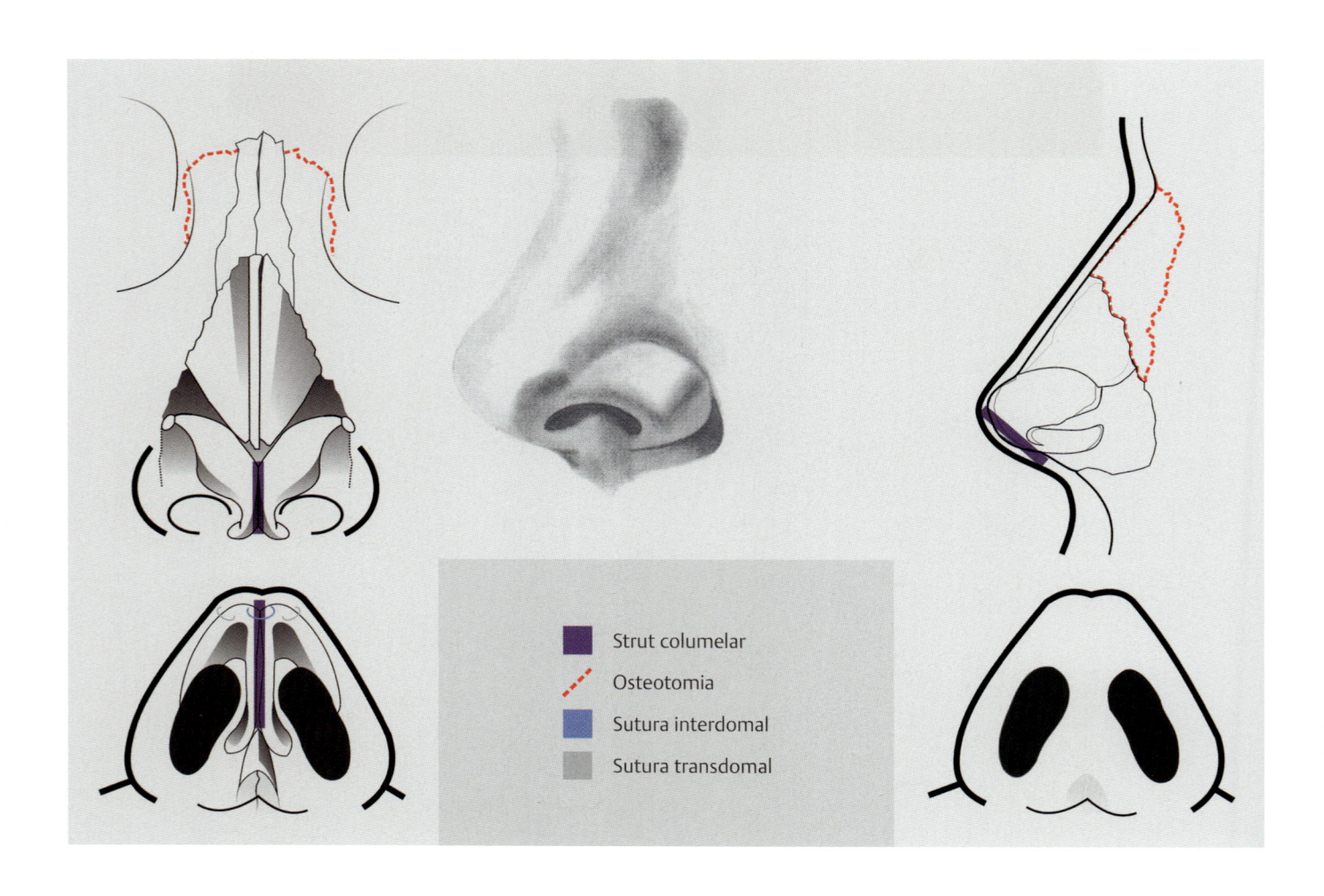

- Strut columelar
- Osteotomia
- Sutura interdomal
- Sutura transdomal

RINOPLASTIA SEMIABERTA OU "DELIVERY"

PÓS-OPERATÓRIO – 2 ANOS

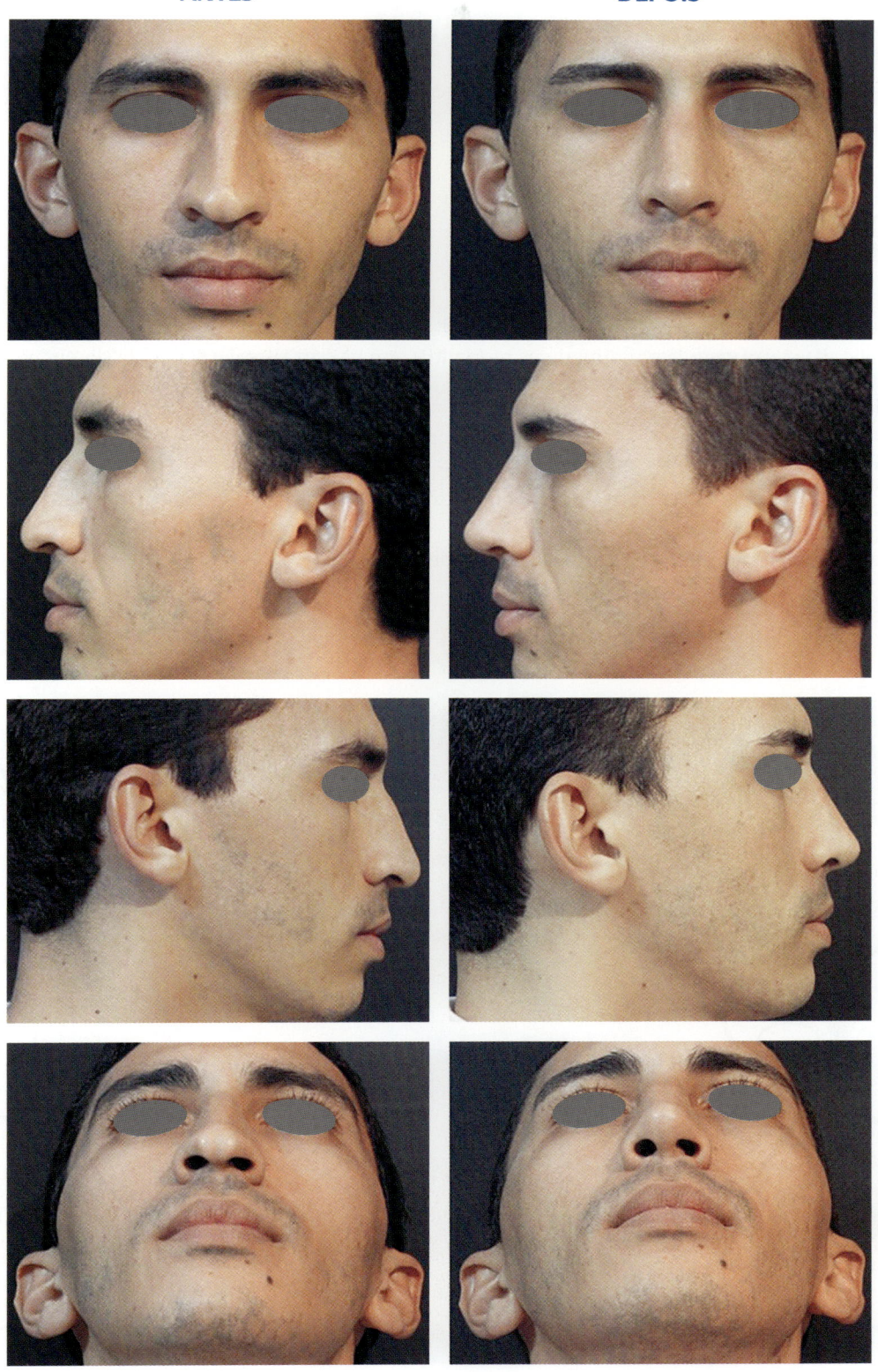

ANTES — DEPOIS

CASO 8

LISTA DE DESEJOS
1) "Melhorar ponta caída".
2) "Melhorar giba nasal".
3) "Melhorar respiração".

ANÁLISE PRÉ-OPERATÓRIA
- Pele grossa, tendência a olesosidade.
- Ponta caída, ângulo nasolabial abaixo de 90 graus.
- Dorsoconvexidade, tensão, giba osteocartilaginosa.

PLANEJAMENTO CIRÚRGICO
1) Incisão transfixante e intercartilaginosa.
2) Septoplastia.
3) Ressecção de septo membranoso – 3 mm.
4) Técnica "delivery" ou semiaberta.
5) Ressecção cefálica das cartilagens laterais inferiores restando 9 mm na cruz lateral e 6 mm no "domus".
6) Lateralização do "domus" com suturas inter e transdomal.
7) "Strut" columelar, "shield graft".
8) Discreta ressecção do dorso.
9) Osteotomias paramedianas e laterais.
10) "Spreader graft".
11) Columeloplastia.
12) Sutura septocolumelar.
13) Base alar vestibulocutânea de 5 mm de cada lado (Técnica de Herlyn).

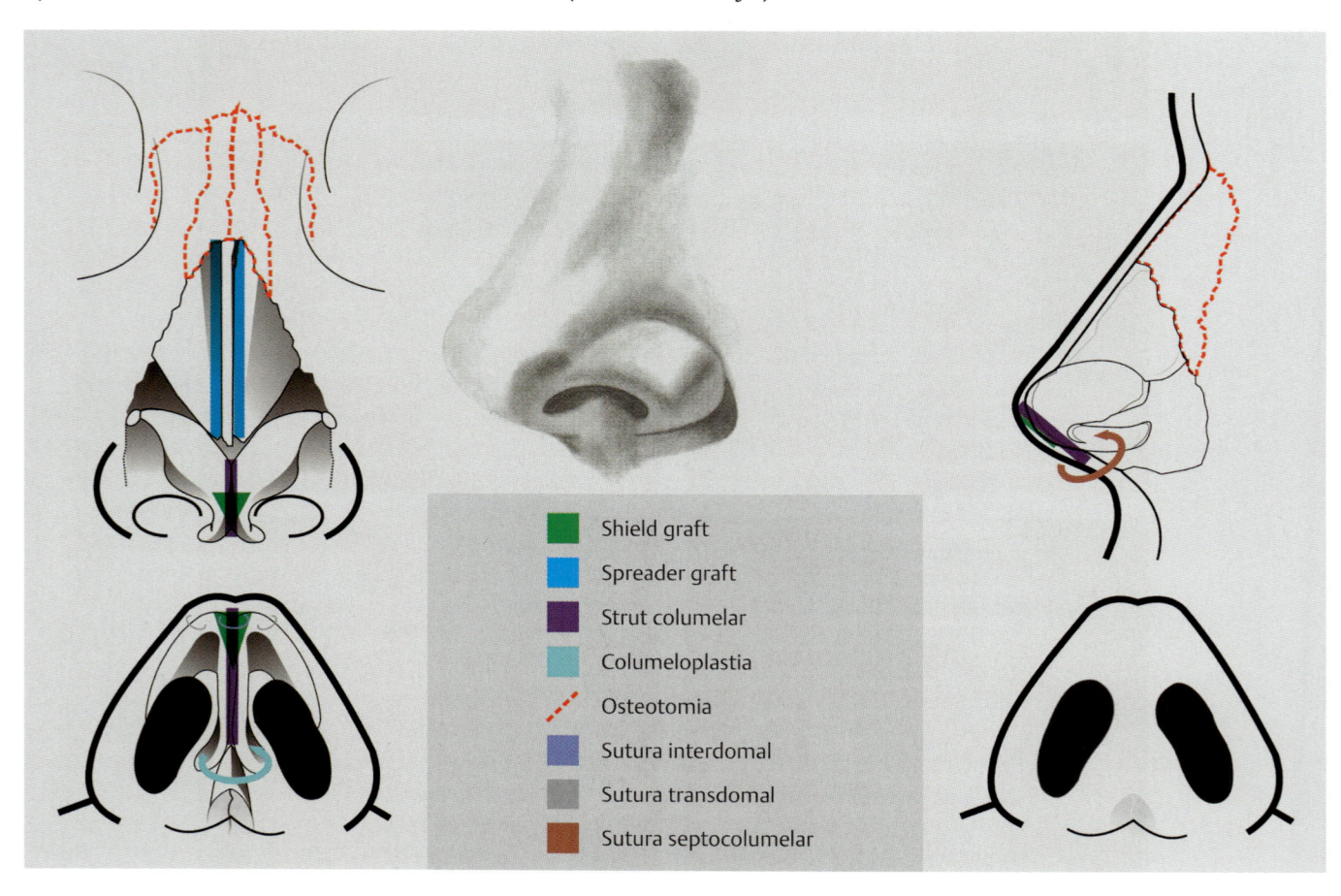

PÓS-OPERATÓRIO – 1 ANO

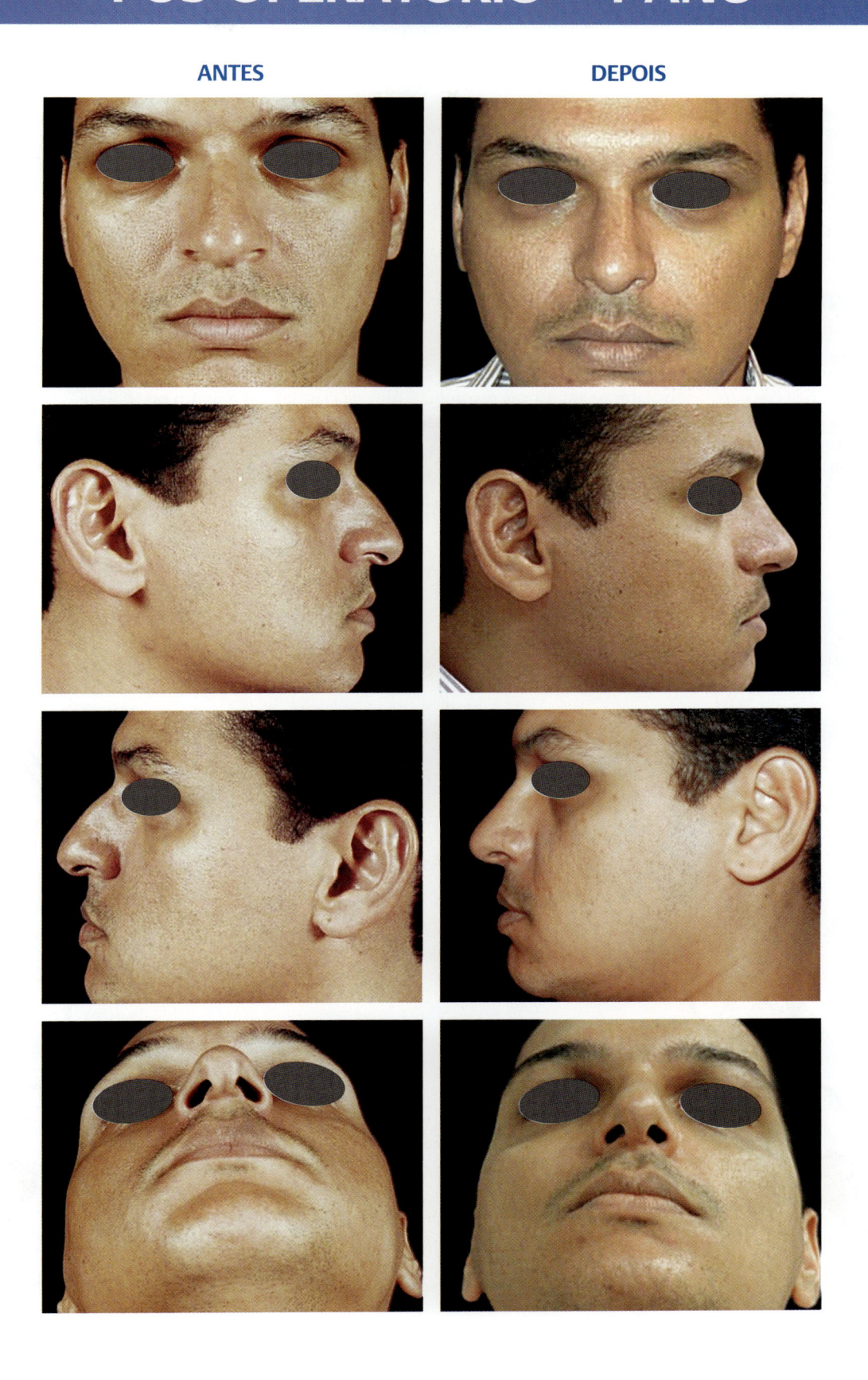

ANTES **DEPOIS**

CASO 9

LISTA DE DESEJOS
1) "Melhorar ponta globosa".
2) "Melhorar dorso nasal alto".
3) "Sem queixas respitatórias".

ANÁLISE PRÉ-OPERATÓRIA
- Pele fina.
- Ponta do ângulo nasolabial satisfatória.
- Dorsoconvexidade, tensão, giba osteocartilaginosa.

PLANEJAMENTO CIRÚRGICO
1) Incisão transfixante e intercartilaginosa.
2) Septoplastia.
3) Técnica "delivery" ou semiaberta.
4) Ressecção cefálica das cartilagens laterais inferiores restando 8 mm na cruz lateral e 5 mm no "domus".
5) Lateralização do "domus" de 3 mm com suturas inter e transdomais.
6) "Strut" columelar, "shield graft".
7) Ressecção do dorso.
8) Osteotomias paramedianas e laterais.
9) "Spreader graft" bilateral.
10) Sutura septocolumelar.

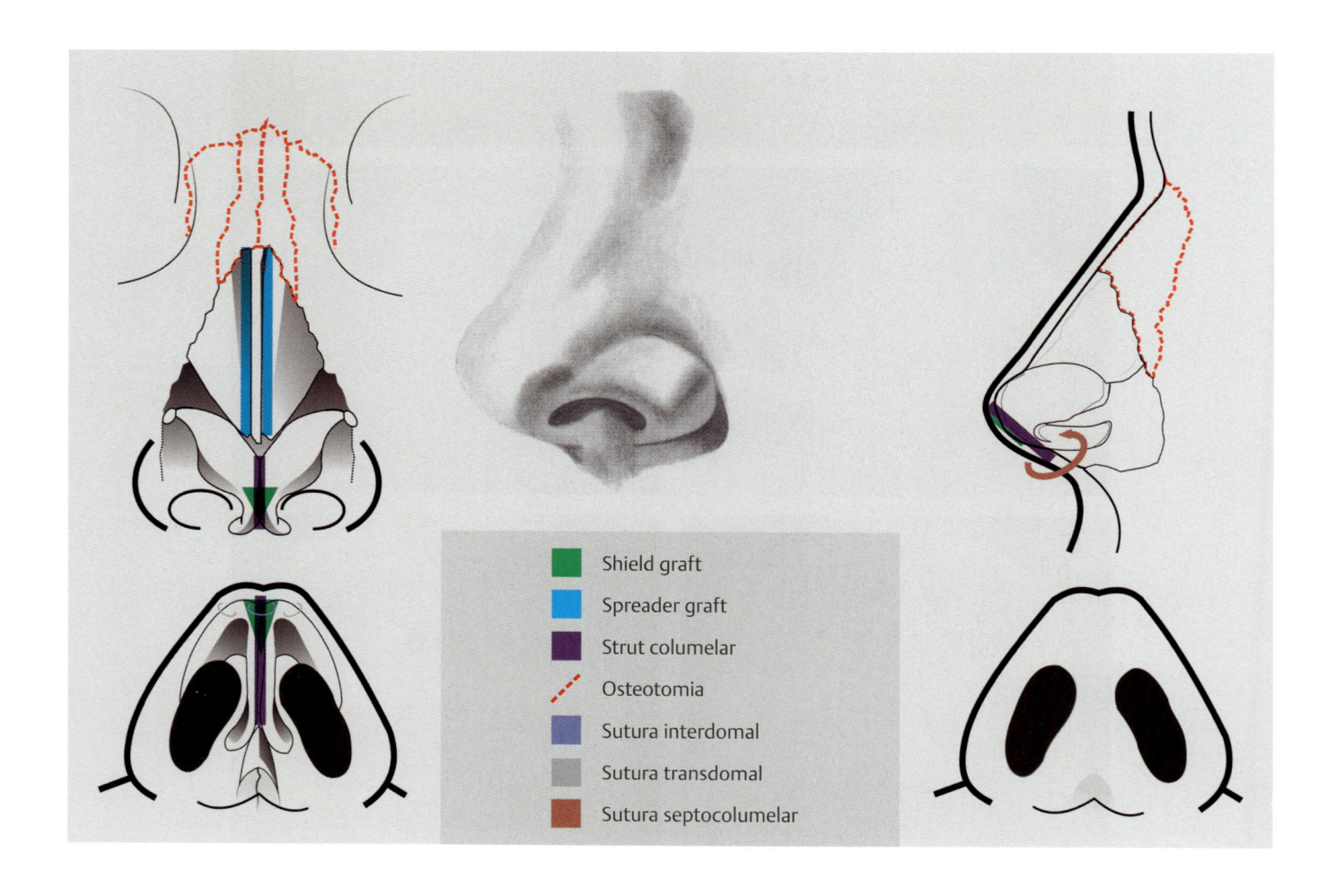

- Shield graft
- Spreader graft
- Strut columelar
- Osteotomia
- Sutura interdomal
- Sutura transdomal
- Sutura septocolumelar

PÓS-OPERATÓRIO – 6 ANOS

ANTES DEPOIS

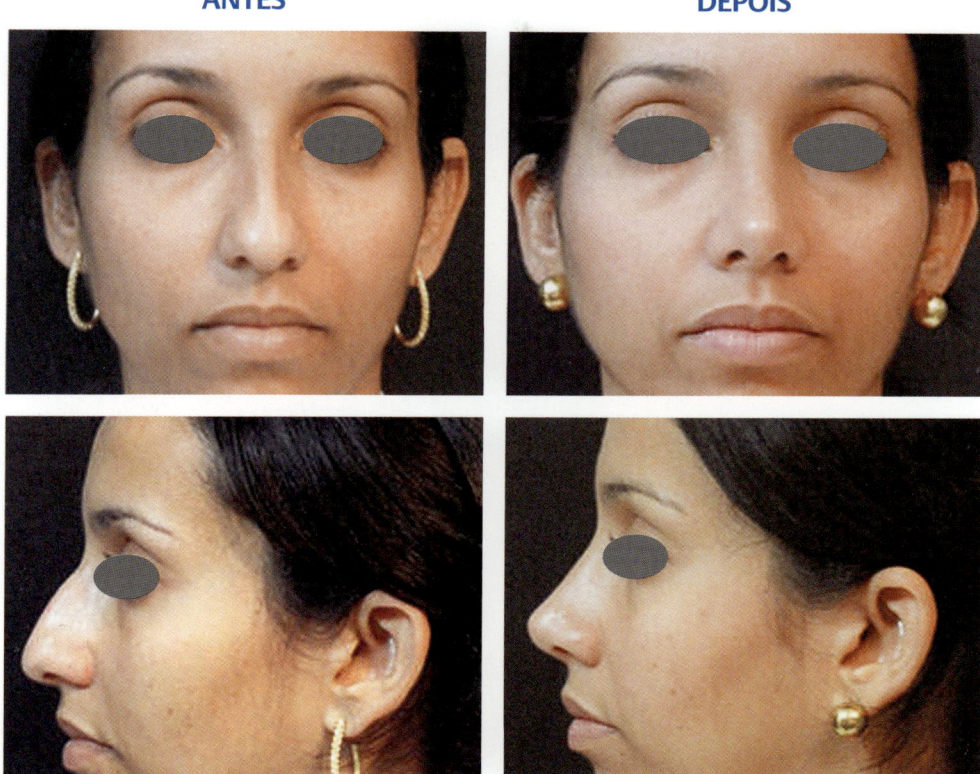

PÓS-OPERATÓRIO – 6 ANOS

ANTES **DEPOIS**

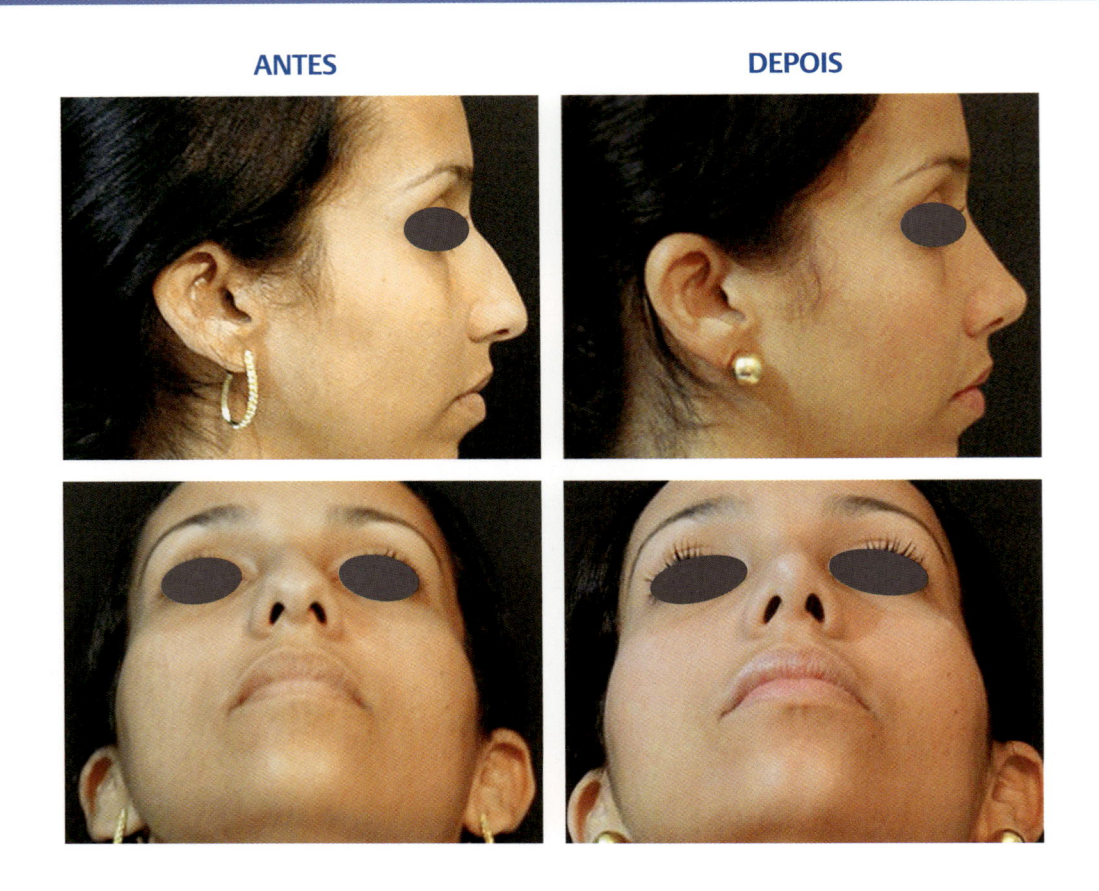

PÓS-OPERATÓRIO – 6 ANOS

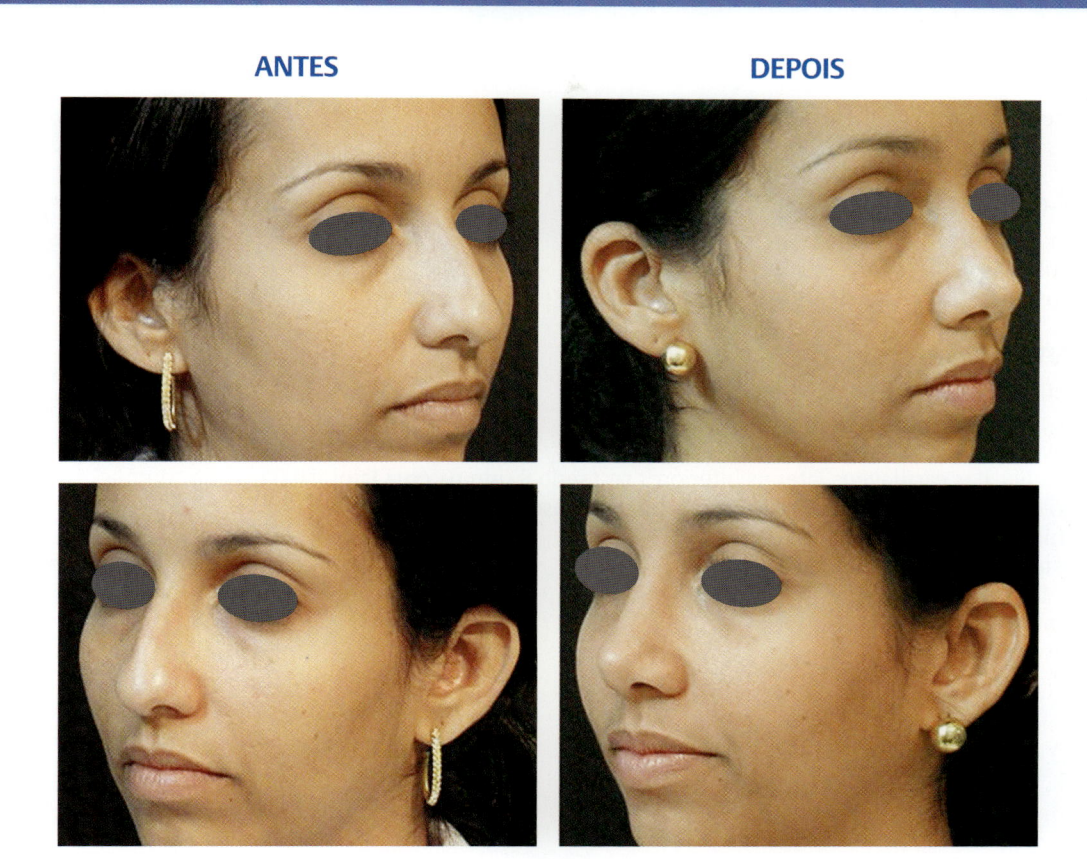

ANTES   **DEPOIS**

CASO 10

LISTA DE DESEJOS
1) "Melhorar ponta globosa".
2) "Melhorar meu carocinho no meio do nariz".
3) "Sem queixas respitatórias".

ANÁLISE PRÉ-OPERATÓRIA
- Pele fina, com tendência a oleosidade.
- Ponta do ângulo nasolabial aguda.
- Dorso e giba osteocartilaginosa, depressão em supra "tip" e "radix".

PLANEJAMENTO CIRÚRGICO
1) Incisão transfixante e intercartilaginosa.
2) Septoplastia.
3) Técnica "delivery" ou semiaberta.
4) Ressecção cefálica das cartilagens laterais inferiores restando 8 mm na cruz lateral e 5 mm no "domus".
5) Lateralização do "domus" de 3 mm com suturas inter e transdomais.
6) "Strut" columelar, "shield graft".
7) Ressecção osteocartilaginosa em dorso.
8) Osteotomias laterais.
9) "Spreader graft".
10) Sutura septocolumelar.

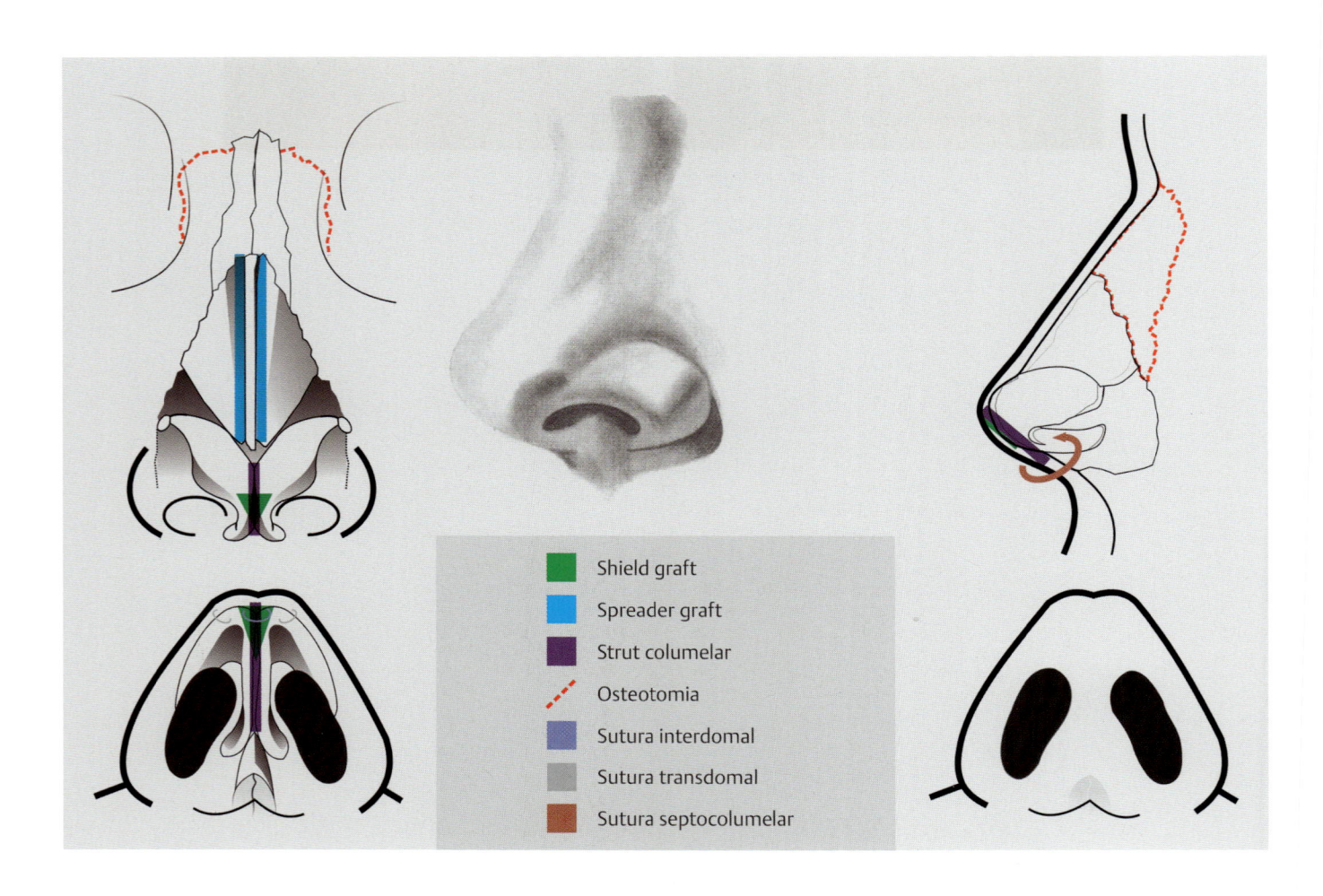

- Shield graft
- Spreader graft
- Strut columelar
- Osteotomia
- Sutura interdomal
- Sutura transdomal
- Sutura septocolumelar

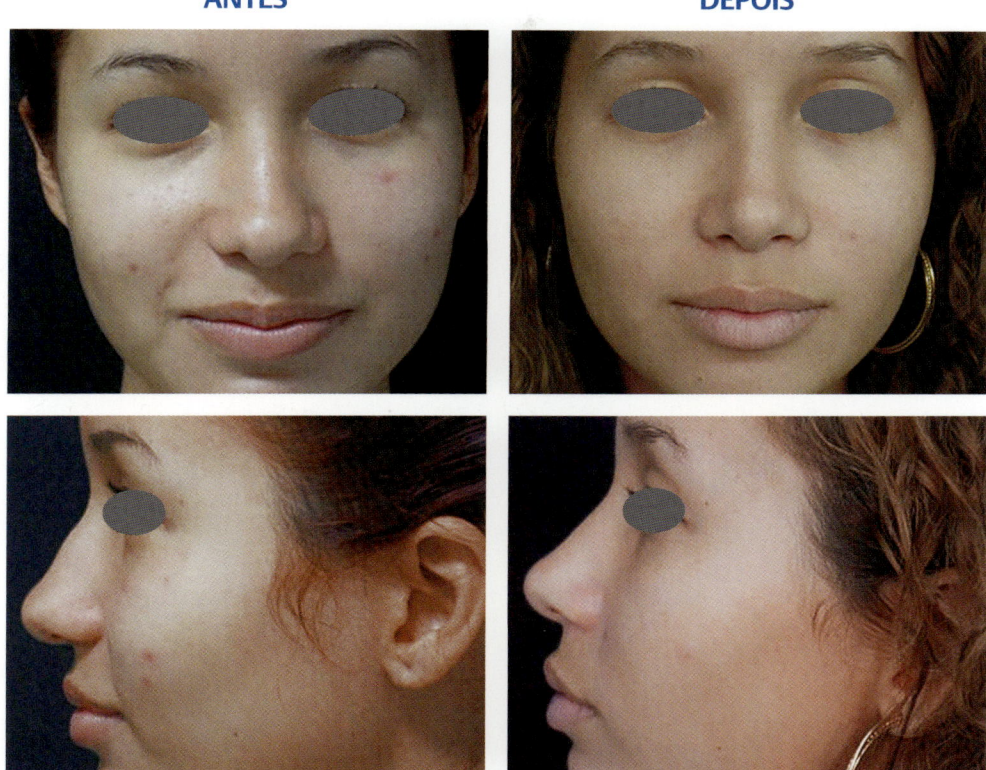

PÓS-OPERATÓRIO – 1 ANO

ANTES **DEPOIS**

PÓS-OPERATÓRIO – 1 ANO

ANTES   DEPOIS

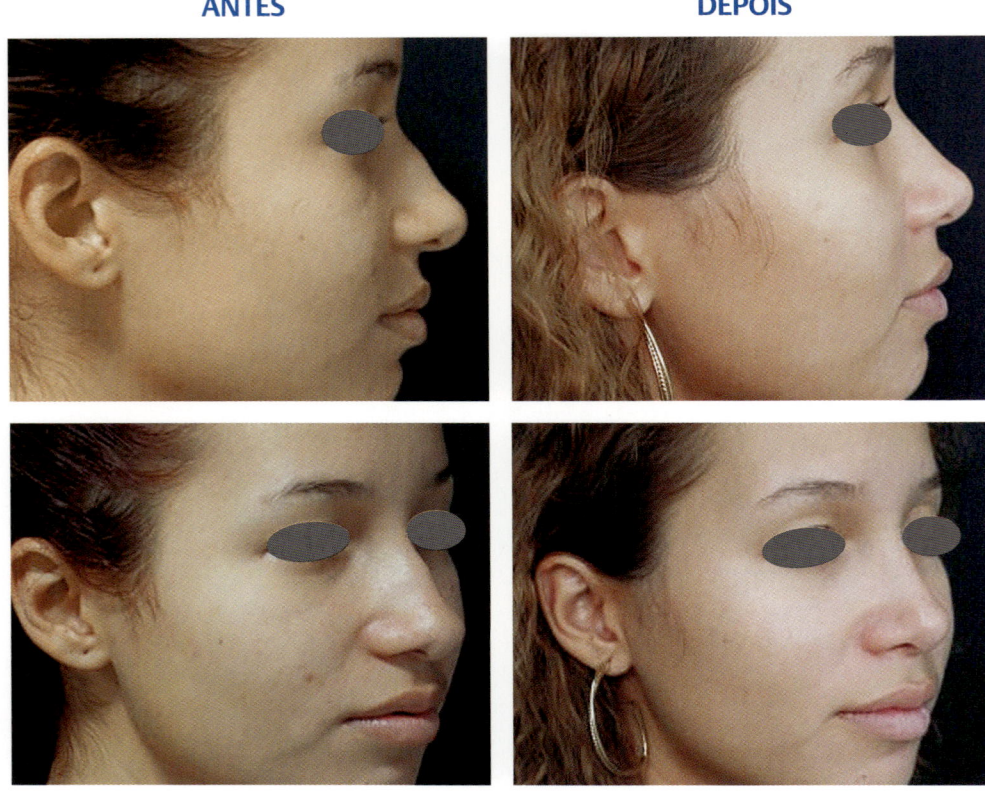

PÓS-OPERATÓRIO – 1 ANO

ANTES　　　　　　　　　DEPOIS

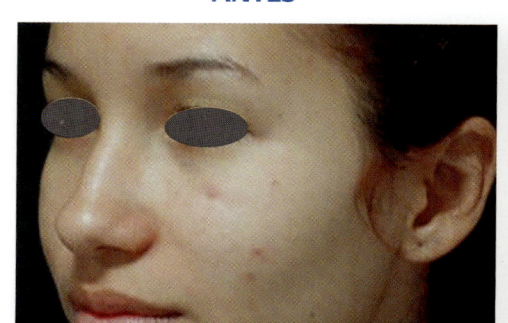

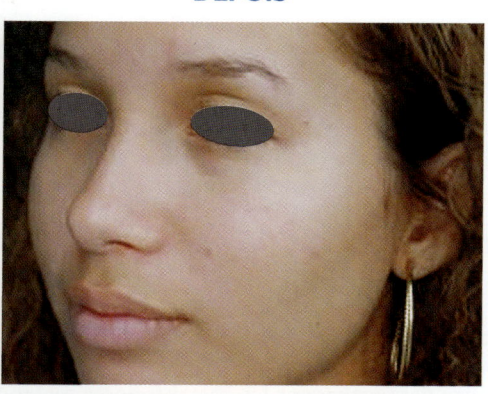

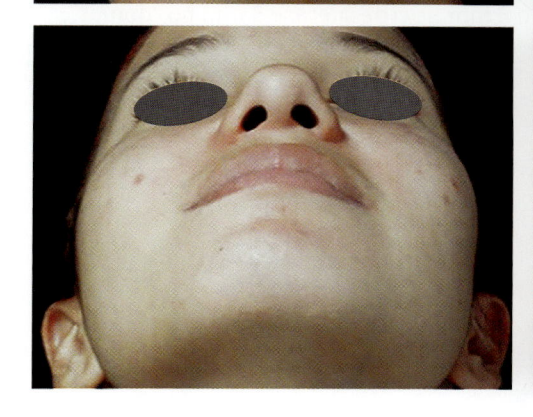

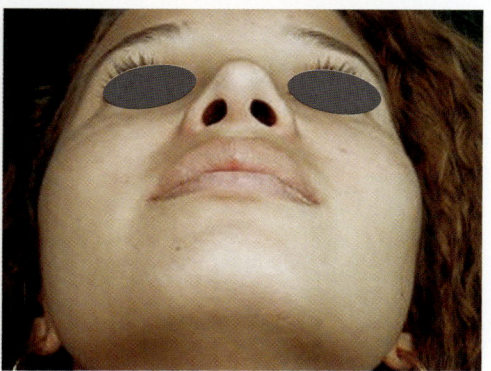

CASO 11

LISTA DE DESEJOS
1) "Melhorar o dorso nasal".
2) "Tenho dificuldade em cerrar os lábios".

ANÁLISE PRÉ-OPERATÓRIA
- Pele fina, com tendência a oleosidade, presença de acne.
- Ponta do ângulo nasolabial satisfatória.
- Dorso do nariz de tensão, giba osteocartilaginosa pronunciada, "hipertrofia do músculo depressor do septo".

PLANEJAMENTO CIRÚRGICO
1) Incisão transfixante e intercartilaginosa.
2) Septoplastia.
3) Liberação do múculo mirtiforme (depressor do septo).
4) Técnica "delivery" ou semiaberta.
5) Ressecção cefálica das cartilagens laterais inferiores restando 8 mm na cruz lateral e 5 mm no "domus".
6) Suturas inter e transdomais.
7) "Strut" columelar.
8) Ressecção osteocartilaginosa em dorso.
9) Osteotomias paramedianas e laterais.
10) "Spreader graft".
11) Sutura septocolumelar.

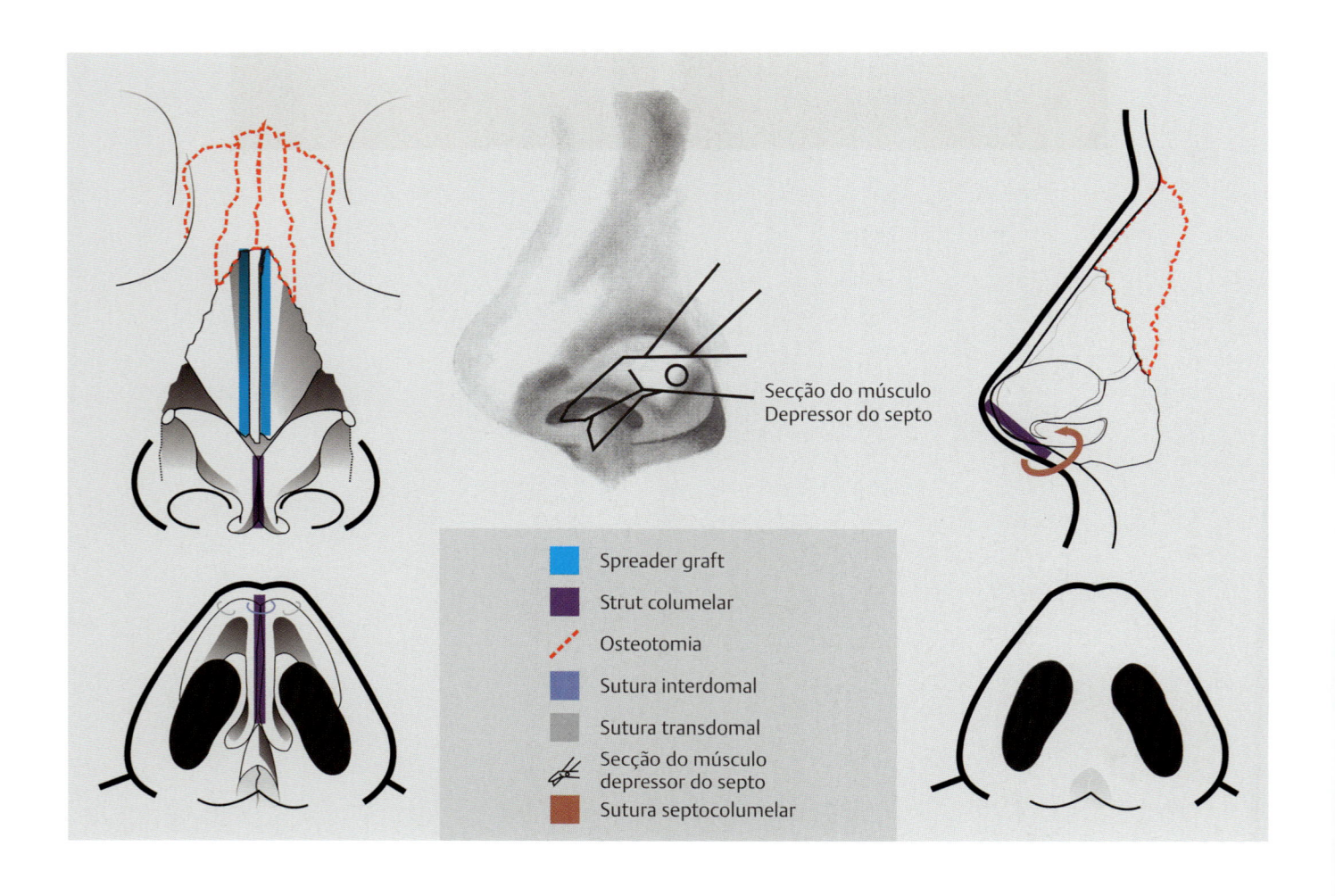

Secção do músculo Depressor do septo

Spreader graft
Strut columelar
Osteotomia
Sutura interdomal
Sutura transdomal
Secção do músculo depressor do septo
Sutura septocolumelar

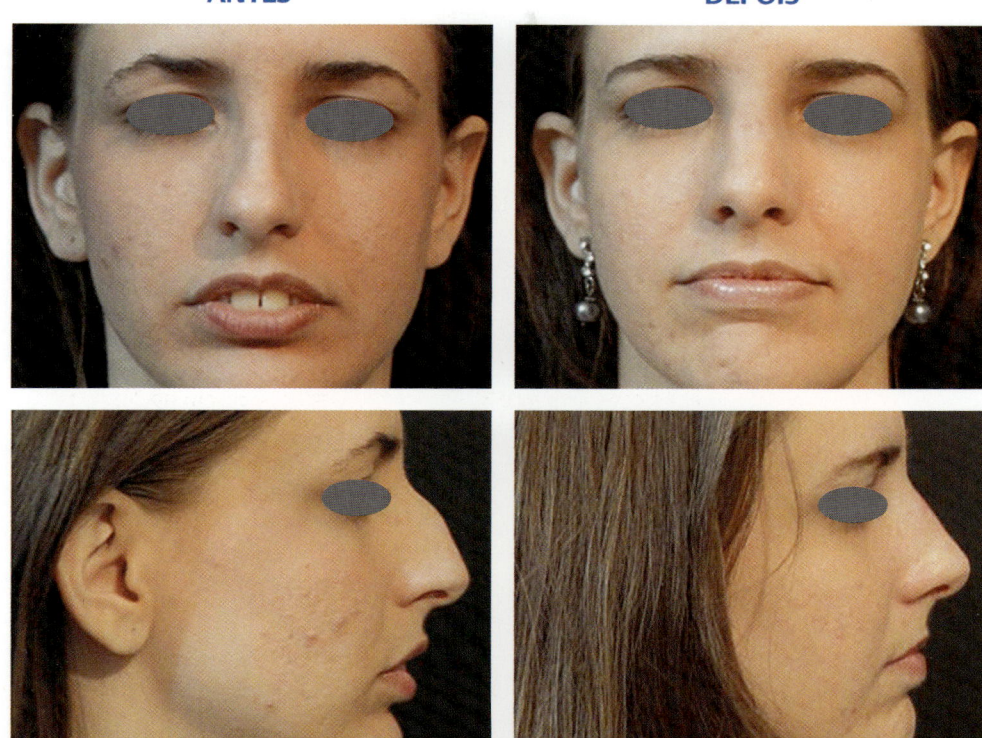

PÓS-OPERATÓRIO – 6 MESES

ANTES   DEPOIS

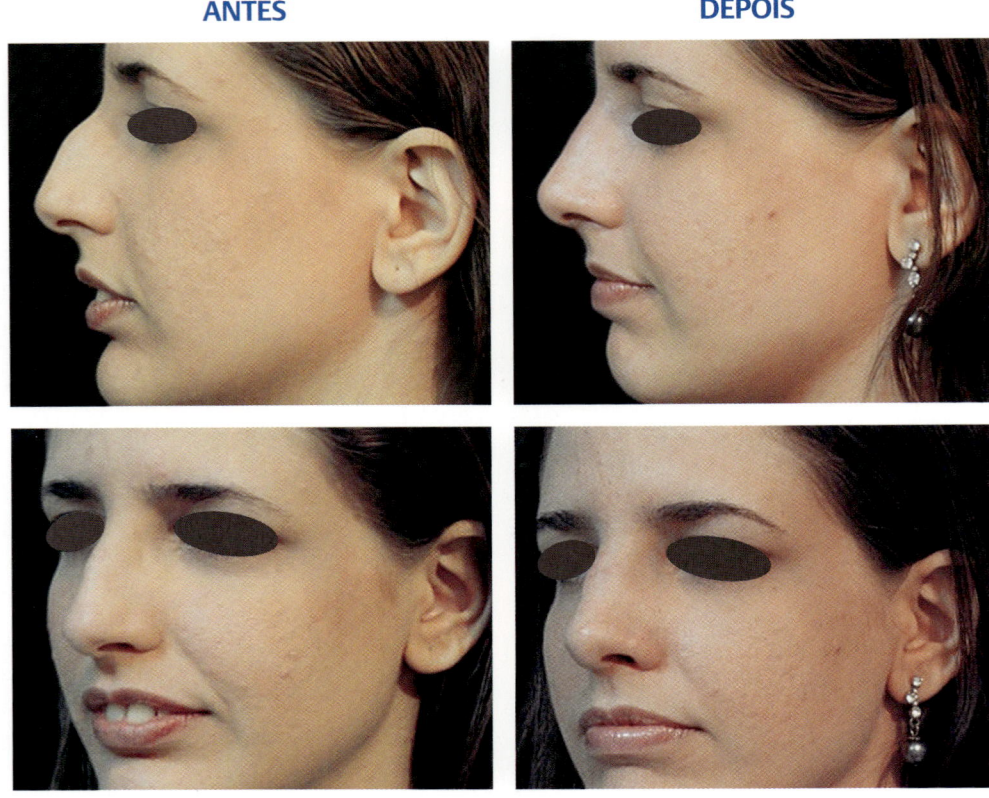

PÓS-OPERATÓRIO – 6 MESES

ANTES DEPOIS

RINOPLASTIA SEMIABERTA OU "DELIVERY"

PÓS-OPERATÓRIO – 6 MESES

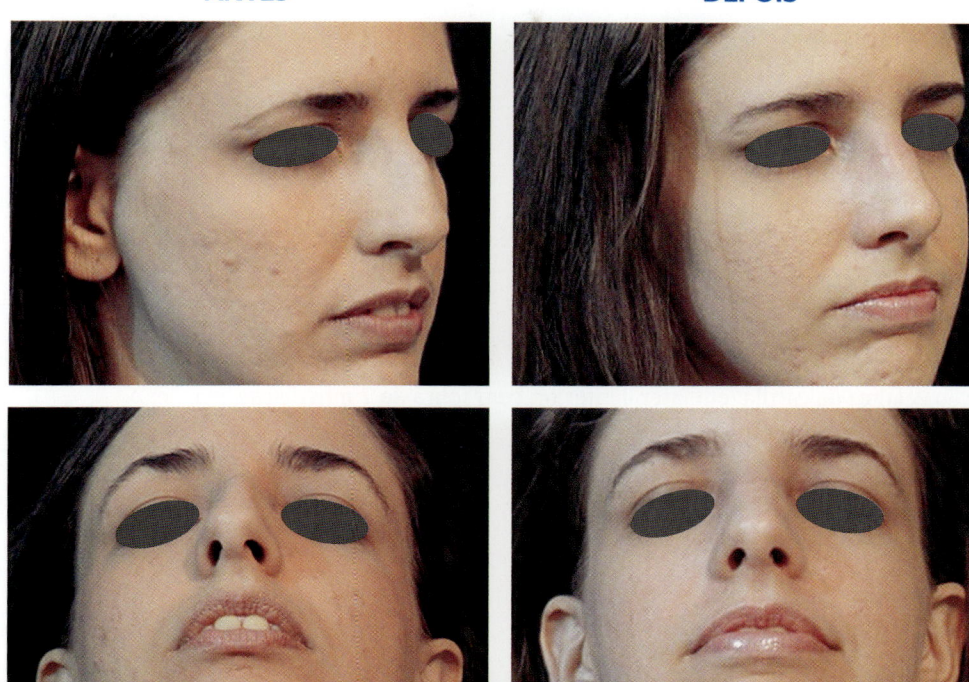

ANTES

DEPOIS

CASO 12

LISTA DE DESEJOS
1) "Laterorrinia".
2) "Discreta giba osteocartilaginosa".
3) "Bifidez de ponta nasal".

ANÁLISE PRÉ-OPERATÓRIA
- Pele fina.
- Ponta do ângulo nasolabial acima de 90 graus.
- Bifidez, ponta em caixote.
- Dorso com presença discreta de giba osteocartilaginosa.

PLANEJAMENTO CIRÚRGICO
1) Técnica semiaberta ou "delivery".
2) Lateralização do "domus" em 1 mm.
3) Confecção de "neodomus" este com 4 mm de largura.
4) Remoção de porção cefálica da cartilagem lateral inferior, com sobra de 7 mm da mesma.
5) Colocação de "strut graft" fixado com "nylon" 5.0.
6) Suturas inter e transdomais com "nylon" 5.0.
7) Ajuste de dorso com objetivo de projetar a ponta para deixá-la acima do dorso.
8) Osteotomia lateral bilateralmente.
9) Colocação de "spreader graft" bilateral.
10) Columeloplastia com "nylon" 3.0.
11) Colocação de "alar rim graft".
12) Suturas de incisões com "vicryl" 5.0.

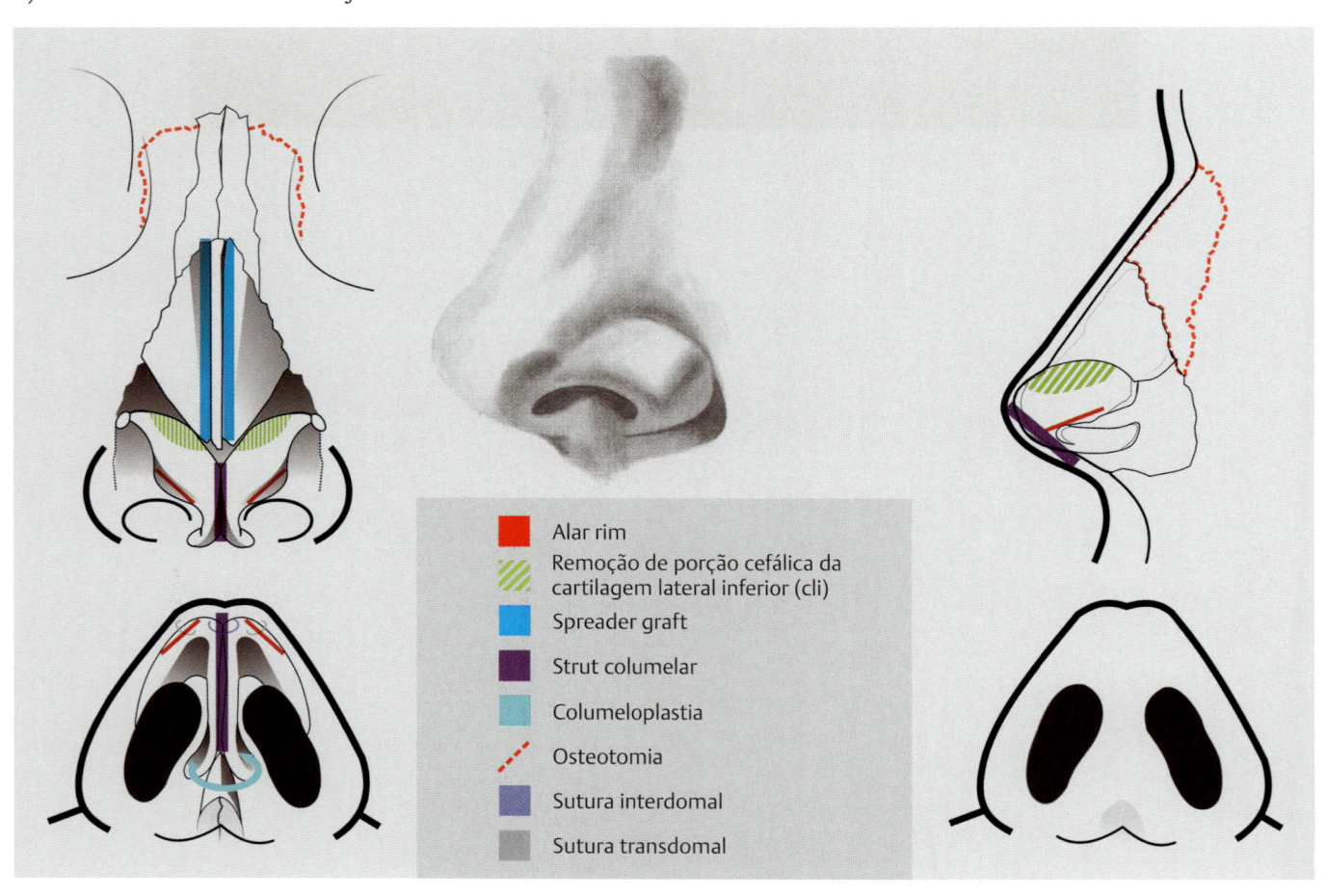

- Alar rim
- Remoção de porção cefálica da cartilagem lateral inferior (cli)
- Spreader graft
- Strut columelar
- Columeloplastia
- Osteotomia
- Sutura interdomal
- Sutura transdomal

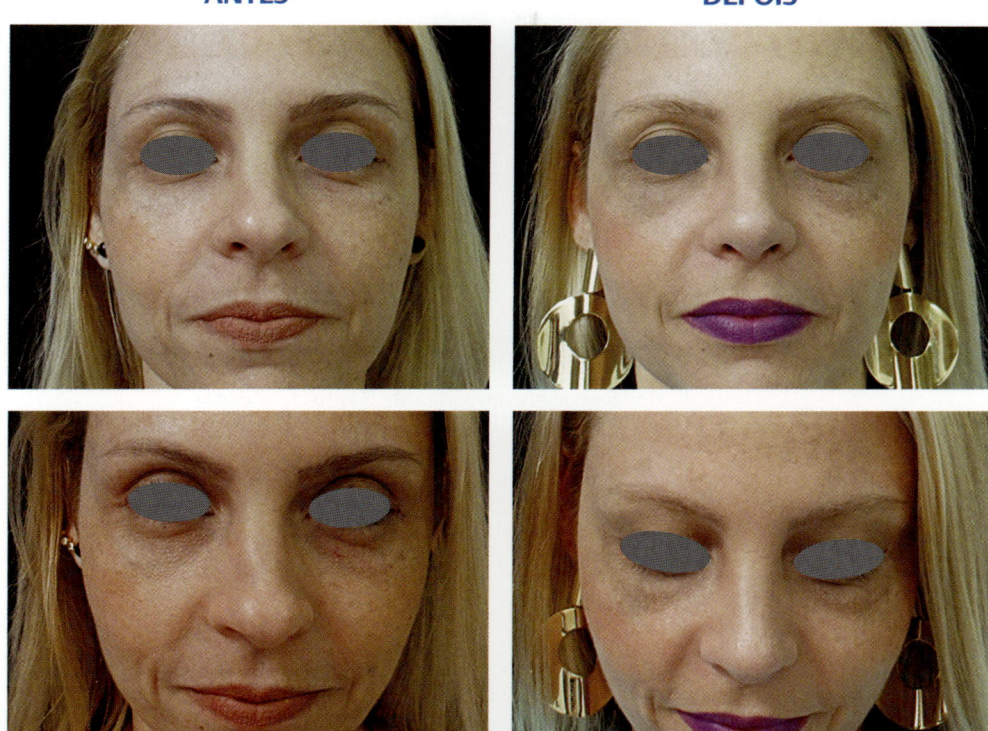

PÓS-OPERATÓRIO – 6 MESES

ANTES DEPOIS

PÓS-OPERATÓRIO – 6 MESES

ANTES   DEPOIS

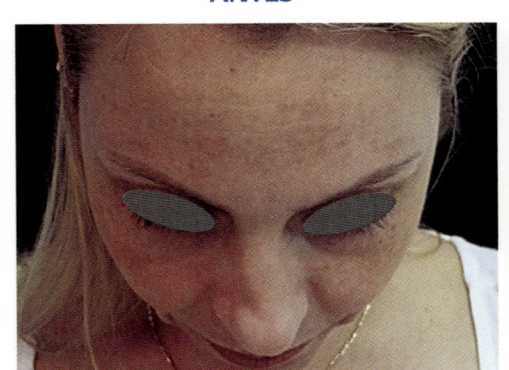

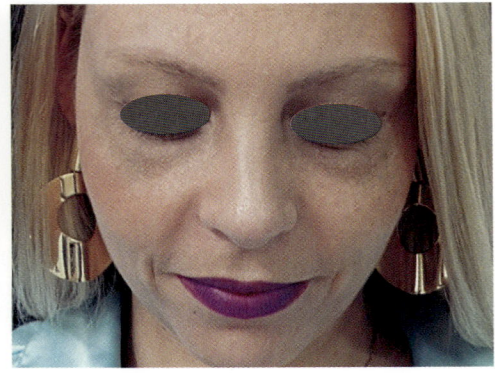

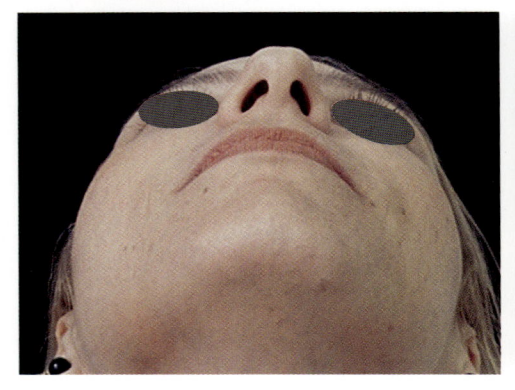

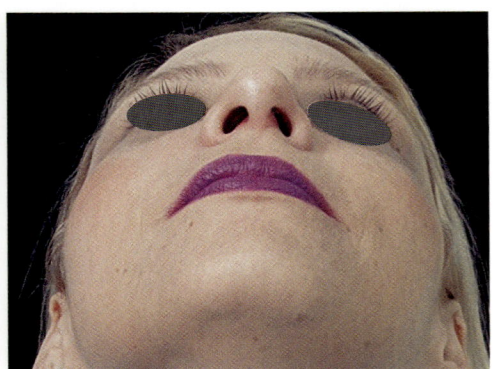

PÓS-OPERATÓRIO – 6 MESES

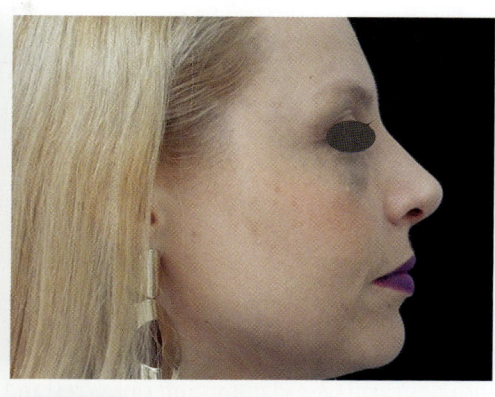

ANTES   DEPOIS

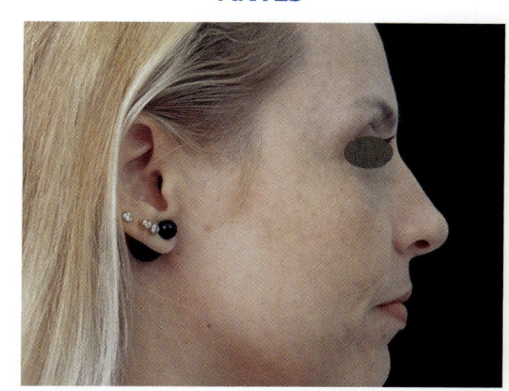

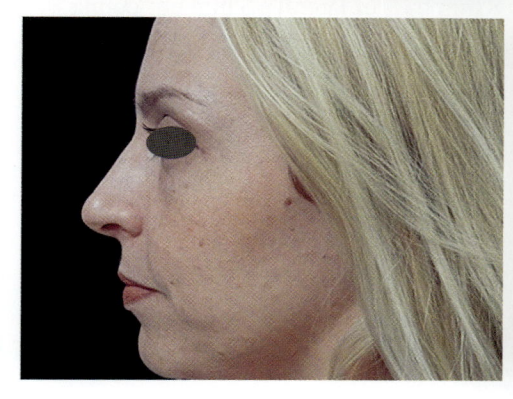

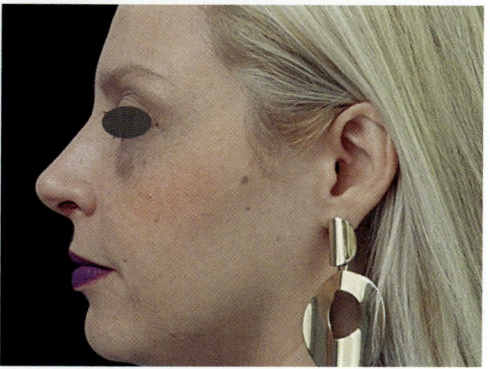

CASO 13

LISTA DE DESEJOS
1) "Melhorar ponta globosa".
2) "Bifidez de ponta".
3) "Melhorar perfil".

ANÁLISE PRÉ-OPERATÓRIA
- Pele fina, com tendência a oleosidade.
- Ponta do ângulo nasolabial acima de 90 graus.
- Bifidez de ponta e alterações em perfil decorrentes de assimetrias e separação das cartilagens laterais inferiores e superiores.

PLANEJAMENTO CIRÚRGICO
1) Incisão transfixante e intercartilaginosa.
2) Septoplastia.
3) Técnica "delivery" ou semiaberta.
4) Ressecção cefálica das cartilagens laterais inferiores restando 8 mm na cruz lateral e 5 mm no "domus".
5) "Strut" columelar "fixado com "nylon" 5.0.
6) Suturas inter e transdomais.
7) Ressecção osteocartilaginosa em dorso.
8) Osteotomias laterais e paramedianas.
9) Sutura septocolumelar.

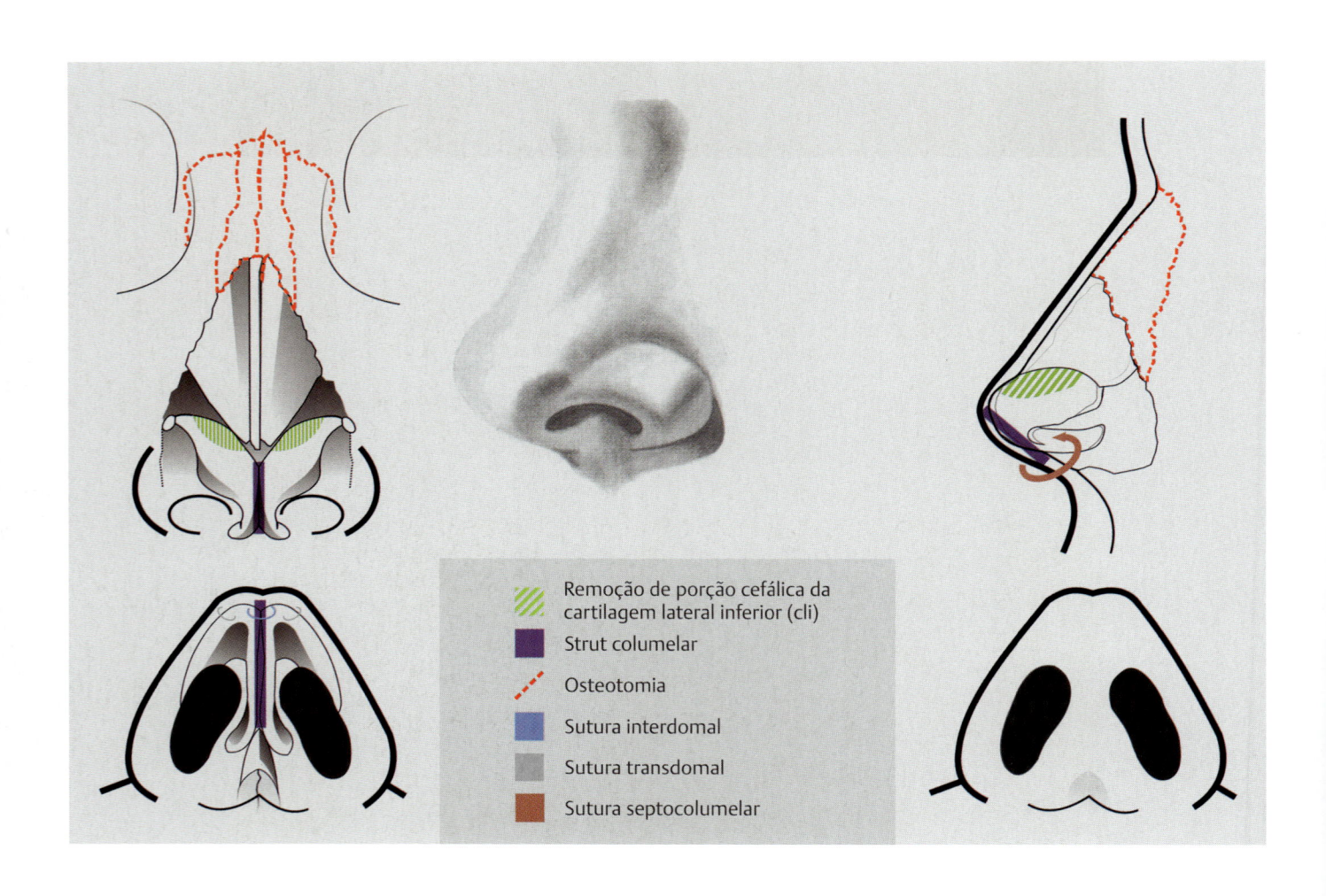

Remoção de porção cefálica da cartilagem lateral inferior (cli)
Strut columelar
Osteotomia
Sutura interdomal
Sutura transdomal
Sutura septocolumelar

PÓS-OPERATÓRIO – 6 MESES

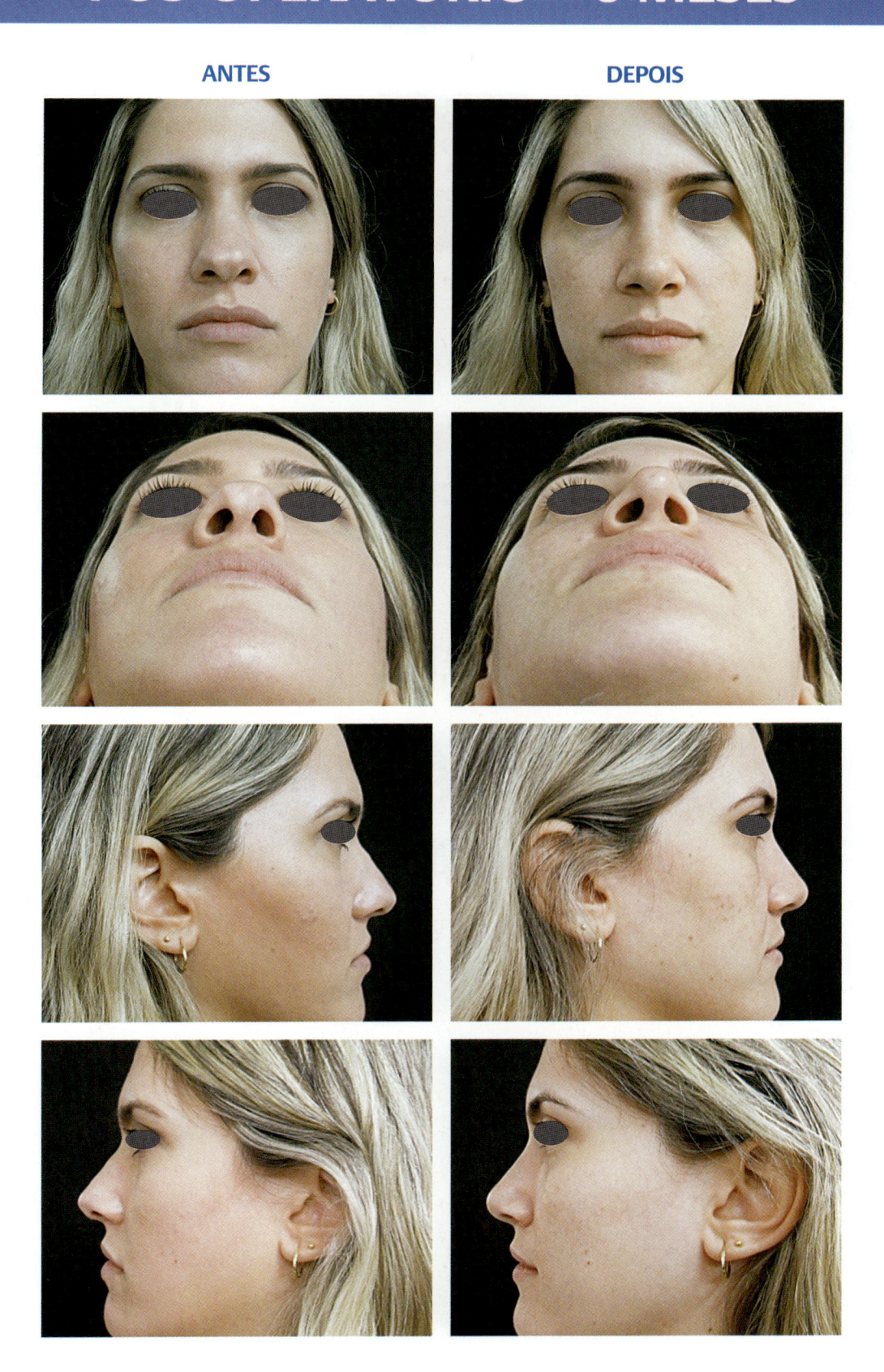

ANTES — DEPOIS

REALIDADE AUMENTADA

O **Otorrinos RA** é um aplicativo que usa a tecnologia de Realidade Aumentada para complementar o conteúdo do Manual Prático de Rinoplastia. Nesta aplicação, você assistirá vídeos das cirurgias presentes no manual.

A **Realidade Aumentada** é uma tecnologia imersiva de visualização com a câmera do "smartphone" ou "tablet", imagem e "tracking". Consiste em integrar imagens geradas por computador em ambientes físicos em tempo real.

Para baixar o aplicativo, acesse uma das lojas "on-line", Google Play ou Apple Store, e procure por **Otorrinos RA**.

Ao executar o aplicativo, a câmera do seu celular será ligada. Basta apontar a câmera para os marcadores a seguir para assistir aos vídeos com a cirurgia referente a este capítulo.

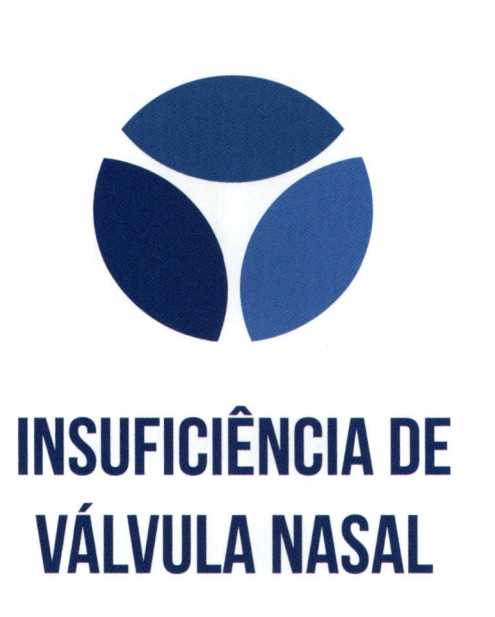

03

INSUFICIÊNCIA DE VÁLVULA NASAL

SPREADER GRAFT VIA DELIVERY

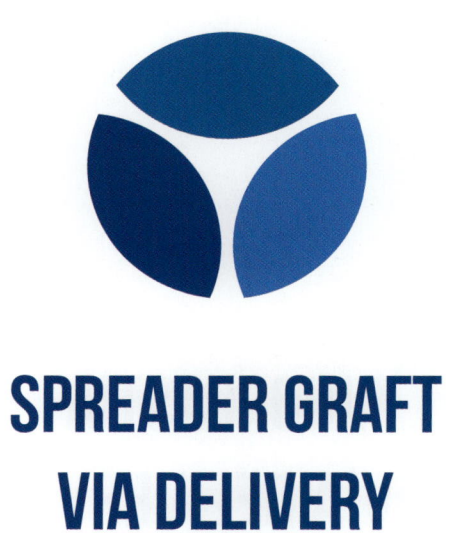

04

05

RINOPLASTIA VIA DELIVERY

3 RINOPLASTIA EM HOMENS: O QUE ELES QUEREM?

A demanda por cirurgias plásticas tem crescido em todo mundo, particularmente no Brasil, reconhecido internacionalmente como polo de procedimentos estéticos. Há alguns anos, o universo da beleza e busca por intervenções estéticas era quase exclusivamente do escopo feminino. Esta tendência vem mudando e cada vez mais homens têm buscado esse tipo de intervenção.

Dentre os procedimentos estéticos, o mais buscado pelos pacientes do sexo masculino é a rinoplastia (Figura 1), sendo responsável por mais de 60% dessa demanda. A rinoplastia masculina deve ser realizada com cuidado, respeitando-se as formas naturais, primando pela fluidez: curvas naturais, contornos mais firmes darão um toque evidente e viril na harmonia do rosto do homem.

Apesar da maior procura de pacientes do sexo masculino aos consultórios de plástica facial, ainda não existem trabalhos que definam quais as principais queixas estéticas e demandas deste tipo de paciente. O objetivo deste trabalho é definir os principais desejos dos homens ao buscarem a rinoplastia.

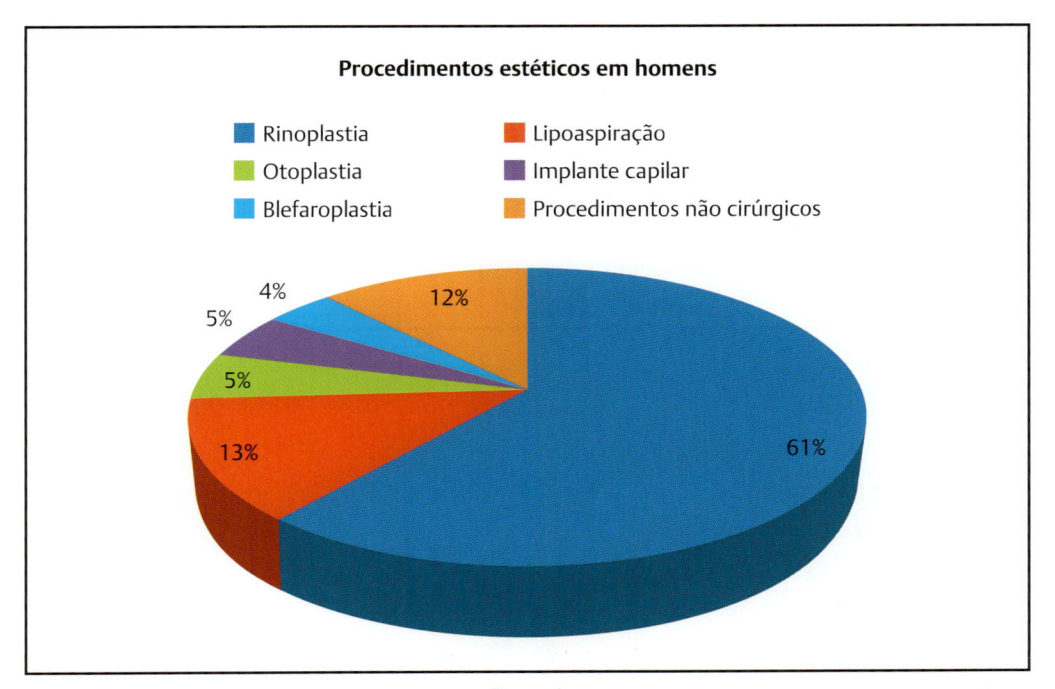

Figura 1

MATERIAL E MÉTODO

Foram selecionados todos os pacientes do sexo masculino submetidos à rinoplastia no Serviço de Plástica do Hospital Otorrinos de Feira de Santana BA, no período de Fevereiro de 2015 a Julho de 2015. Nesses pacientes, foi aplicado questionário a cerca de suas principais queixas estéticas imediatamente antes da consulta. Desta forma, elimina-se o viés de influência sobre as respostas dos pacientes em questão.

O questionário (Figura 2) é composto por sete itens; nos seis primeiros, o paciente deveria marcar o que desejava que fosse executado em sua rinoplastia e o último item ficou a cargo de preenchimento do cirurgião no que tange a técnica a ser realizada. O primeiro item versa a cerca da etnia, onde foi solicitado que o paciente se classificasse em caucasiano ou não caucasiano. O segundo e terceiro itens avaliam o desejo de refinamento e projeção da ponta nasal, respectivamente.

Nome: _____

OTORRINOS

QUESTIONÁRIO PRÉ-OPERATÓRIO PARA RINOPLASTIA EM HOMENS

1. Etnia:		Caucasiano/branco		Não caucasiano				
2. Ponta nasal:		Refinar pouco		Refinar moderadamente		Refinar muito		
		Acima do dorso		Rente ao dorso				
3. Dorso:		Convexidade		Concavidade		Reto		
4. Base:		Estreitar		Não estreitar				
5. Pirâmide óssea:		Pouco estreitamento		Médio estreitamento		Muito estreitamento		Não estreitar
6. Técnica: (preenchimento pelo médico)								

Figura 2

As modificações a serem realizadas no dorso nasal foram objeto de análise do item quatro. Largura da base nasal e pirâmide óssea foram avaliadas nos itens cinco e seis respectivamente. Para auxiliar aos pacientes com nomenclaturas, foi anexada ao questionário uma figura (Figura 3) com pontos anatômicos, evitando-se dessa forma erros no preenchimento do questionário. No período estabelecido, 50 pacientes foram submetidos a rinoplastia e todos eles foram capazes de compreender e preencher o questionário fornecido.

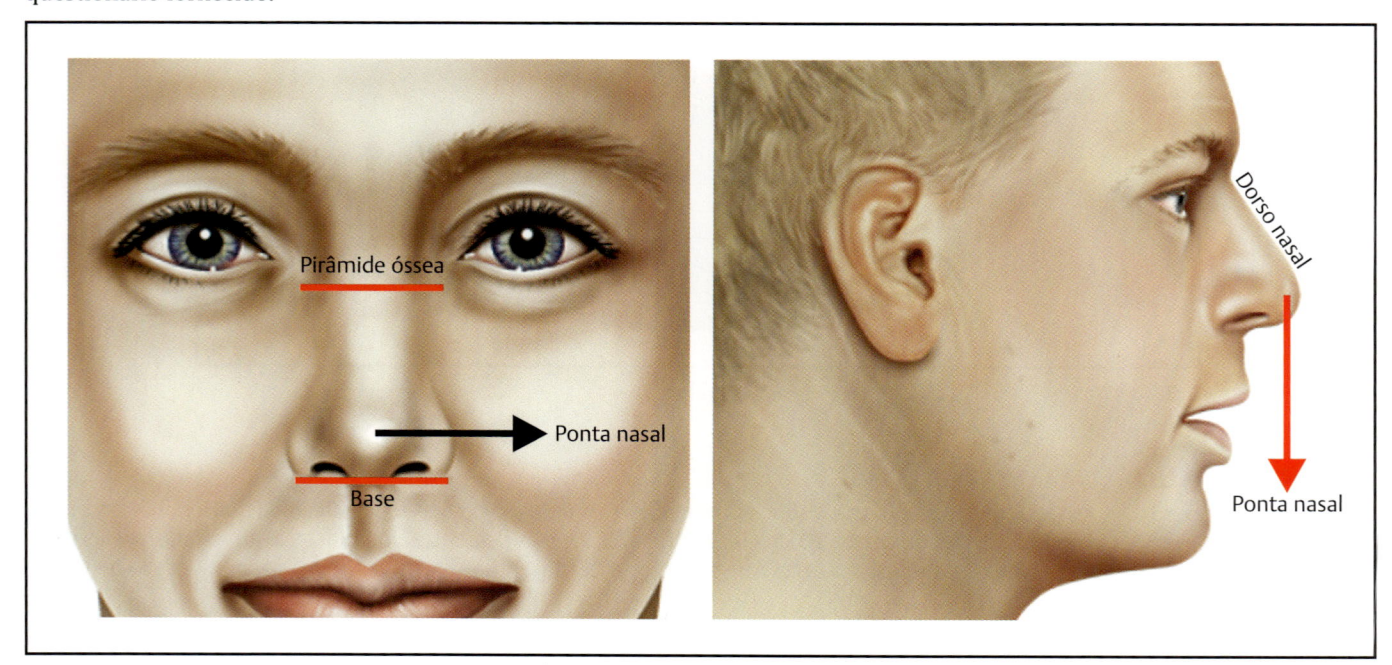

Figura 3

Todos os pacientes foram operados por técnica semiaberta. Essa técnica consiste em incisão marginal com extensão medial até a metade da columela, confeccionando o retalho condrocutâneo, que permite exteriozar as cartilagens laterais inferiores, pelo orifício nasal, com auxílio de um gancho na cúpula. Esta abordagem proporciona manipulação semelhante à rinosseptoplastia aberta, com a vantagem de manter uma proporção ponta-dorso mais fidedigna e sem necessidade de cicatrizes externas na columela.

RESULTADOS

Foram avaliados os questionários respondidos por 50 pacientes do sexo masculino submetidos à rinoplastia, sendo que 54% deles classificaram-se como caucasianos e 46% como não caucasianos (Figura 4). Dentre os não caucasianos, quase a totalidade da amostra apresenta nariz negroide. Atribuímos essa distribuição étnica a composição populacional de região em que o serviço se insere com grande parte da população de etnia afro-brasileira.

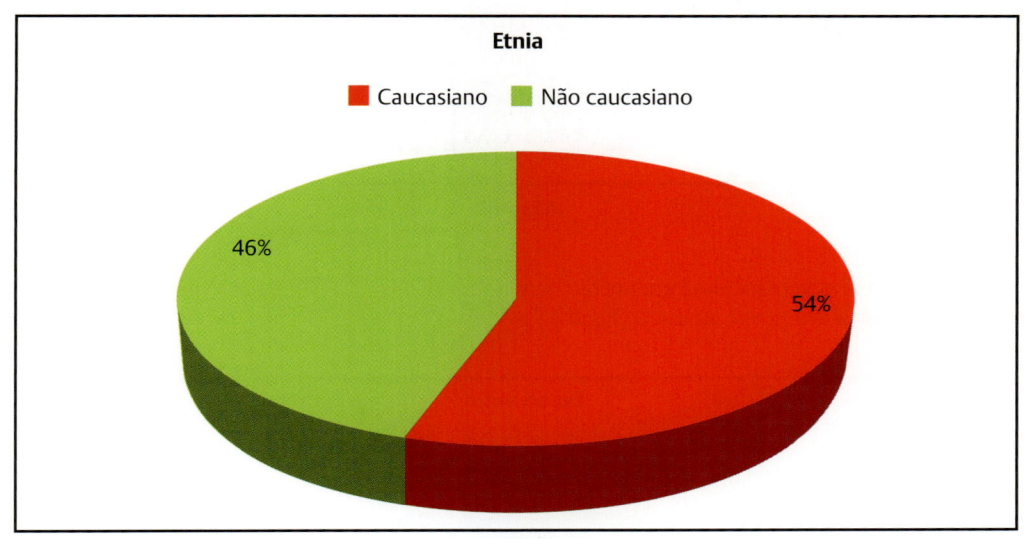

Figura 4

Quanto à ponta nasal, 22% a desejam acima do dorso, ao passo que 78% a desejam rente ao dorso (Figura 5). Apenas 15% dos pacientes desejam muito refinamento da ponta nasal, 39% desejam refinar pouco e a maioria dos pacientes (46%) deseja refinar moderadamente a ponta nasal (Figura 6).

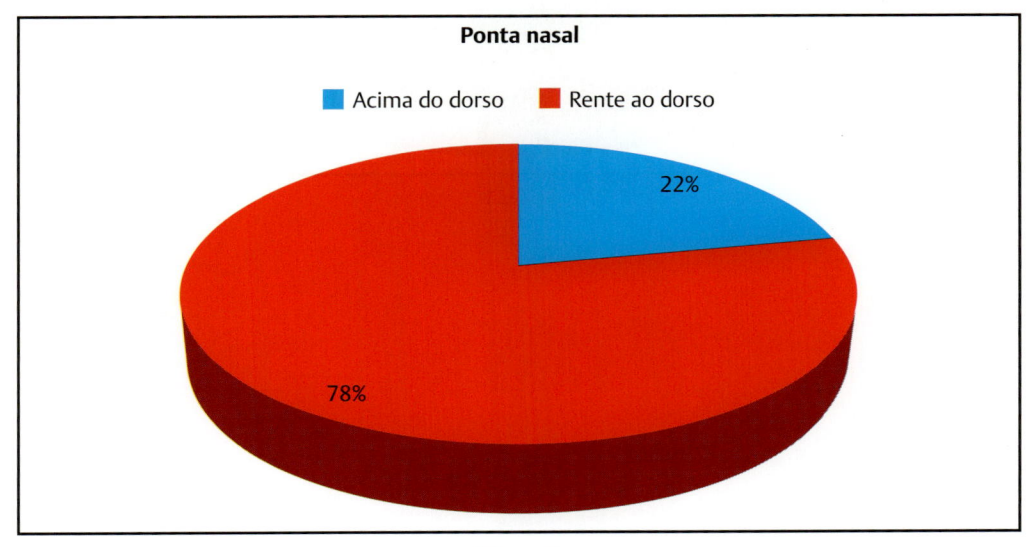

Figura 5

Ponta nasal

- Refinar pouco: 39%
- Refinar moderadamente: 46%
- Refinar muito: 15%

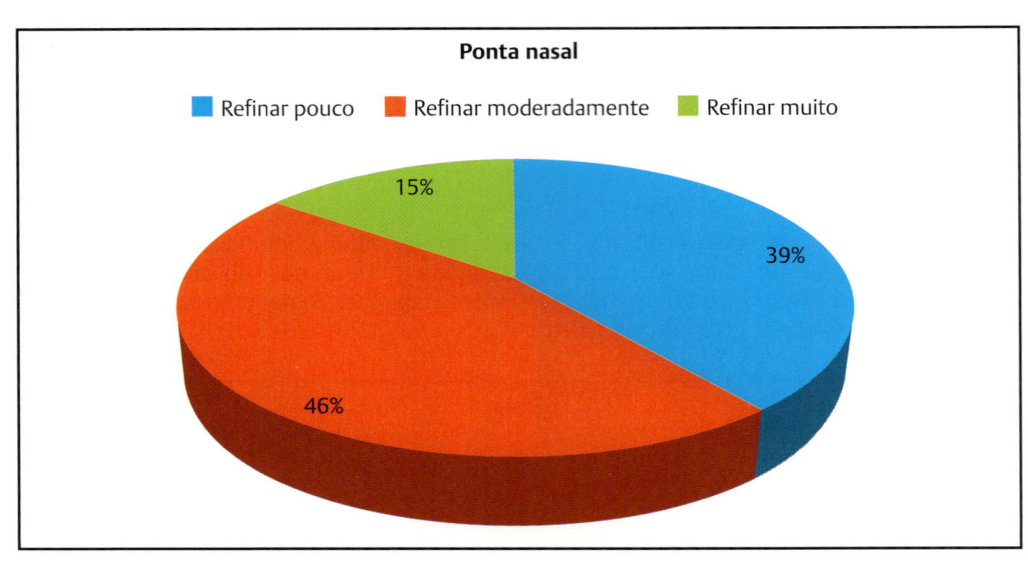

Figura 6

Dorso nasal reto foi a preferência masculina encontrada em nossa casuística (82%); pacientes que desejavam dorso côncavo ou convexo representam 9% cada em nossa amostra (Figura 7).

Dorso nasal

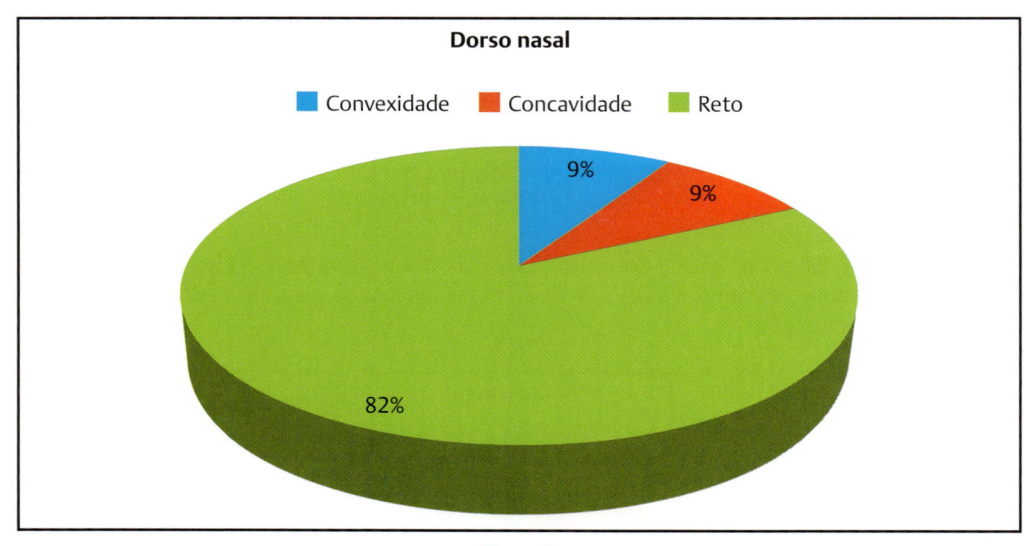

- Convexidade: 9%
- Concavidade: 9%
- Reto: 82%

Figura 7

A maioria dos nossos pacientes (58%) deseja estreitar a base nasal e 42% estão satisfeitos com sua base nasal e não desejam alterá-la (Figura 8).

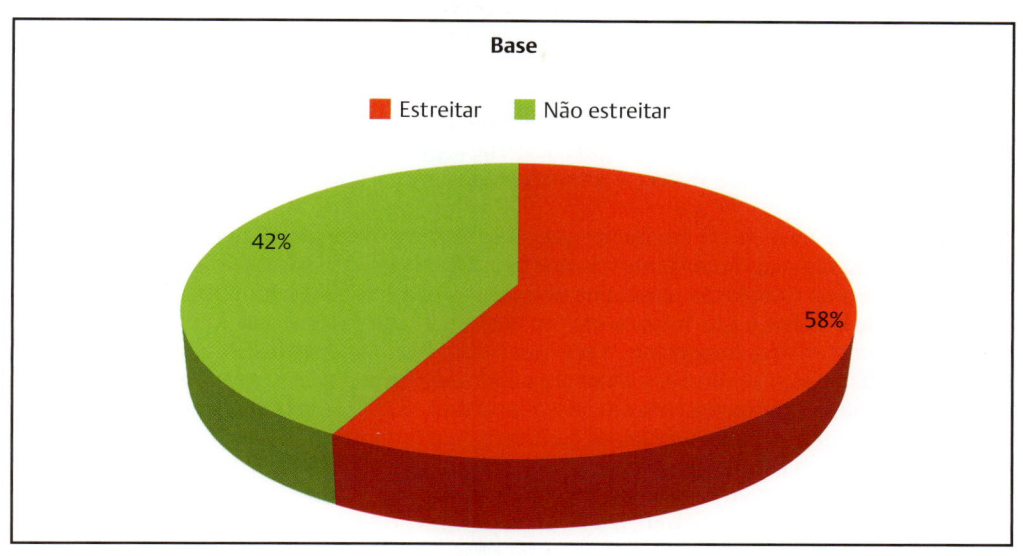

Figura 8

Quanto a pirâmide nasal, 64% desejaram médio estreitamento, 23% pouco estreitamento, 11% não desejam que sua pirâmide nasal seja alterada e apenas 2% desejam muito estreitamento (Figura 9).

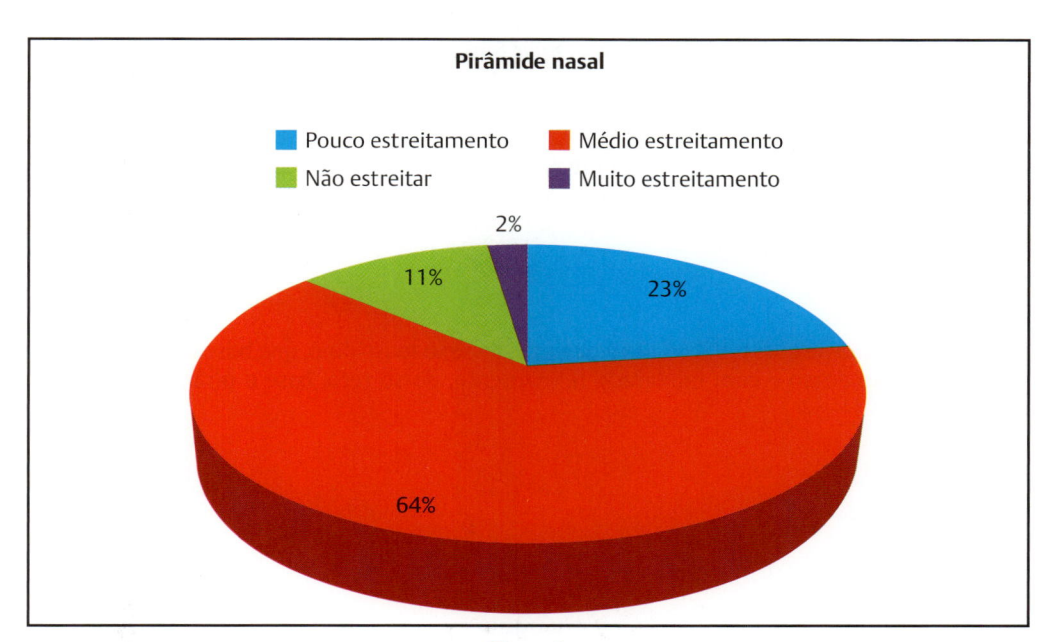

Figura 9

DISCUSSÃO

Em sua essência, a rinoplastia masculina não difere da rinoplastia feminina. Existem, no entanto, características que merecem atenção. O nariz de um homem deve ter o aspecto masculino. Este é um conceito aparentemente fácil, mas, muitas vezes, difícil de alcançar. A face masculina possui traços mais intensos, estrutura óssea mais marcante, pele mais grossa e uma propensão maior a traumas anteriores. O aspecto de um nariz feminino pode ser ligeiramente redondo num rosto pequeno ou ter uma aparência um pouco mais estreita.

Essas são formas de variações naturais e normais para mulheres. Numa rinoplastia masculina, por outro lado, não será adequado se o nariz tiver a sua ponta refinada excessivamente, dorso de aspecto demasiado côncavo, pirâmide óssea muito estreita, ou seja, em desarmonia com o resto da face. Essas características devem ser levadas em consideração a fim de atingirmos um resultado estético harmonioso.

Ao abordar o nariz masculino, deve-se ter em mente que sua estrutura óssea facial suporta narizes de maiores proporções. Sendo assim, a definição e forma são mais importantes do que o tamanho quando se trata de um paciente do sexo masculino. As osteotomias são diferentes em uma rinoplastia masculina do que em uma rinoplastia feminina. As mulheres muitas vezes procuram um visual mais delicado e suave, o que implica em um nariz mais estreito visto de frente.

Altura do dorso é uma característica importante a ser observada. Em nossa casuística, a maioria dos pacientes deseja um nariz com traços masculinos marcantes, sendo a estrutura dorsal do nariz importante para que este objetivo seja alcançado. Dorso nasal reto foi a preferência masculina encontrada em nossa casuística (82%). O dorso convexo pode trazer prejuízo à altura do nariz, bem como aumento aparente do ângulo nasolabial, características feminilizantes da harmonia facial. Fica clara a preferência masculina por mudanças sutis na estrutura estética facial, sem alterar os traços viris da face.

Apesar de servir não só com o objetivo de melhorar a aparência, mas também com fins funcionais, corrigindo a obstrução nasal, historicamente, no que tange ao seu fim estético, a cirurgia plástica no nariz tem sido vista como uma operação para reduzir o tamanho ou afinar o nariz. Acontece que os homens, considerados mais bonitos, são aqueles com traços viris na medida certa, existindo uma linha tênue entre os traços fortes atraentes e os exagerados que causam desproporção aparente.

A literatura também mostra que pacientes do sexo masculino demonstram maior preocupação funcional do que pacientes do sexo feminino, que muitas vezes desejam pirâmide nasal e base estreita mesmo, com comprometimento de respiração nasal eficiente.

Os achados em nossa casuística demonstram que os pacientes do sexo masculino buscam ponta nasal rente ao dorso, visto que a elevação demasiada da ponta acarreta aumento do ângulo nasolabial, que, para homens, deve ser em torno de 90°. Ângulos maiores, em torno de 100 a 115°, imprimem características mais femininas à face e devem ser evitados.

A definição da ponta é outro aspecto importante e desejado por pacientes do sexo masculino, encontrado em nossa casuística. É importante salientar que definição de ponta não esta necessariamente atrelada ao seu tamanho e a maioria dos pacientes do sexo masculino prefere definição moderada em sua ponta nasal. Nossa casuística demonstrou também grande preferência dos pacientes do sexo masculino pelo estreitamento da base nasal. Este fato pode atribuir-se, em parte, ao viés de seleção, tendo em vista a constituição demográfico-populacional em que nosso serviço se insere, onde grande parte da população residente apresenta certo grau de miscigenação afro-brasileira. Em termos evolucionais, narizes com de escendência afro-brasileira apresentam bases mais largas e dorsos mais baixos.

CONCLUSÃO

Concluímos, por meio de aplicação de questionário, que pacientes do sexo masculino, que buscam rinoplastia, esperam em seus resultados ponta nasal rente ao dorso e com moderado refinamento, dorso reto, base e pirâmide óssea com estreitamento conservadores.

BIBLIOGRAFIA

Bashour M. History and current concepts in the analysis of facial attractiveness. *Plast Reconstr Surg* 2006;118(3):741-56.
Sheen J, Sheen A. Aesthetic Rhinoplasty, 2th,1987.
Constantian MB. Rhinoplasty Craft & Magic, 2009.
Campana ANNB, Ferreira L, Tavares MCGCF. Associações e diferenças entre homens e mulheres na aceitação de cirurgia plástica estética no Brasil. *Rev Bras Cir Plas*. São Paulo, 2012.
Sociedade Brasileira de Cirurgia Plástica. Cirurgia Plástica 2011. Disponível em: http://www.cirurgiaplastica.org.br/.

CASO 1

LISTA DE DESEJOS
1) "Melhorar ponta caída".
2) "Ponta mal definida, bifidez".
3) "Dorso alto".

ANÁLISE PRÉ-OPERATÓRIA
- Pele grossa, tendência a oleosidade.
- Ponta do ângulo nasolabial em torno de 90 graus, bifidez.
- Dorsoconvexidade à custa de inadequada projeção de ponta.

PLANEJAMENTO CIRÚRGICO
1) Técnica semiaberta ou "delivery".
2) Septoplastia, com objetivo de remoção de enxertos e colocação de septo em linha média.
3) Lateralização do "domus" em 3 mm.
4) Confecção de "neodomus", este com 5 mm de largura.
5) Remoção de porção cefálica da cartilagem lateral inferior, com sobra de 8 mm da mesma.
6) Colocação de "strut" em ponta nasal e enxerto de contorno alar.
7) Suturas interdomais e transdomais com "nylon" 5.0.
8) Ajuste de dorso com objetivo de projetar a ponta para deixá-la rente ao dorso.
9) Osteotomia lateral bilateralmente.
10) Colocação de "spreader graft" unilateral à esquerda.

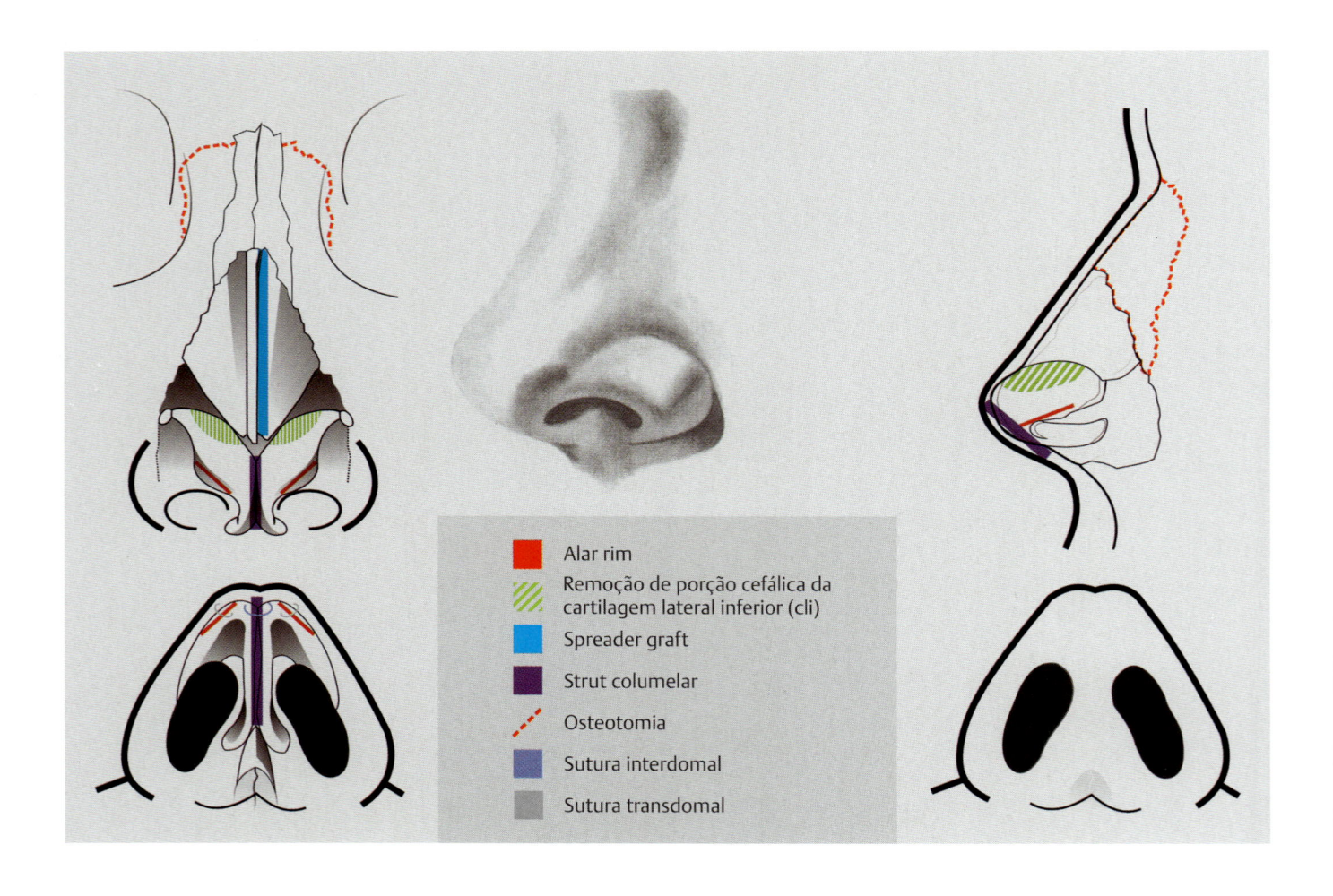

PÓS-OPERATÓRIO – 1 ANO

ANTES **DEPOIS**

CASO 2

LISTA DE DESEJOS
1) "Melhorar ponta caída".

ANÁLISE PRÉ-OPERATÓRIA
- Pele grossa, tendência a oleosidade.
- Ponta do ângulo nasolabial abaixo de 90 graus.
- Dorsoconvexidade à custa de inadequada projeção de ponta.

PLANEJAMENTO CIRÚRGICO
1) Técnica semiaberta ou "delivery".
2) Lateralização do "domus" em 3 mm.
3) Confecção de "neodomus", este com 5 mm de largura.
4) Remoção de porção cefálica da cartilagem lateral inferior, com sobra de 8 mm da mesma.
5) Colocação de "strut" em ponta nasal e enxerto de contorno alar.
6) Suturas interdomais e transdomais com "nylon" 5.0.
7) Ajuste de dorso com objetivo de projetar a ponta para deixá-la rente ao dorso.
8) Osteotomia lateral bilateralmente.

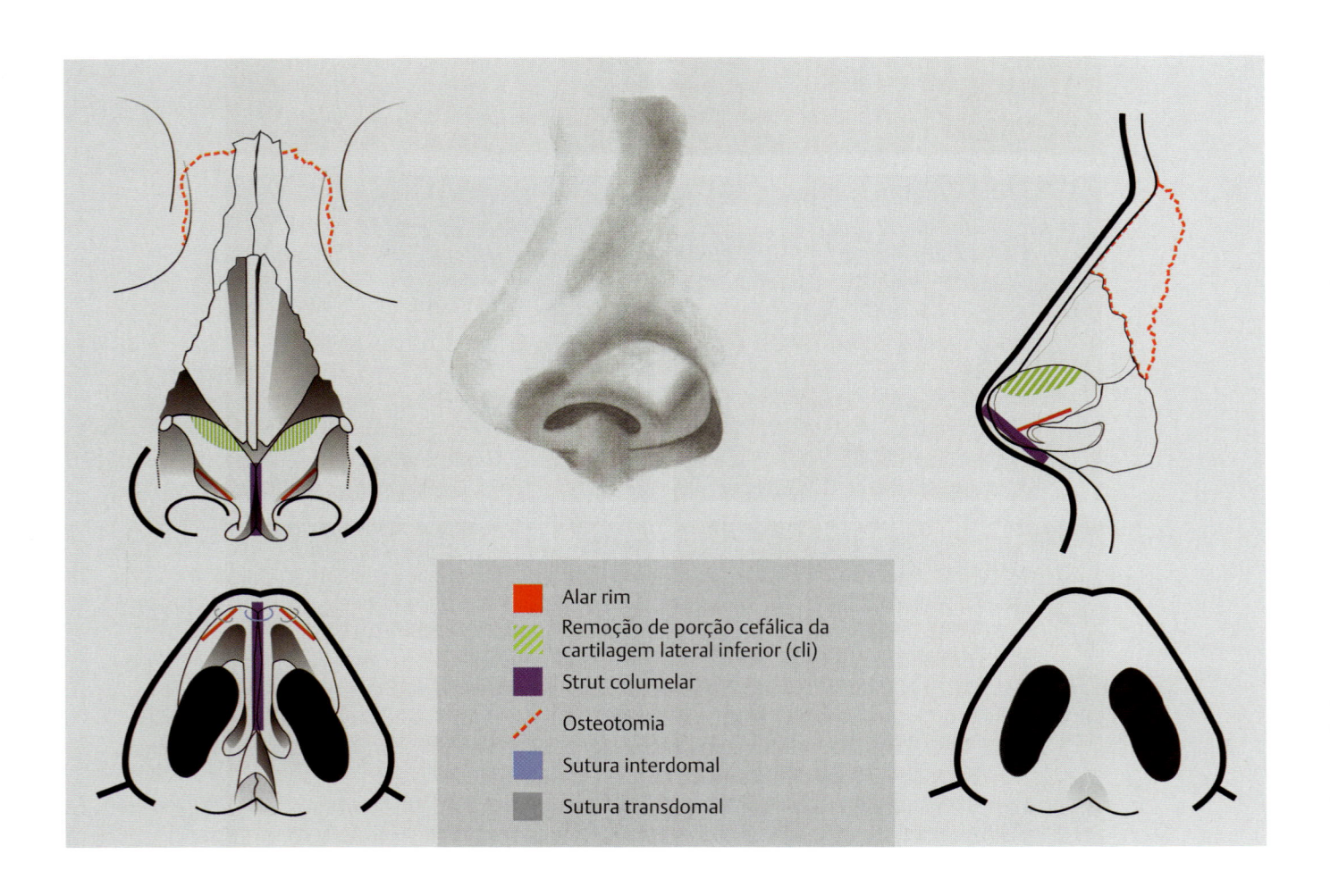

PÓS-OPERATÓRIO – 1 ANO

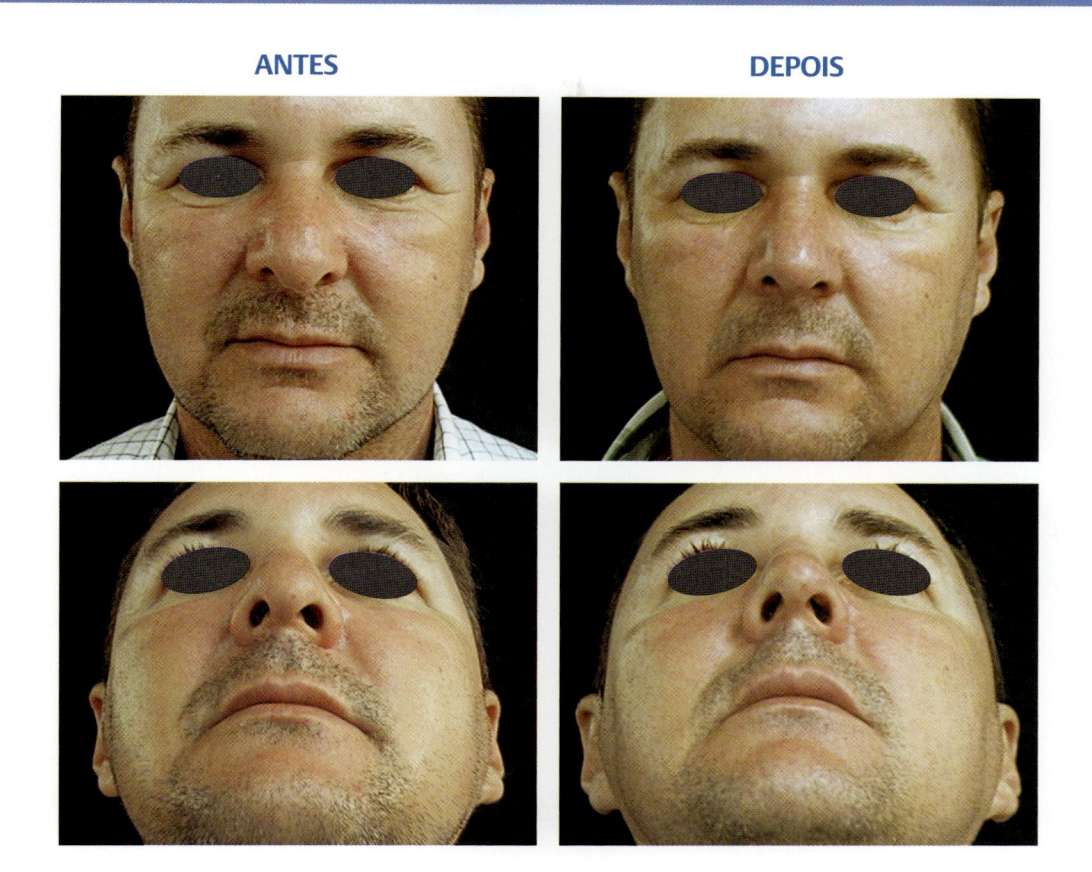

ANTES **DEPOIS**

PÓS-OPERATÓRIO – 1 ANO

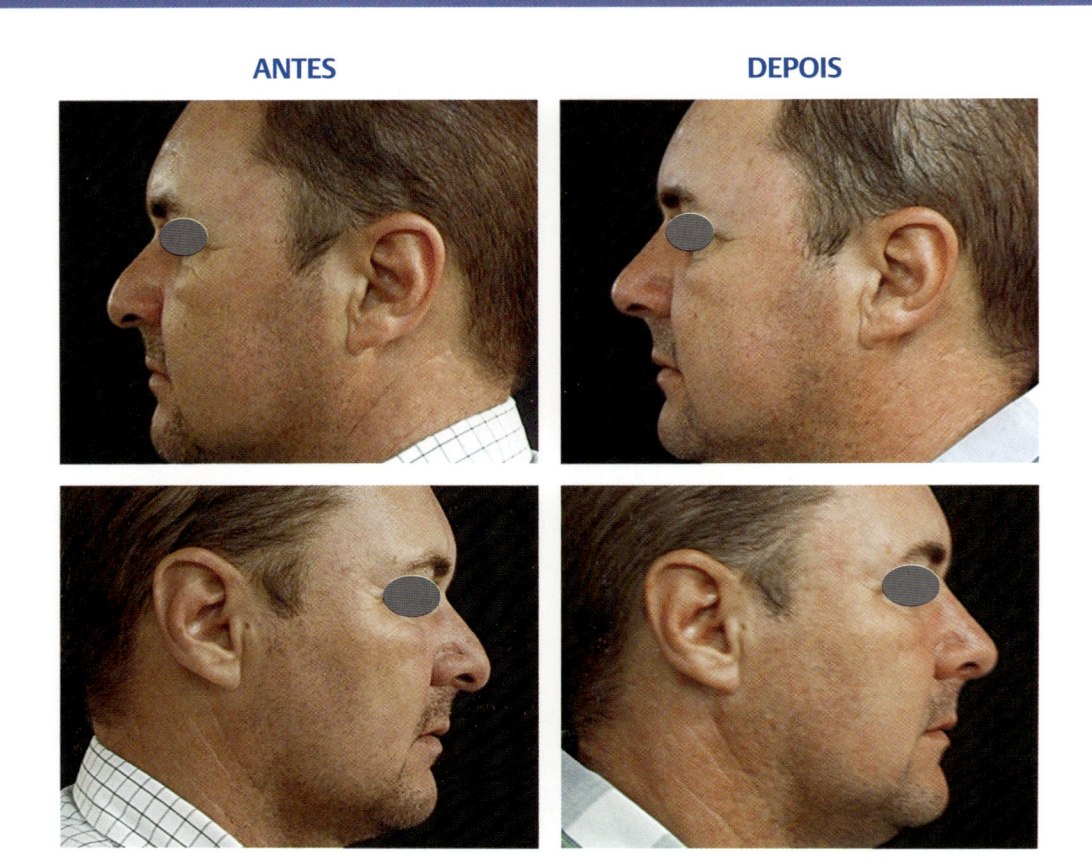

ANTES   **DEPOIS**

PÓS-OPERATÓRIO – 1 ANO

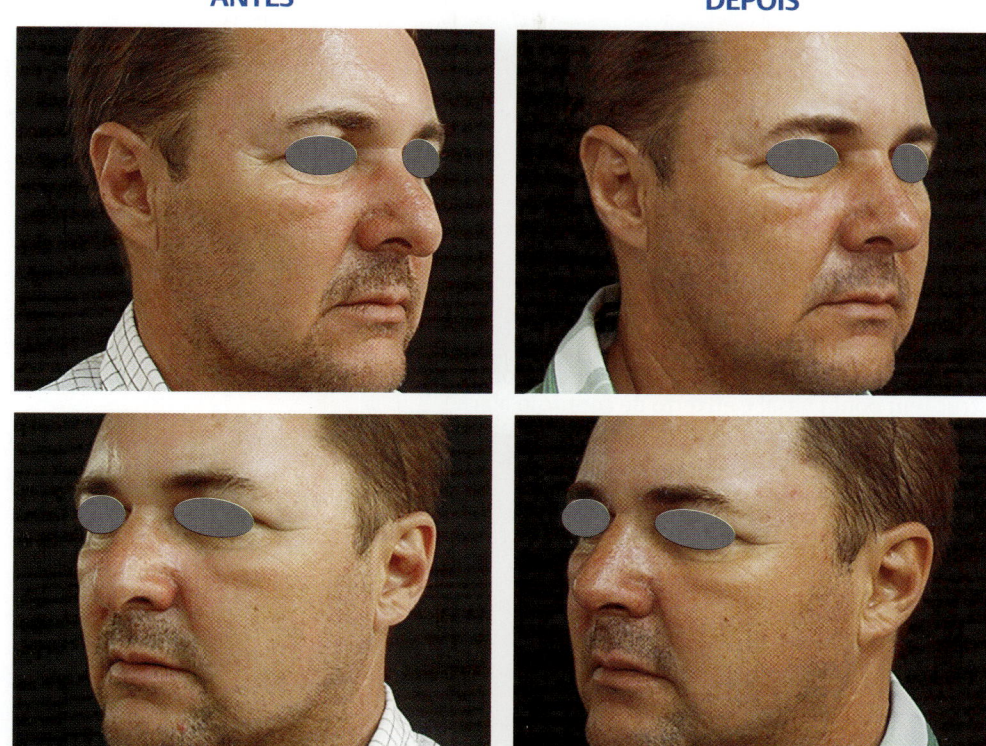

ANTES   DEPOIS

CASO 3

LISTA DE DESEJOS
1) "Melhorar ponta caída".
2) "Dorso alto".

ANÁLISE PRÉ-OPERATÓRIA
- Pele intermediária, tendência a oleosidade.
- Ponta do ângulo nasolabial em torno de 90 graus.
- Dorsoconvexidade à custa de inadequada projeção de ponta.

PLANEJAMENTO CIRÚRGICO
1) Técnica semiaberta ou "delivery".
2) Lateralização do "domus" em 3 mm.
3) Confecção de "neodomus", este com 5 mm de largura.
4) Remoção de porção cefálica da cartilagem lateral inferior, com sobra de 8 mm da mesma.
5) Colocação de "strut" em ponta nasal e enxerto de contorno alar.
6) Suturas interdomais e transdomais com "nylon" 5.0.
7) Ajuste de dorso com objetivo de projetar a ponta para deixá-la rente ao dorso.
8) Osteotomia lateral bilateralmente.

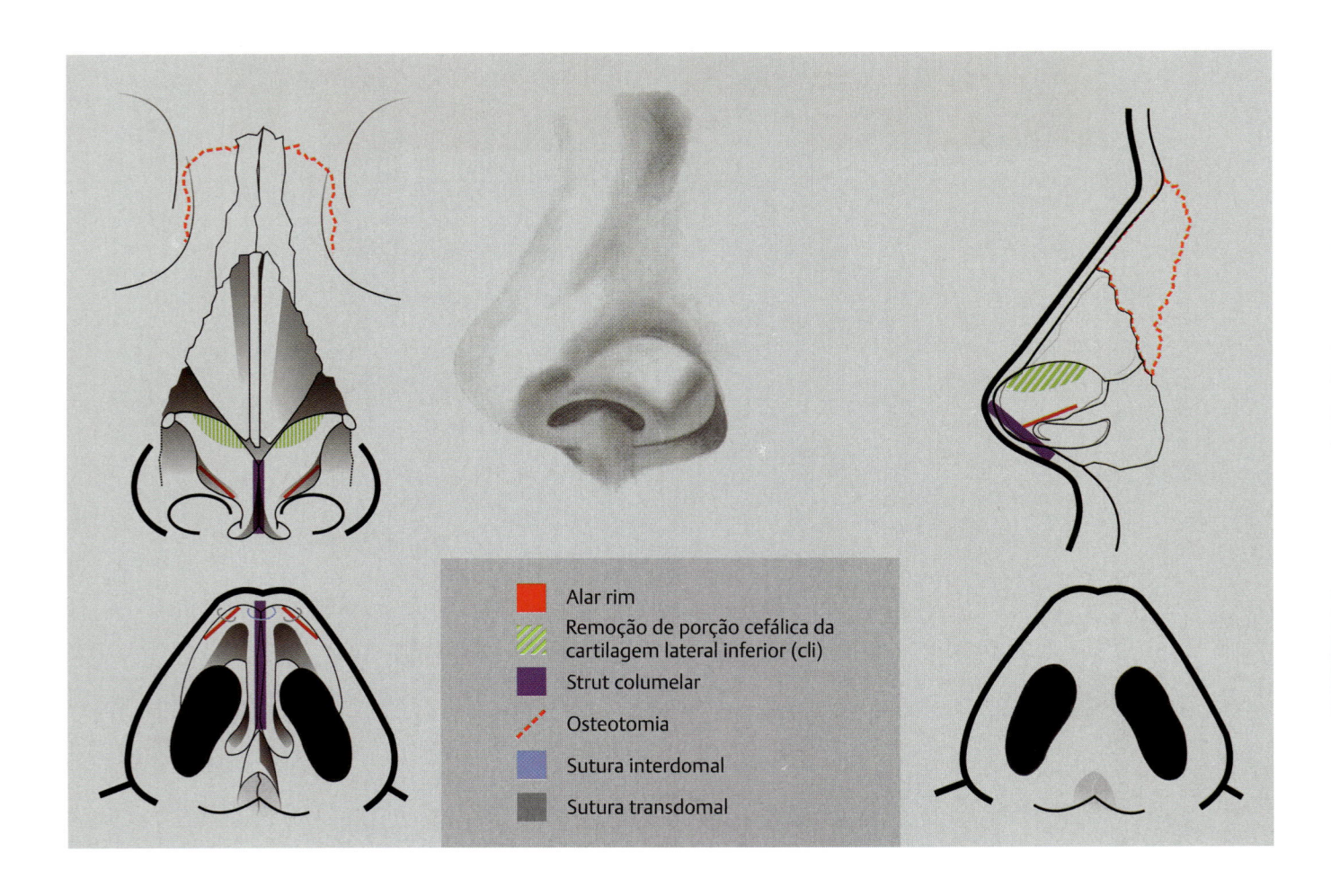

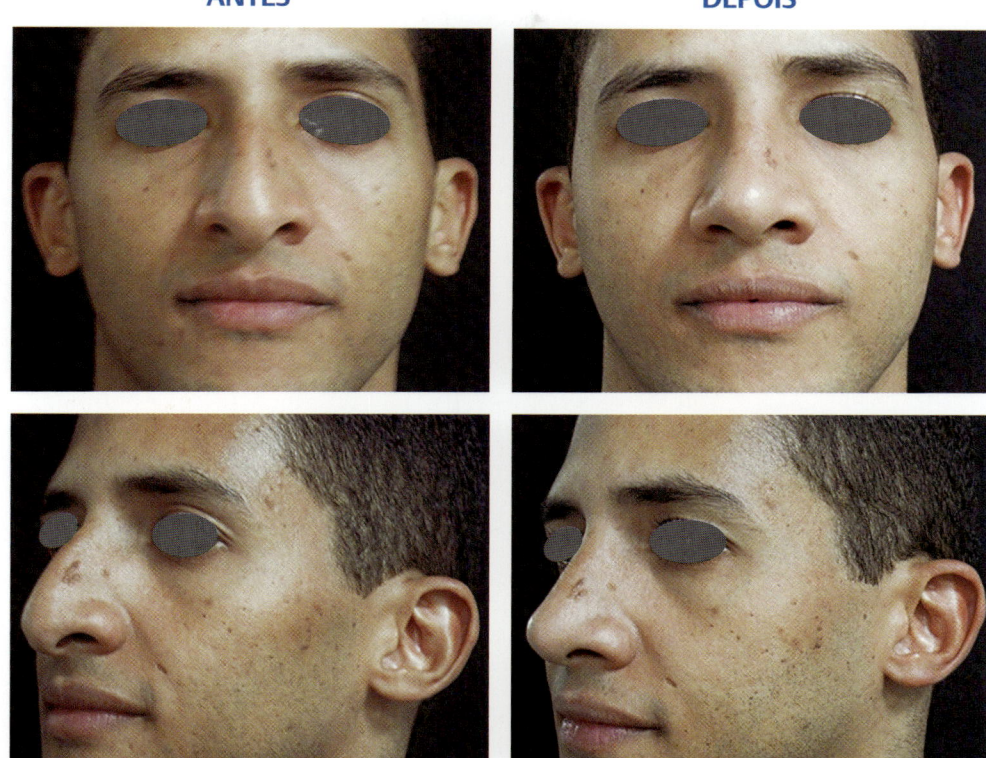

PÓS-OPERATÓRIO – 1 ANO

ANTES   DEPOIS

PÓS-OPERATÓRIO – 1 ANO

ANTES | DEPOIS

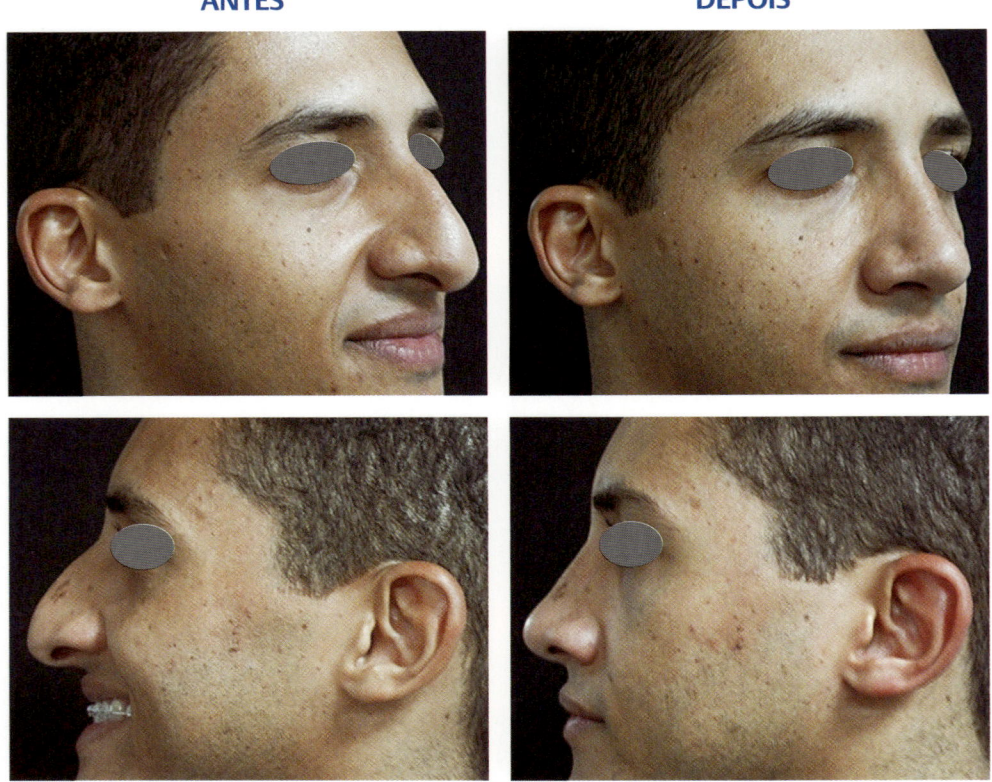

PÓS-OPERATÓRIO – 1 ANO

ANTES **DEPOIS**

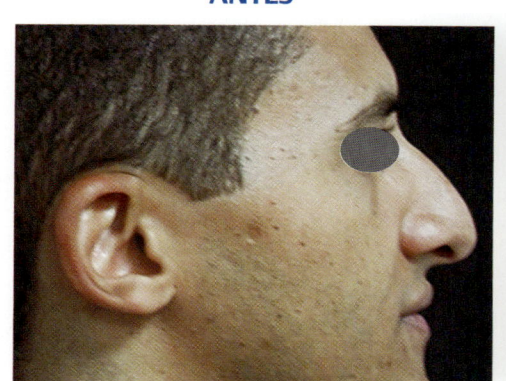

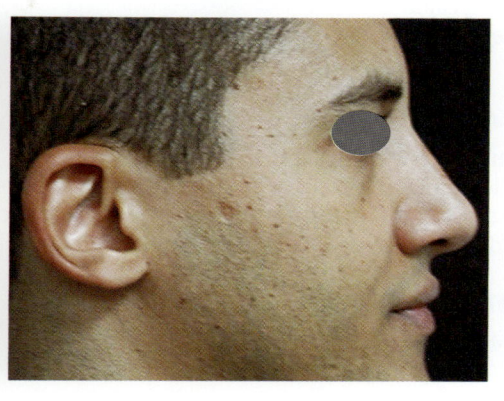

CASO 4

LISTA DE DESEJOS
1) "Melhorar ponta caída".
2) "Ponta mal definida".
3) "Dorso alto".

ANÁLISE PRÉ-OPERATÓRIA
- Pele grossa, tendência a oleosidade.
- Ponta do ângulo nasolabial em torno de 90 graus, retração e assimetria de cartilagem lateral inferior em região de cruz lateral.
- Visão de base mostra desvio septal caudal à esquerda com consequente lateralizacão da ponta nasal.
- Dorsoconvexidade à custa de inadequada projeção de ponta.

PLANEJAMENTO CIRÚRGICO
1) Técnica semiaberta ou "delivery".
2) Septoplastia, com objetivo de remoção de enxertos e colocação de septo em linha média.
3) Lateralização do "domus" em 3 mm.
4) Confecção de "neodomus", este com 5 mm de largura.
5) Remoção de porção cefálica da cartilagem lateral inferior, com sobra de 8 mm da mesma.
6) Colocação de "strut" em ponta nasal e enxerto de contorno alar.
7) Suturas interdomais e transdomais com "nylon" 5.0.
8) Ajuste de dorso com objetivo de projetar a ponta para deixá-la rente ao dorso.
9) Osteotomia lateral bilateralmente.

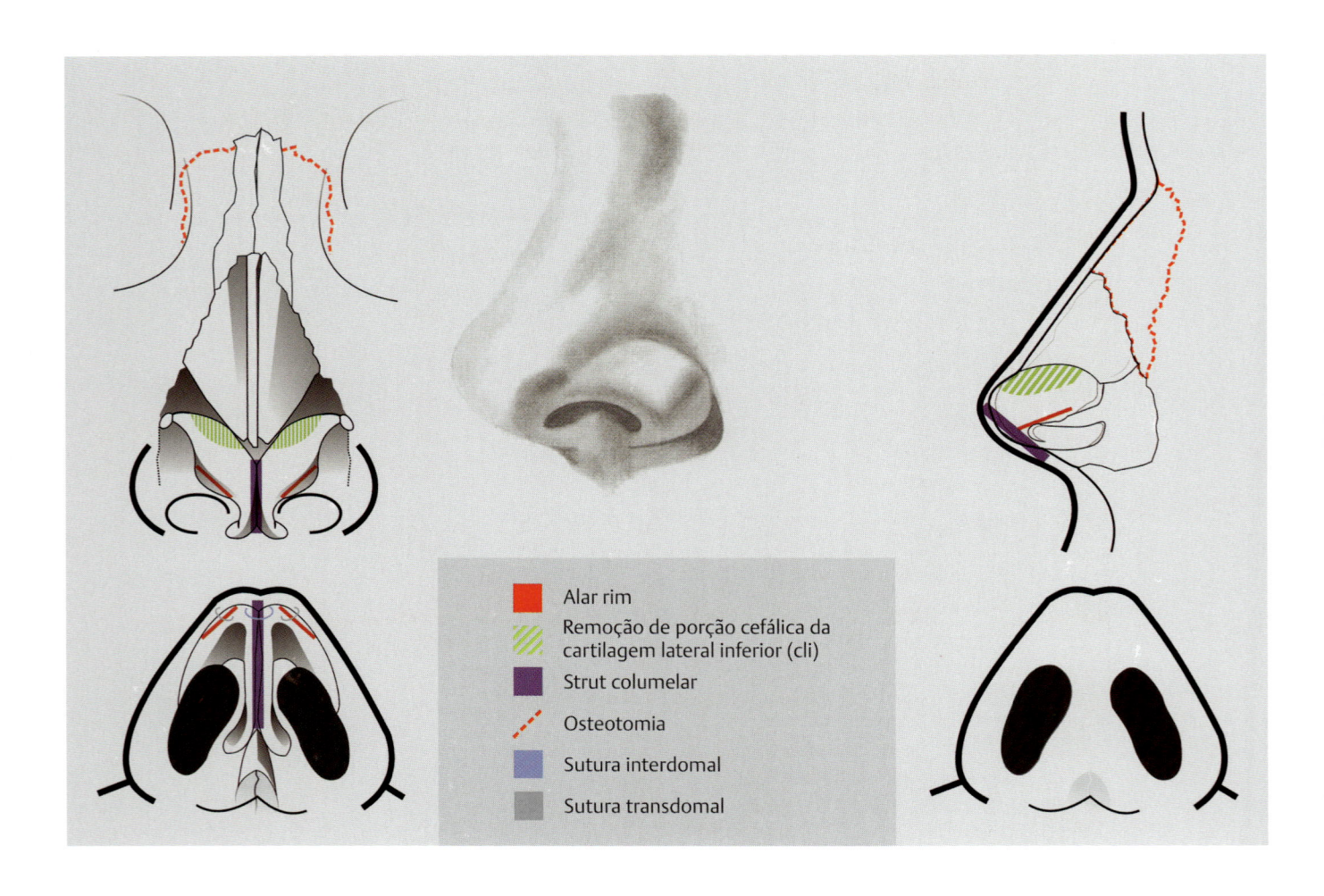

- Alar rim
- Remoção de porção cefálica da cartilagem lateral inferior (cli)
- Strut columelar
- Osteotomia
- Sutura interdomal
- Sutura transdomal

PÓS-OPERATÓRIO – 1 ANO

ANTES **DEPOIS**

CASO 5

LISTA DE DESEJOS
1) "Melhorar ponta caída".
2) "Dorso alto".

ANÁLISE PRÉ-OPERATÓRIA
- Pele grossa, tendência a oleosidade.
- Ponta do ângulo nasolabial em torno de 90 graus, retração e assimetria de cartilagem lateral inferior em região de cruz lateral.
- Visão de base mostra desvio septal caudal à esquerda com consequente lateralização da ponta nasal.
- Dorsoconvexidade, nariz tenso e alto.

PLANEJAMENTO CIRÚRGICO
1) Técnica semiaberta ou "delivery".
2) Septoplastia, com objetivo de remoção de enxertos e colocação de septo em linha média.
3) Lateralização do "domus" em 3 mm.
4) Confecção de "neodomus", este com 5 mm de largura.
5) Remoção de porção cefálica da cartilagem lateral inferior, com sobra de 8 mm da mesma.
6) Colocação de "strut" em ponta nasal e enxerto de contorno alar.
7) Colocação de "shield graft" em ponta nasal.
8) Suturas interdomais e transdomais com "nylon" 5.0.
9) Ajuste de dorso com objetivo de projetar a ponta para deixá-la rente ao dorso.
10) Osteotomia lateral bilateralmente.

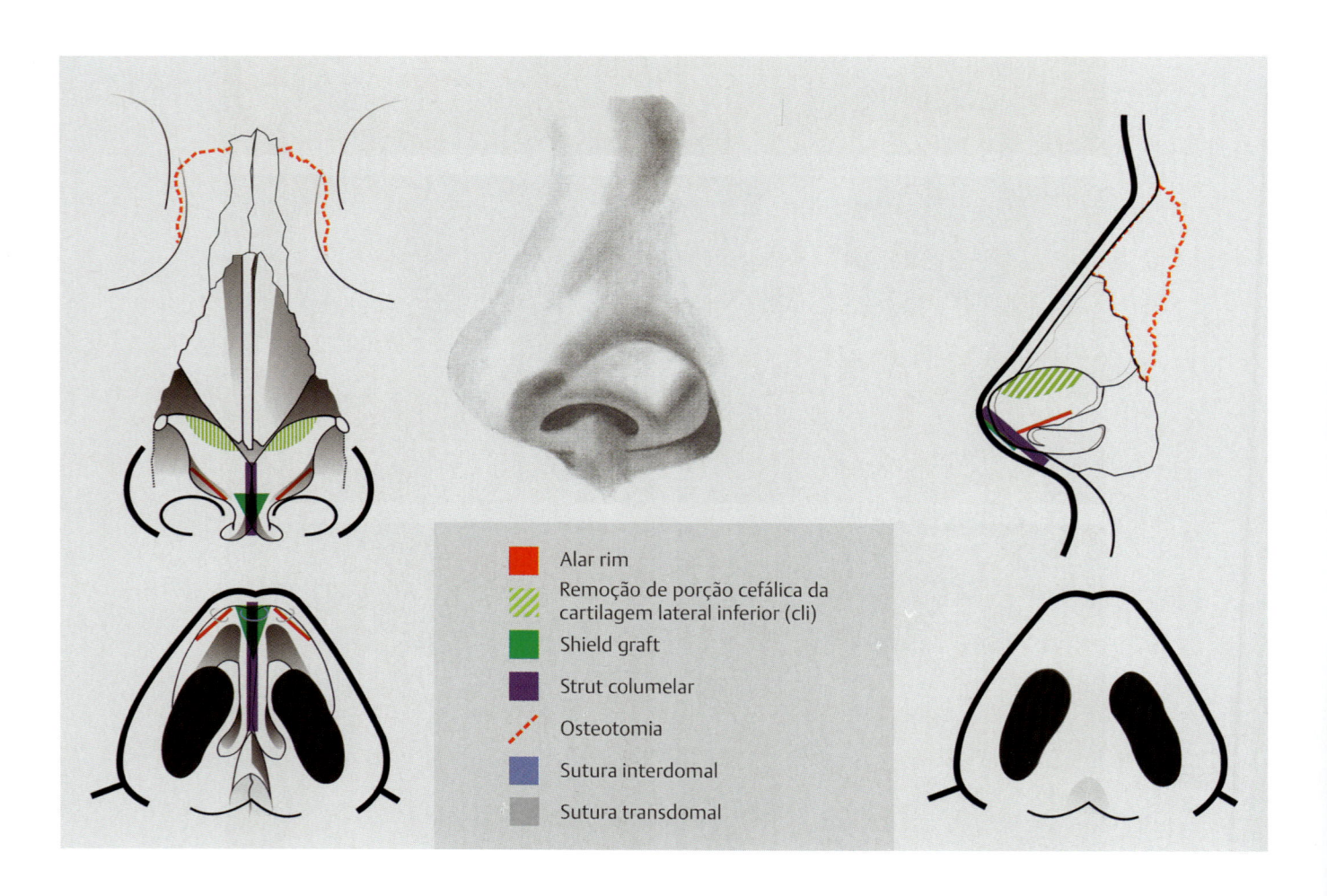

RINOPLASTIA EM HOMENS: O QUE ELES QUEREM? 103

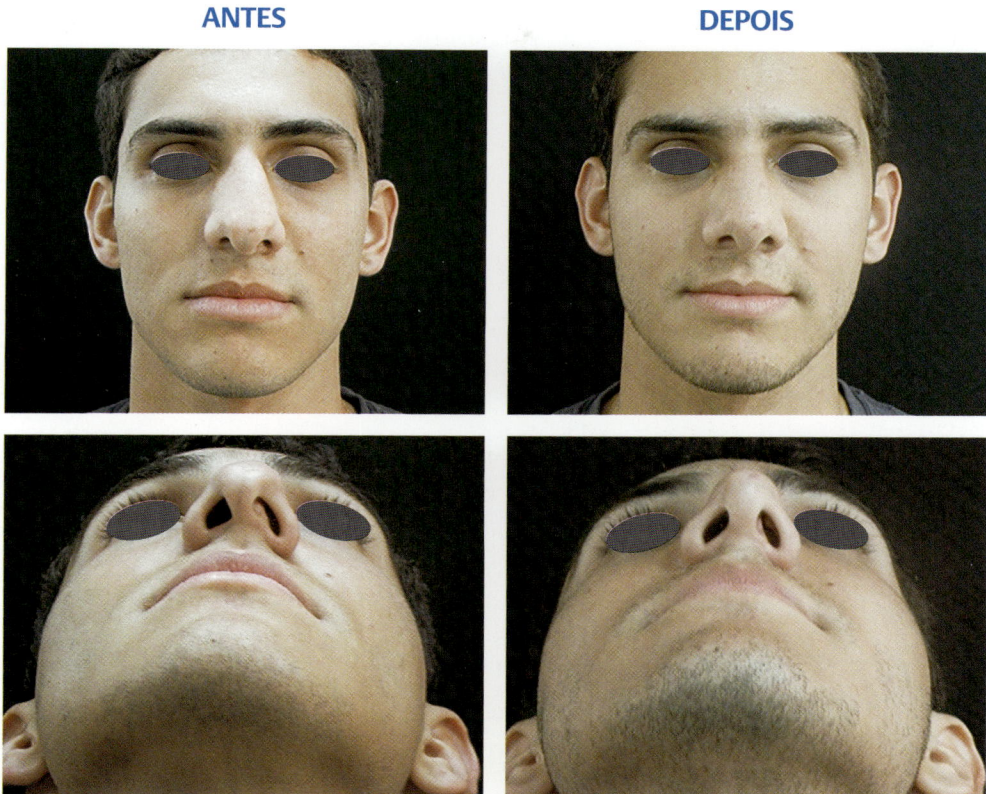

PÓS-OPERATÓRIO – 1 ANO

ANTES	DEPOIS

PÓS-OPERATÓRIO – 1 ANO

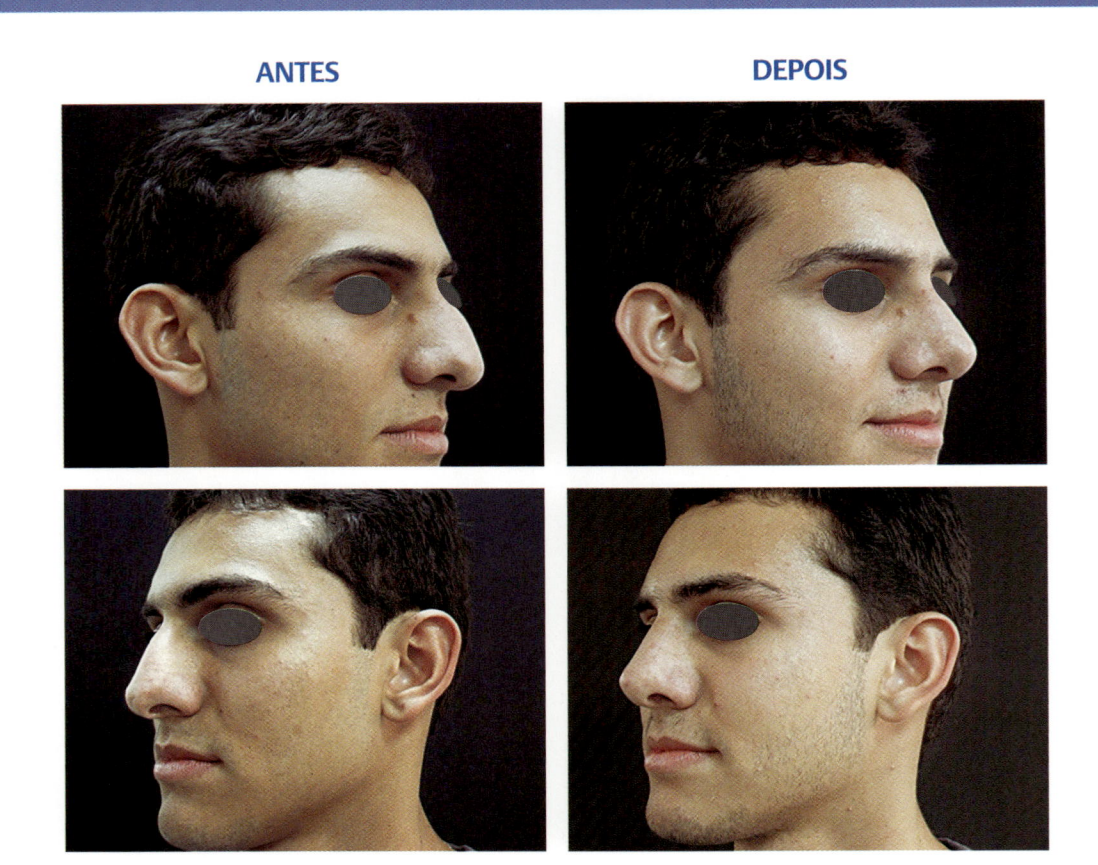

ANTES DEPOIS

PÓS-OPERATÓRIO – 1 ANO

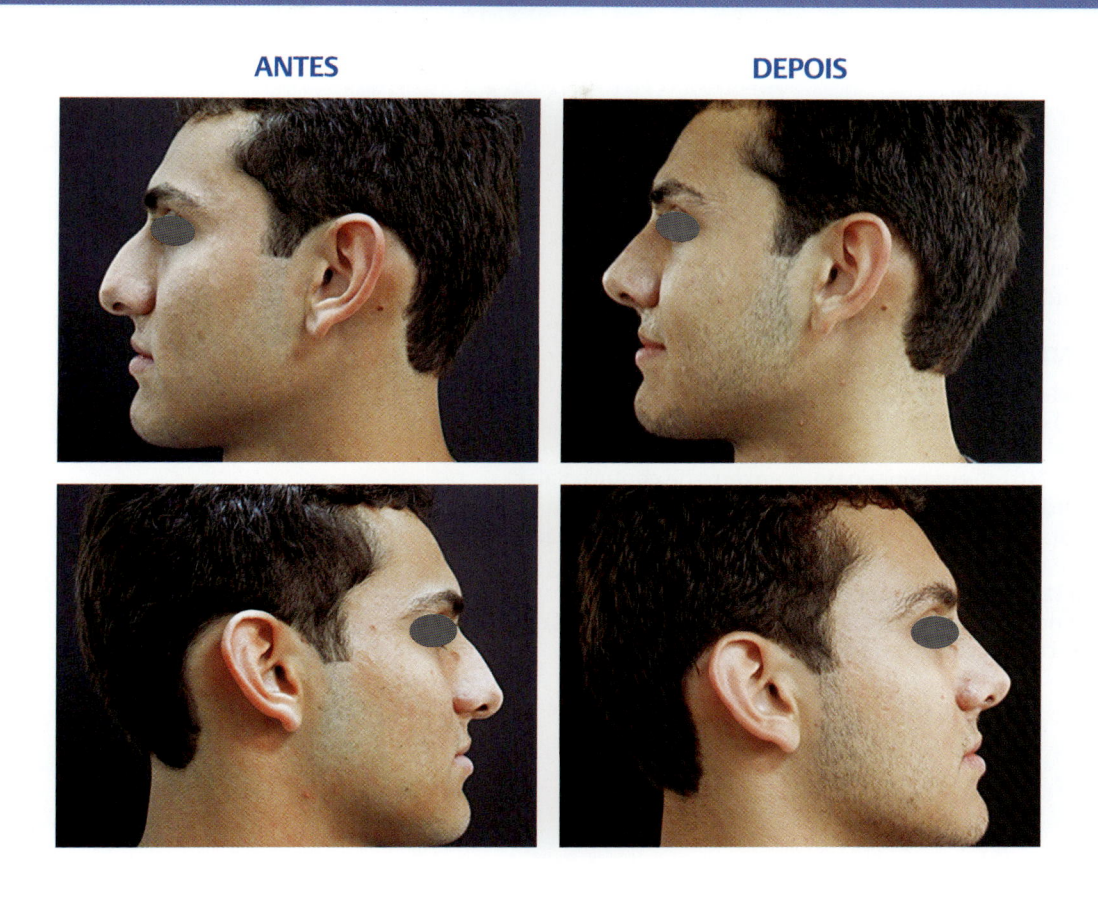

ANTES **DEPOIS**

CASO 6

LISTA DE DESEJOS
1) "Melhorar ponta caída".
2) "Laterorrinia".
3) "Giba dorsal".

ANÁLISE PRÉ-OPERATÓRIA
- Pele grossa, tendência a oleosidade, poros abertos.
- Ponta do ângulo nasolabial abaixo de 90 graus.
- Dorsoconvexidade, giba osteocartilaginosa.

PLANEJAMENTO CIRÚRGICO
1) Técnica aberta.
2) Lateralização do "domus" em 4 mm.
3) Confecção de "neodomus", este com 5 mm de largura.
4) Colocação de "strut" em ponta nasal e enxerto de contorno alar.
5) Suturas interdomais e transdomais com "nylon" 5.0.
6) Ajuste de dorso com objetivo de deixar a ponta nasal rente ao dorso.
7) Colocação de enxerto justaposto à espinha nasal ("plumping graft").
8) Osteotomia lateral bilateralmente.
9) Enxerto em dorso na região do supra "tip" e "radix" moldada e macerada de cartilagem septal.
10) Sutura septocolumelar com "nylon" 3.0.

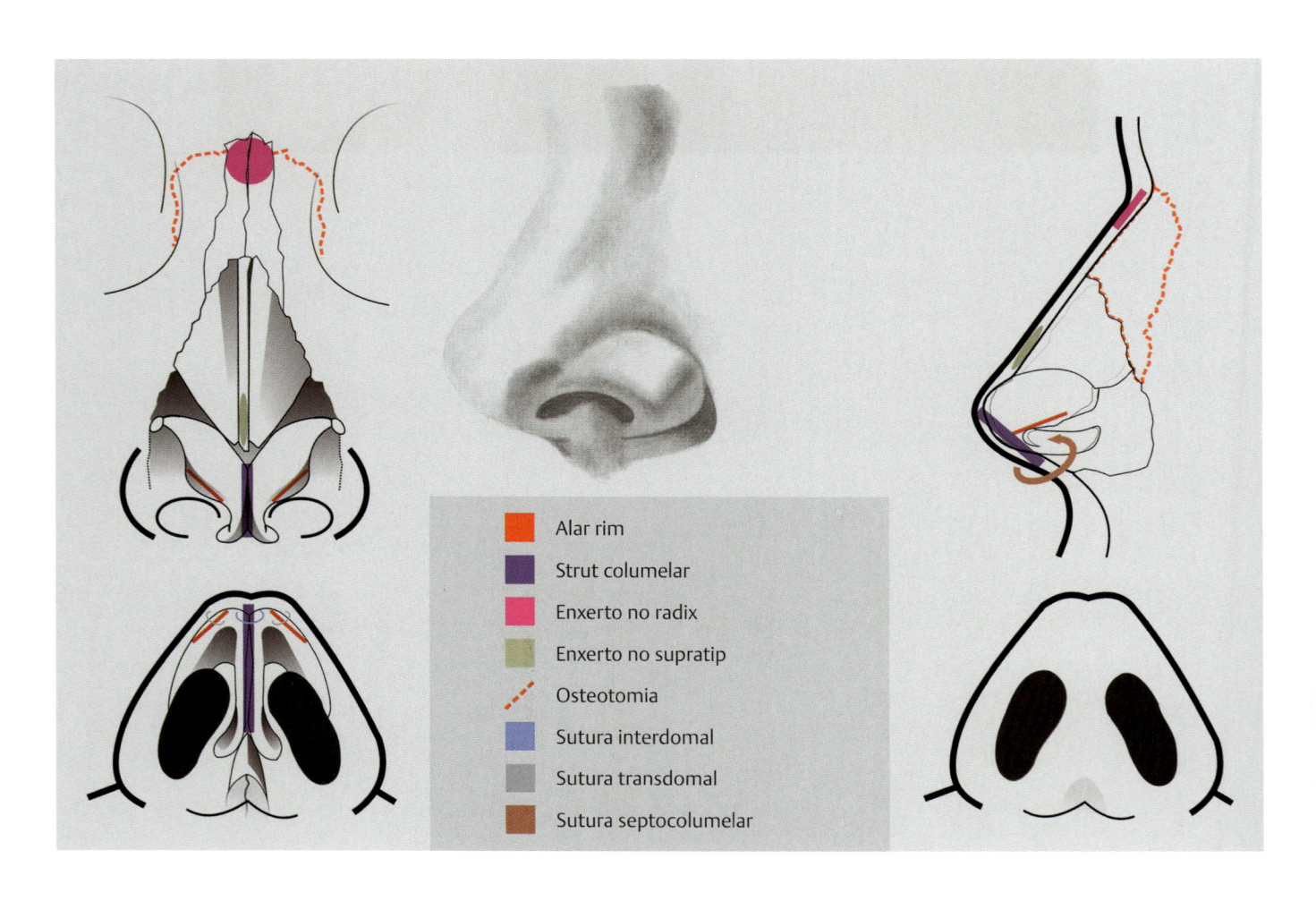

PÓS-OPERATÓRIO – 6 MESES

ANTES   DEPOIS

CASO 7

LISTA DE DESEJOS
1) "Melhorar ponta caída".
2) "Giba osteocartilaginosa".
3) "Base interalar aumentada".

ANÁLISE PRÉ-OPERATÓRIA
- Pele grossa, tendência a oleosidade.
- Ponta do ângulo nasolabial aproximadamente de 90 graus.
- Dorso alto, presença de giba osteocartilaginosa.

PLANEJAMENTO CIRÚRGICO
1) Técnica semiaberta ou "delivery".
2) Lateralização do "domus" em 2 mm.
3) Confecção de "neodomus", este com 5 mm de largura.
4) Remoção de porção cefálica da cartilagem lateral inferior, com sobra de 9 mm da mesma.
5) Colocação de "strut" em ponta nasal e enxerto de contorno alar.
6) Suturas interdomais e transdomais com "nylon" 5.0.
7) Ajuste de dorso com objetivo de projetar a ponta para deixá-la rente ao dorso.
8) Osteotomia lateral bilateralmente.
9) Vestibuloplastia pela técnica de Weir, sutura com "nylon" 6.0.
10) Suturas de incisões com "vicryl" 5.0.

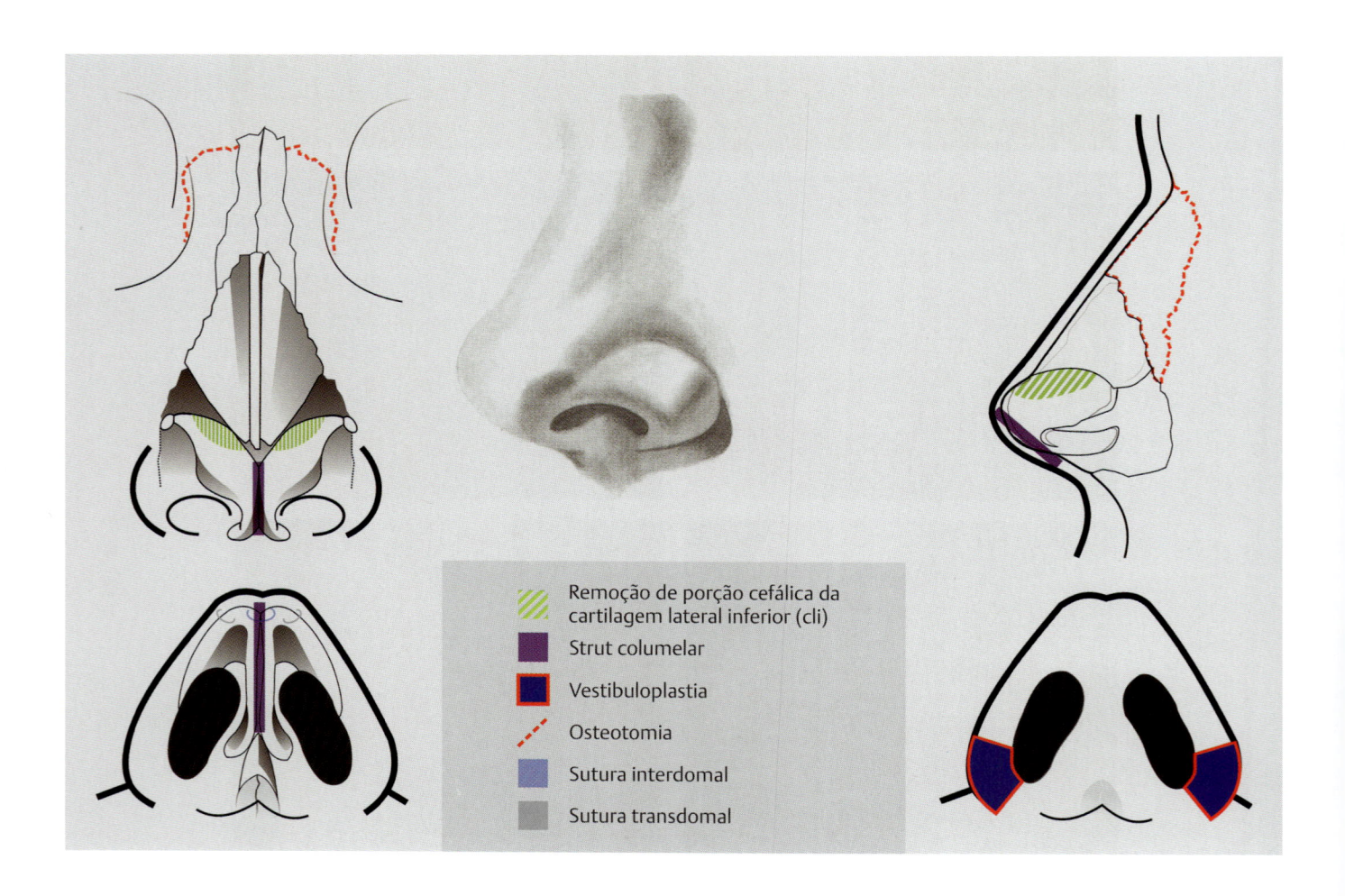

Remoção de porção cefálica da cartilagem lateral inferior (cli)
Strut columelar
Vestibuloplastia
Osteotomia
Sutura interdomal
Sutura transdomal

PÓS-OPERATÓRIO – 1 ANO

ANTES DEPOIS

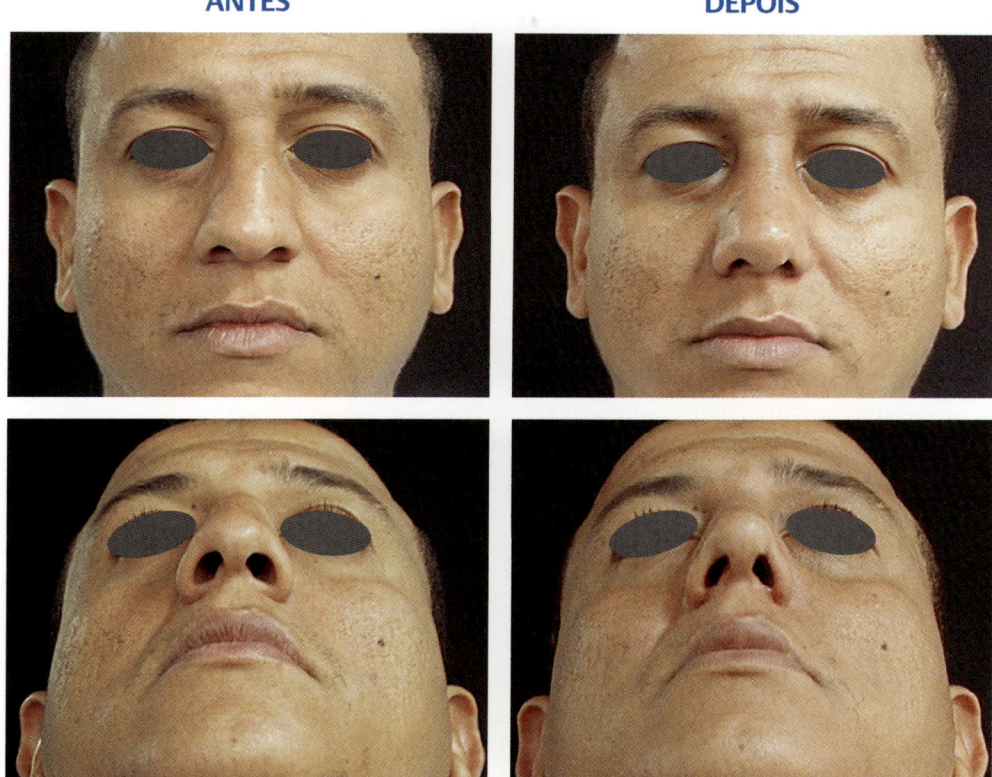

PÓS-OPERATÓRIO – 1 ANO

ANTES   DEPOIS

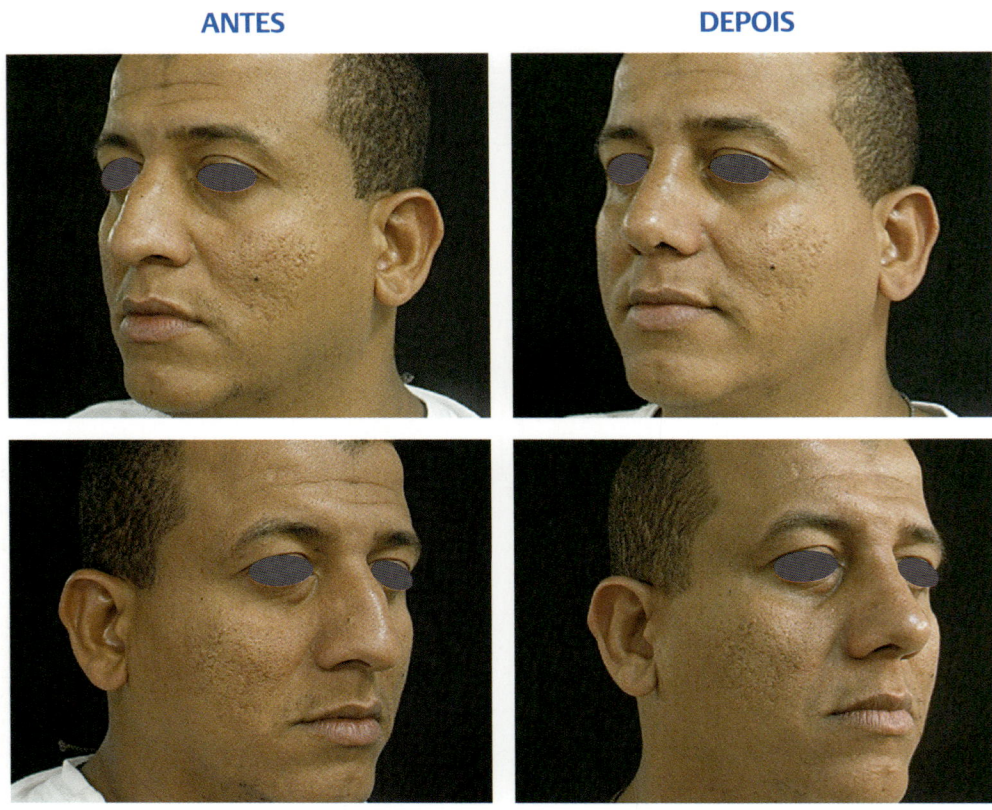

PÓS-OPERATÓRIO – 1 ANO

ANTES　　　　　　　　DEPOIS

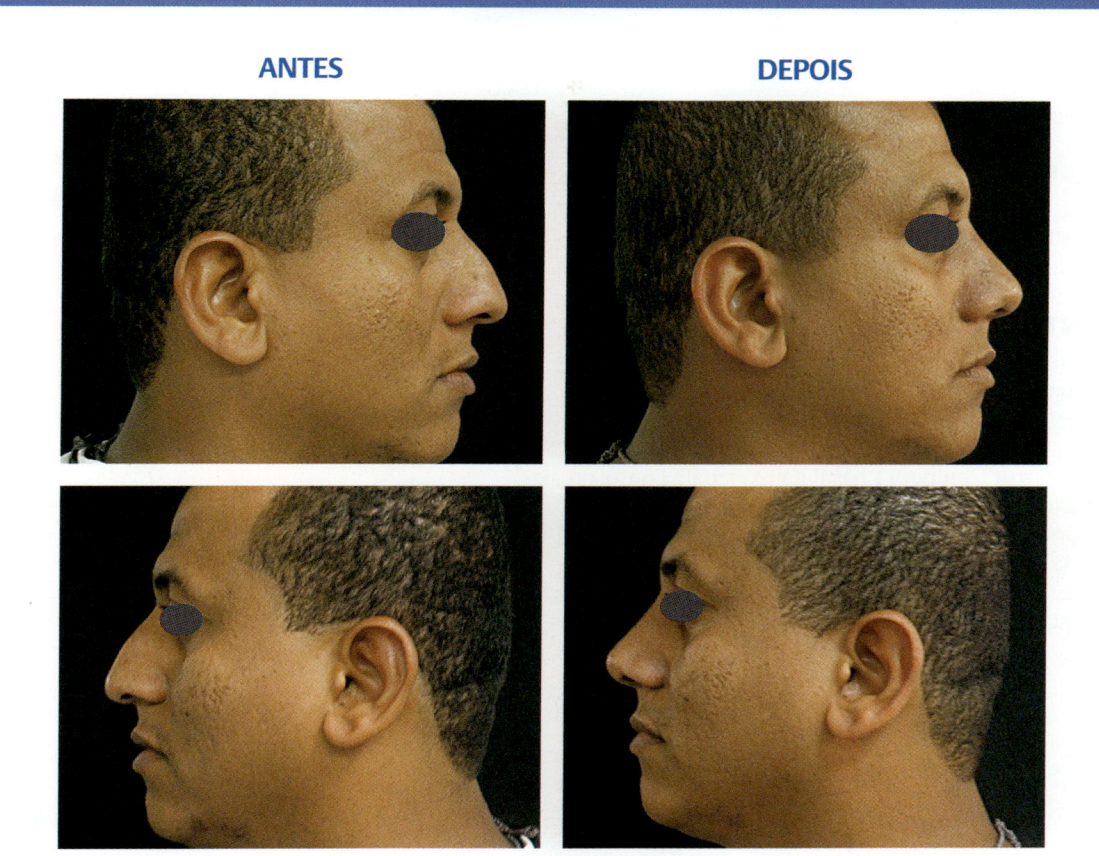

CASO 8

LISTA DE DESEJOS
1) "Melhorar ponta caída".
2) "Tortuosidade nasal".

ANÁLISE PRÉ-OPERATÓRIA
- Pele fina.
- Ponta do ângulo nasolabial abaixo de 90 graus, ptótica.
- Dorso alto, presença de falsa giba osteocartilaginosa.

PLANEJAMENTO CIRÚRGICO
1) Técnica aberta.
2) Lateralização do "domus" em 3 mm.
3) Confecção de "neodomus", este com 5 mm de largura.
4) Remoção de porção cefálica da cartilagem lateral inferior, com sobra de 9 mm da mesma.
5) Colocação de "strut" em ponta nasal e enxerto de contorno alar.
6) Suturas interdomais e transdomais com "nylon" 5.0.
7) Ajuste de dorso com objetivo de projetar a ponta para deixá-la rente ao dorso.
8) Osteotomia lateral bilateralmente.
9) Colocação de "spreader graft" bilateralmente com "nylon" 5.0.
10) Suturas de incisões com "vicryl" 5.0.

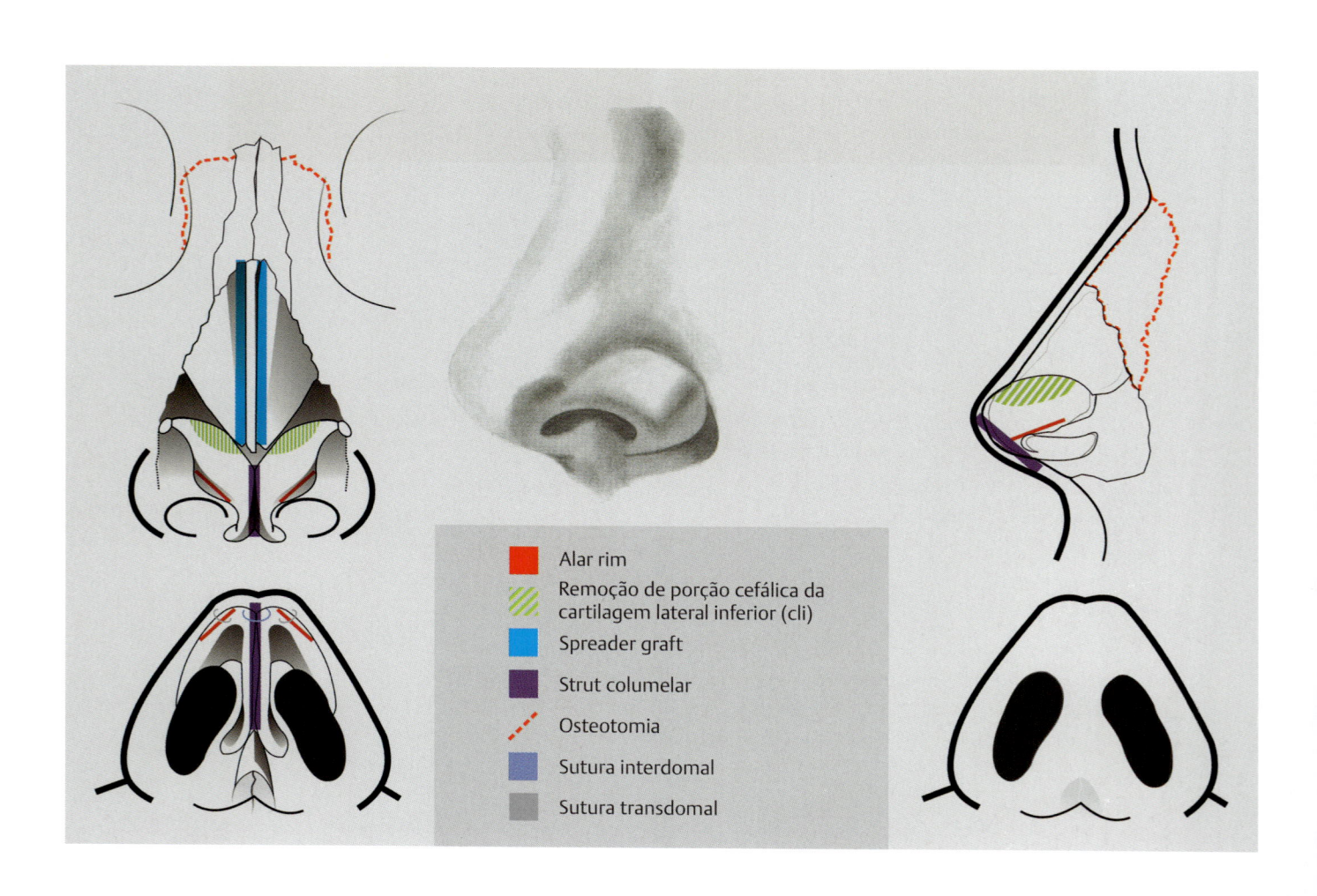

RINOPLASTIA EM HOMENS: O QUE ELES QUEREM?

PÓS-OPERATÓRIO – 3 MESES

ANTES

DEPOIS

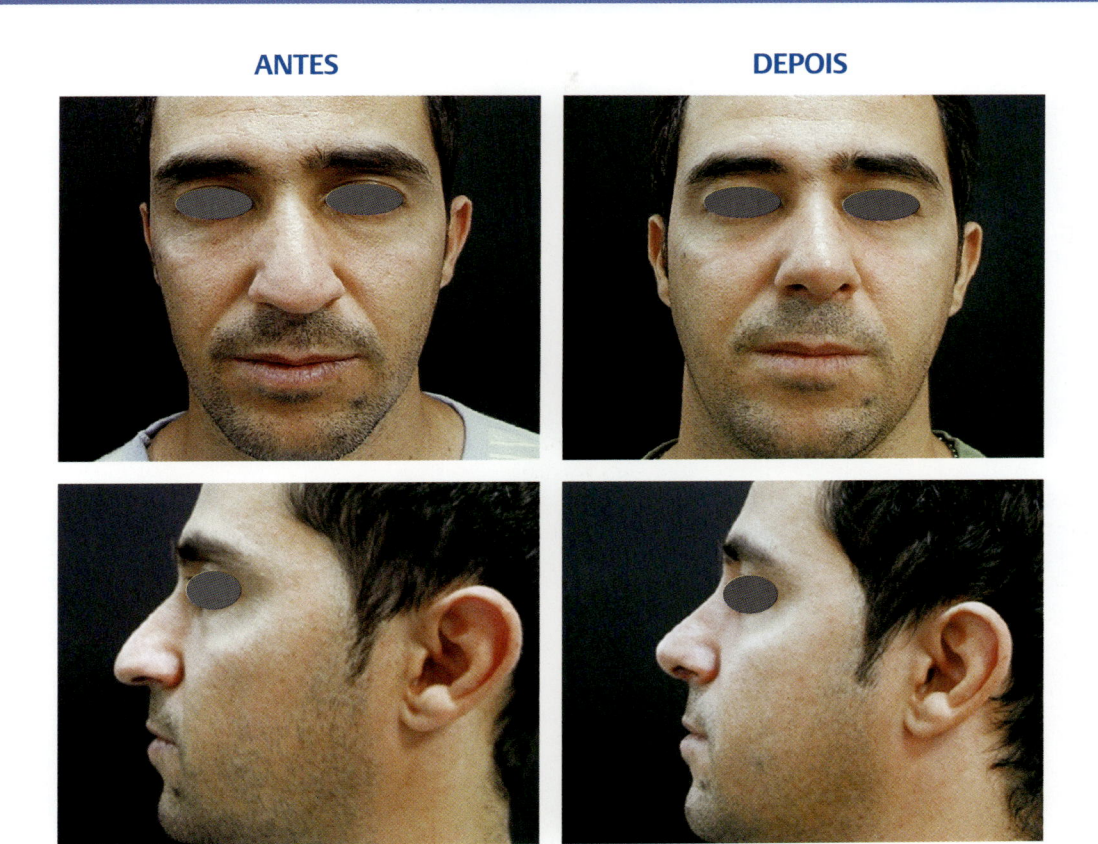

PÓS-OPERATÓRIO – 3 MESES

ANTES DEPOIS

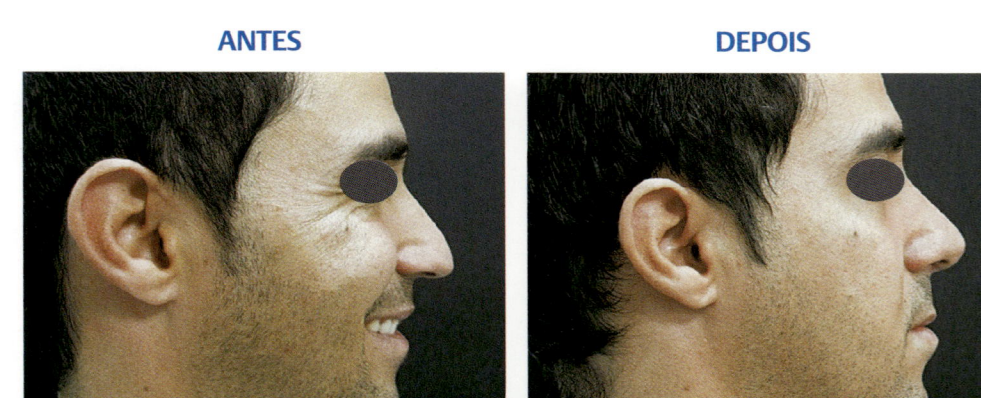

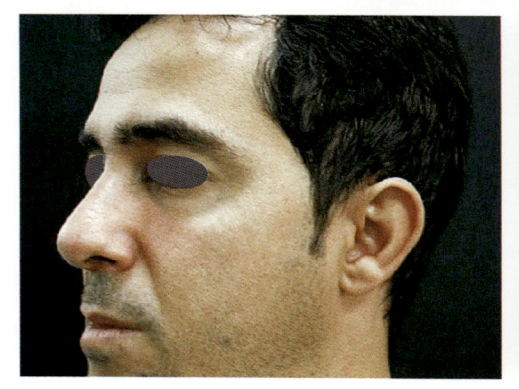

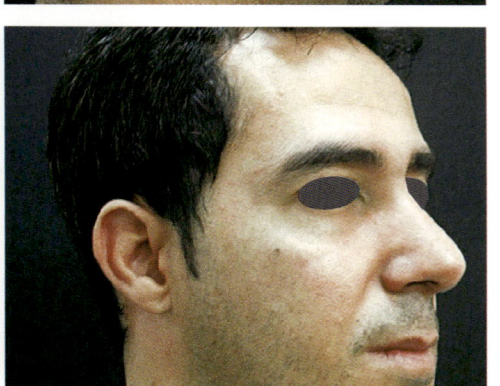

PÓS-OPERATÓRIO – 3 MESES

ANTES

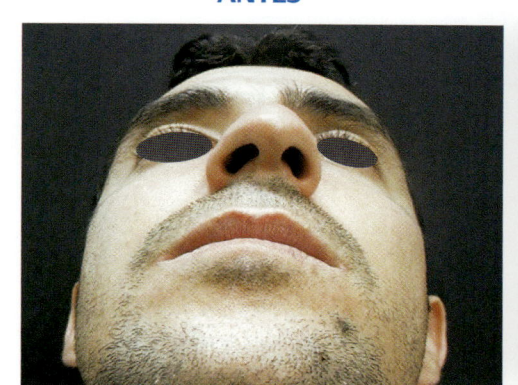

DEPOIS

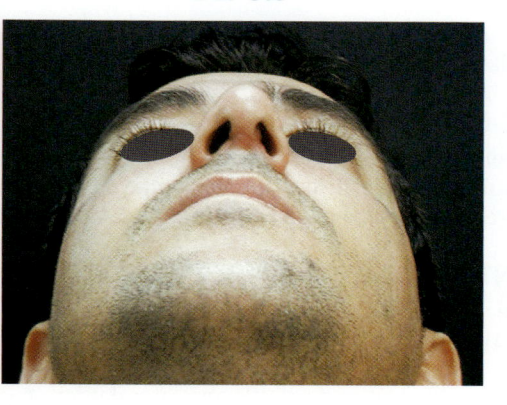

CASO 9

LISTA DE DESEJOS
1) "Melhorar ponta caída".
2) "Giba osteocartilaginosa".
3) "Base interalar aumentada.

ANÁLISE PRÉ-OPERATÓRIA
- Pele grossa, tendência a oleosidade.
- Ponta do ângulo nasolabial discretamente acima de 90 graus.
- Dorso alto, presença de giba osteocartilaginosa.

PLANEJAMENTO CIRÚRGICO
1) Técnica semiaberta ou "delivery".
2) Lateralização do "domus" em 2 mm.
3) Confecção de "neodomus", este com 5 mm de largura.
4) Remoção de porção cefálica da cartilagem lateral inferior, com sobra de 9 mm da mesma.
5) Colocação de "strut" em ponta nasal e enxerto de contorno alar.
6) Colocação de "shield graft" fixado com "nylon" 5.0.
7) Suturas interdomais e transdomais com "nylon" 5.0.
8) Ajuste de dorso com objetivo de projetar a ponta para deixá-la levemente acima do dorso.
9) Osteotomia lateral bilateralmente.
10) Vestibuloplastia pela técnica de Weir, sutura com "nylon" 6.0.
11) Suturas de incisões com "vicryl" 5.0.

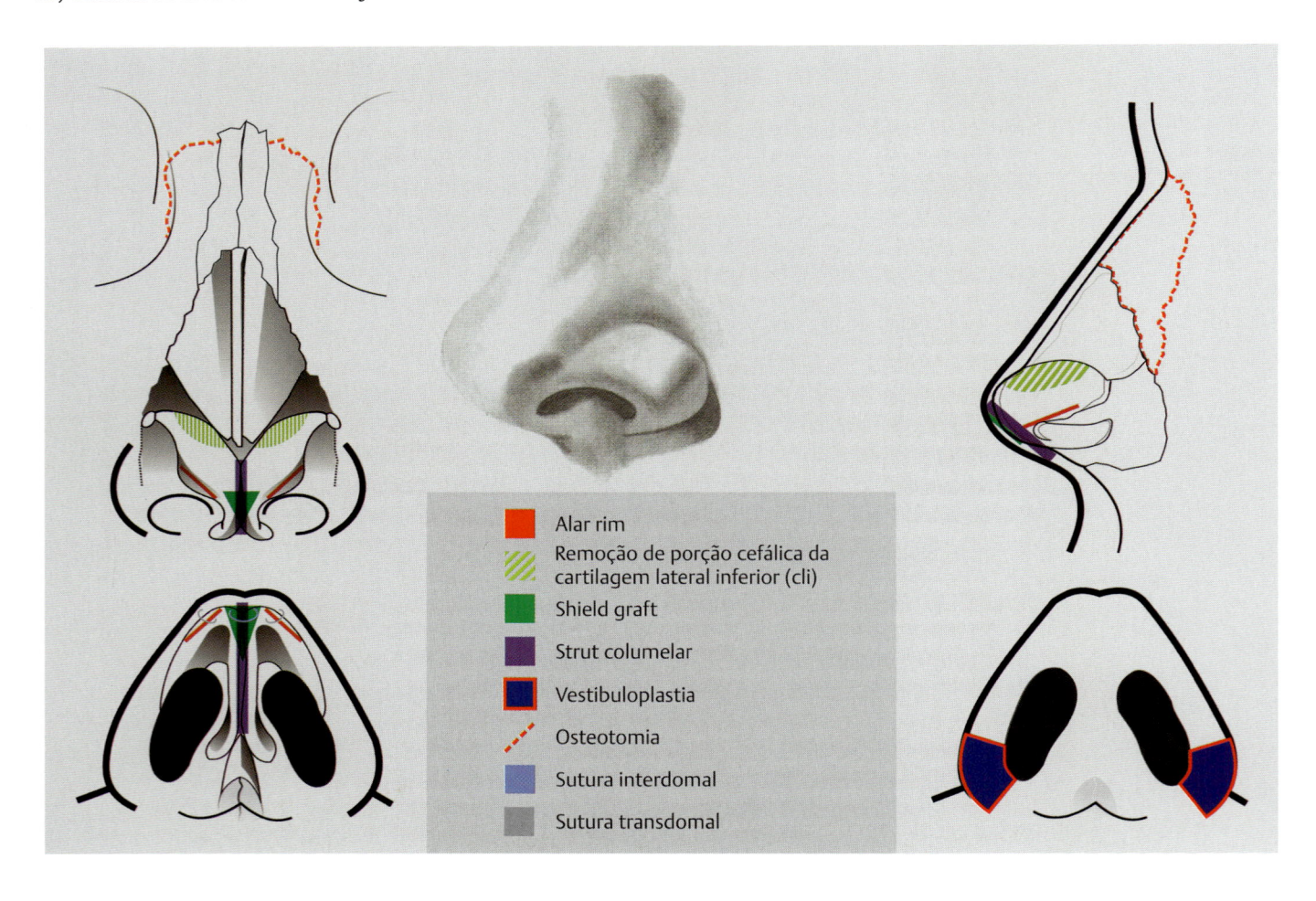

RINOPLASTIA EM HOMENS: O QUE ELES QUEREM? 117

PÓS-OPERATÓRIO – 1 ANO

ANTES **DEPOIS**

CASO 10

LISTA DE DESEJOS
1) "Melhorar ponta caída".
2) "Giba osteocartilaginosa".
3) "Base interalar aumentada".

ANÁLISE PRÉ-OPERATÓRIA
- Pele grossa, tendência à oleosidade.
- Ponta do ângulo nasolabial discretamente acima de 90 graus.
- Dorso alto, presença de giba osteocartilaginosa.

PLANEJAMENTO CIRÚRGICO
1) Técnica semiaberta ou "delivery".
2) Lateralização do "domus" em 2 mm.
3) Confecção de "neodomus", este com 5 mm de largura.
4) Remoção de porção cefálica da cartilagem lateral inferior, com sobra de 9 mm da mesma.
5) Colocação de "strut" em ponta nasal e enxerto de contorno alar.
6) Colocação de "shield graft" fixado com "nylon" 5.0.
7) Suturas interdomais e transdomais com "nylon" 5.0.
8) Ajuste de dorso com objetivo de projetar a ponta para deixá-la levemente acima do dorso.
9) Osteotomia lateral bilateralmente.
10) Vestibuloplastia pela técnica de Weir, sutura com "nylon" 6.0.
11) Suturas de incisões com "vicryl" 5.0.

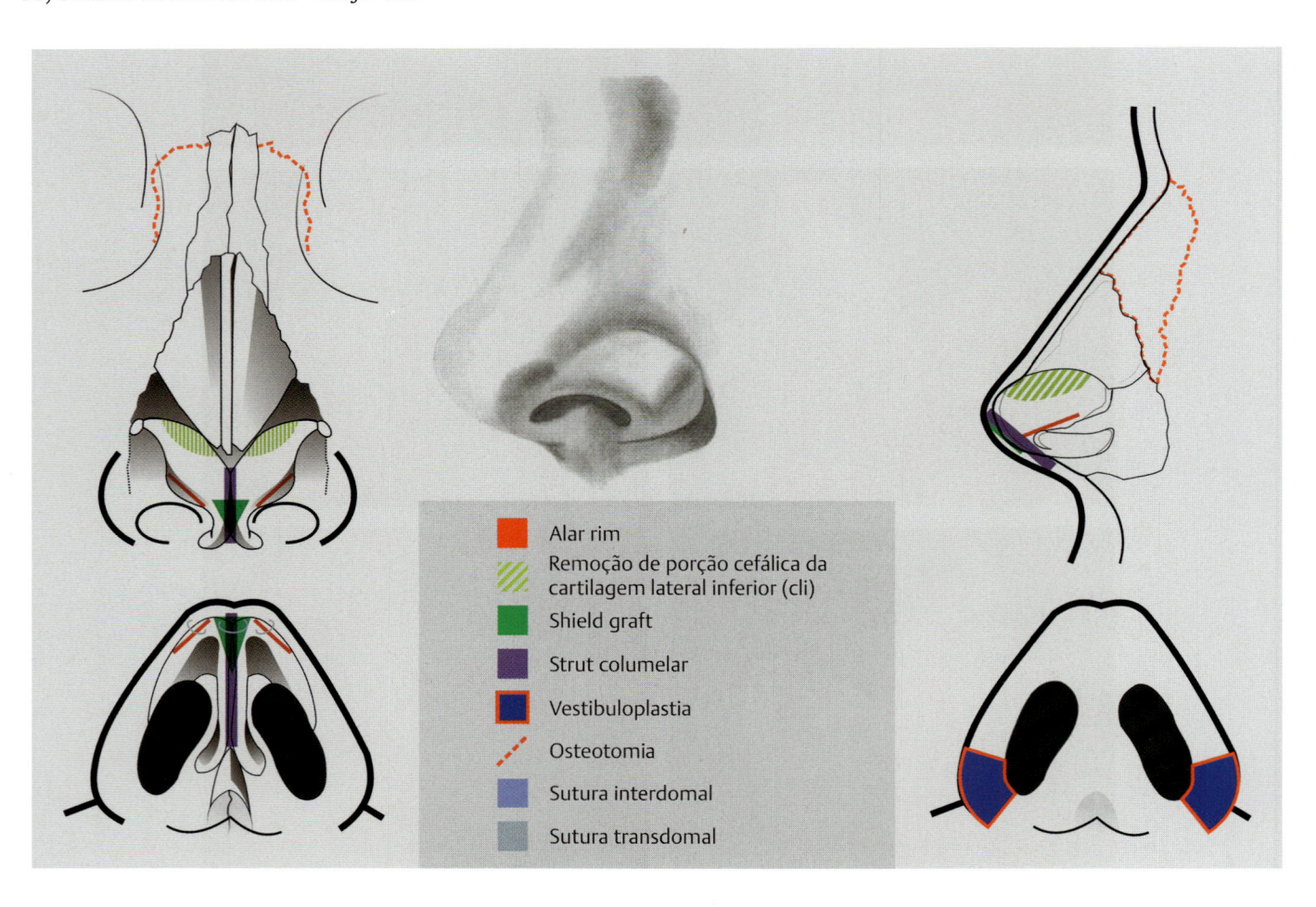

PÓS-OPERATÓRIO – 3 MESES

ANTES							DEPOIS

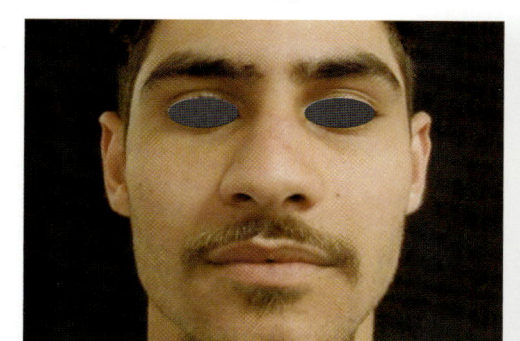

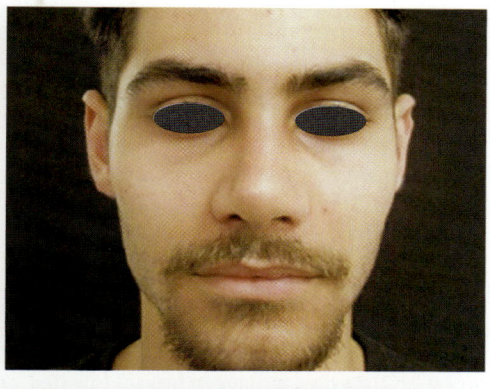

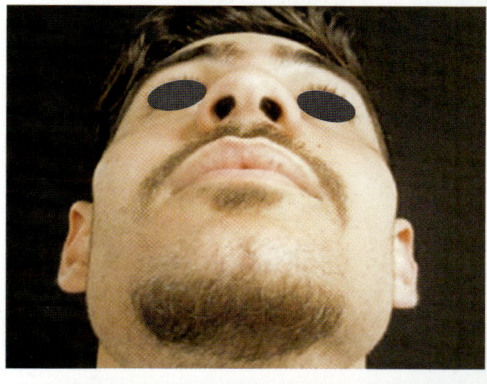

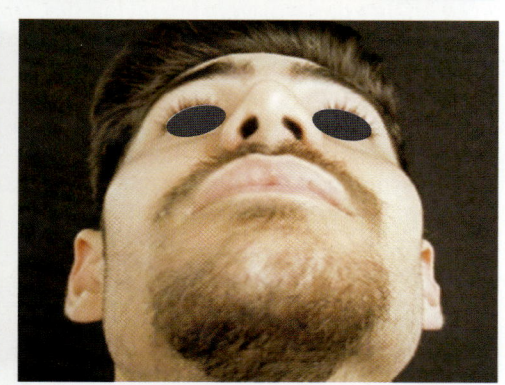

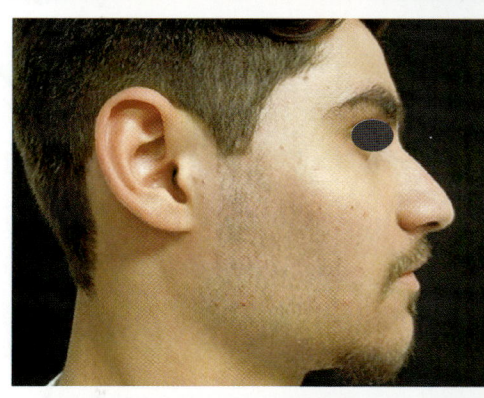

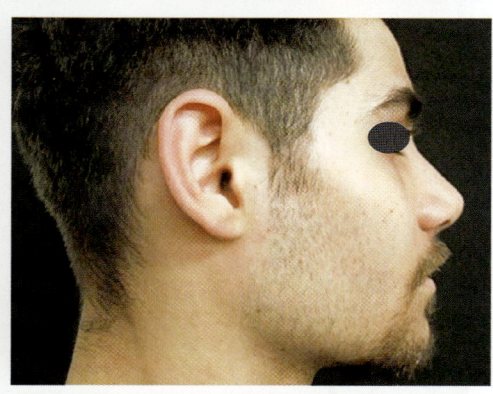

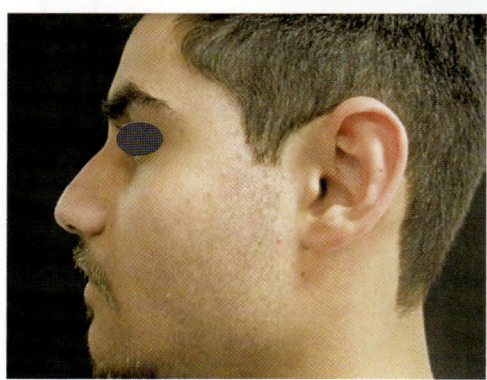

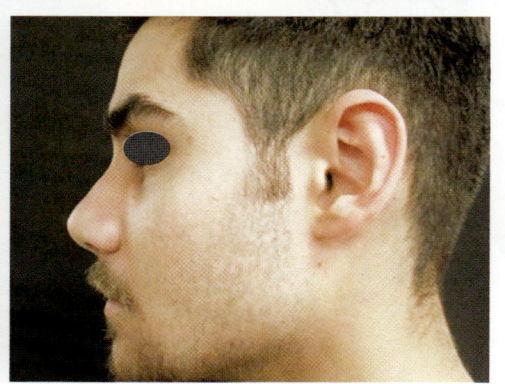

CASO 11

LISTA DE DESEJOS
1) "Ossos próprios muito largos".
2) "Giba osteocartilaginosa".
3) "Base interalar aumentada.

ANÁLISE PRÉ-OPERATÓRIA
- Pele grossa, tendência à oleosidade.
- Ponta do ângulo nasolabial em torno de 90 graus.
- Retração columelar.
- Dorso alto, presença de giba osteocartilaginosa.

PLANEJAMENTO CIRÚRGICO
1) Técnica semiaberta ou "delivery".
2) Reforço de "domus" verdadeiro, este com 5 mm de largura.
3) Remoção de porção cefálica da cartilagem lateral inferior, com sobra de 9 mm da mesma.
4) Colocação de "strut" em ponta nasal e enxerto de contorno alar.
5) Suturas interdomais e transdomais com "nylon" 5.0.
6) Sutura de aproximação do "domus" posterior ("spanning suture") com "nylon" 5.0.
7) Ajuste de dorso com objetivo de projetar a ponta para deixá-la rente ao dorso.
8) Osteotomias lateral e paramedianas bilateralmente.
9) Vestibuloplastia pela técnica de Weir, sutura com "nylon" 6.0.
10) Suturas de incisões com "vicryl" 5.0.

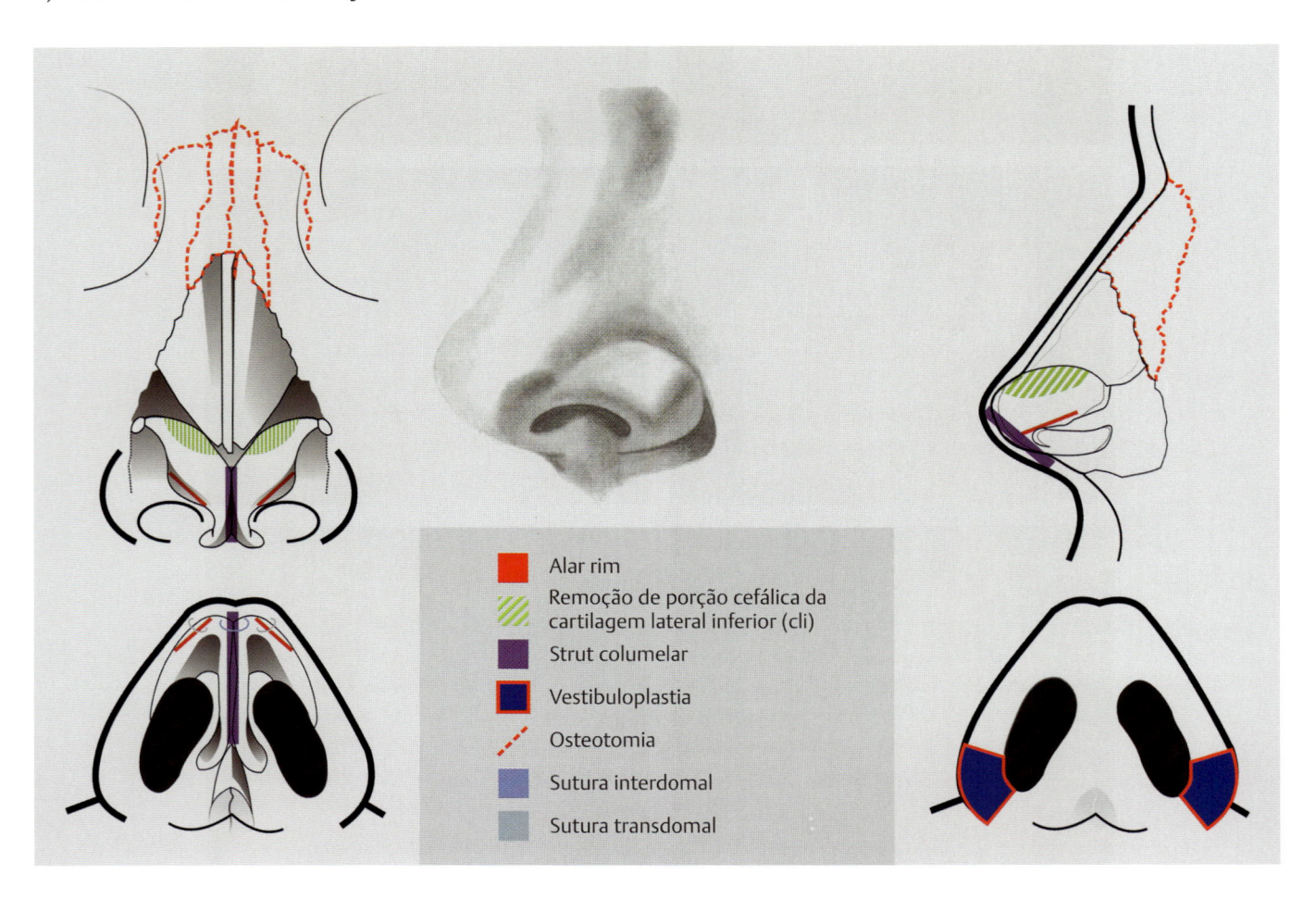

Legenda:
- Alar rim
- Remoção de porção cefálica da cartilagem lateral inferior (cli)
- Strut columelar
- Vestibuloplastia
- Osteotomia
- Sutura interdomal
- Sutura transdomal

RINOPLASTIA EM HOMENS: O QUE ELES QUEREM?

PÓS-OPERATÓRIO – 1 ANO

ANTES　　　　　　　　　DEPOIS

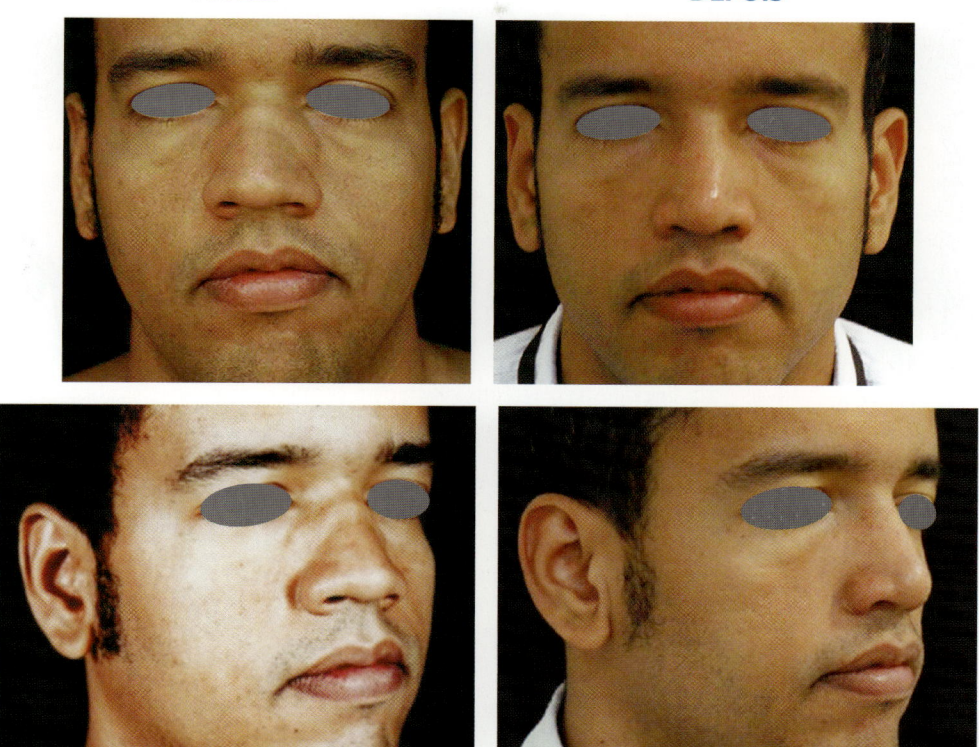

PÓS-OPERATÓRIO – 1 ANO

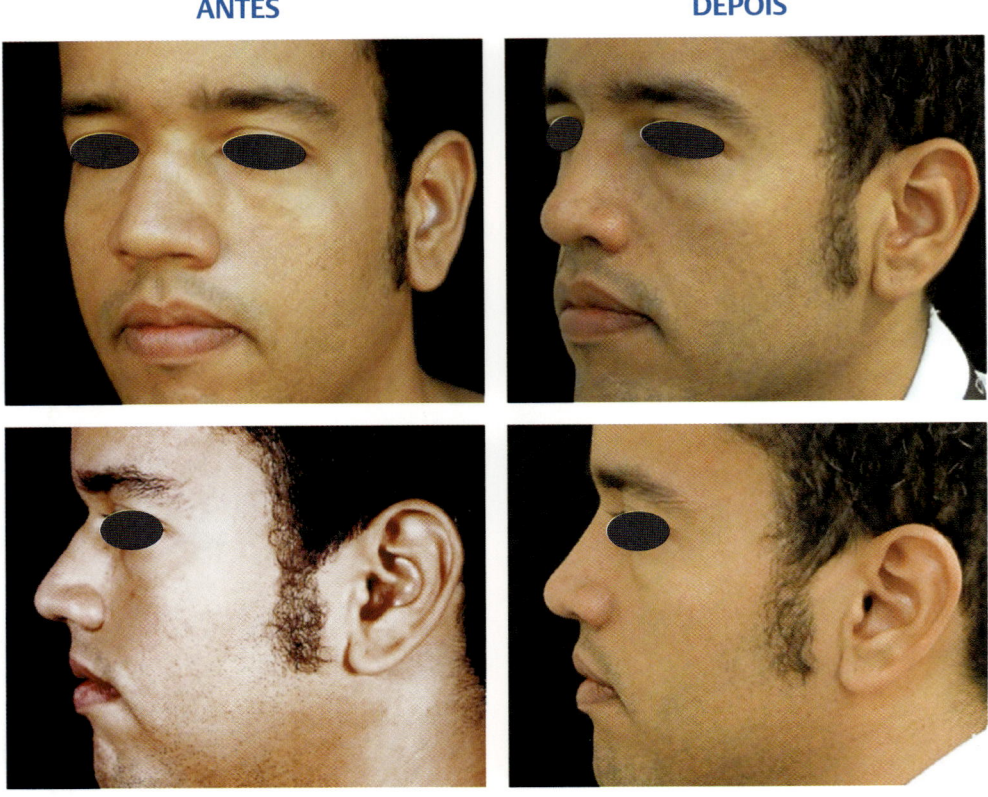

ANTES   DEPOIS

PÓS-OPERATÓRIO – 1 ANO

ANTES   **DEPOIS**

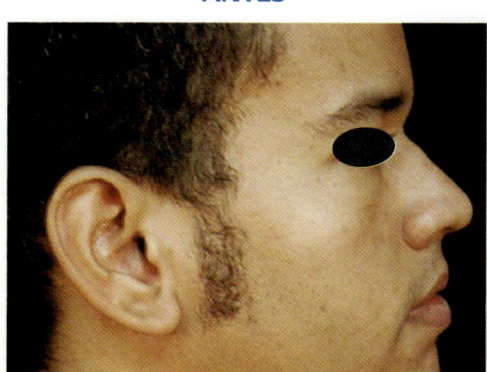

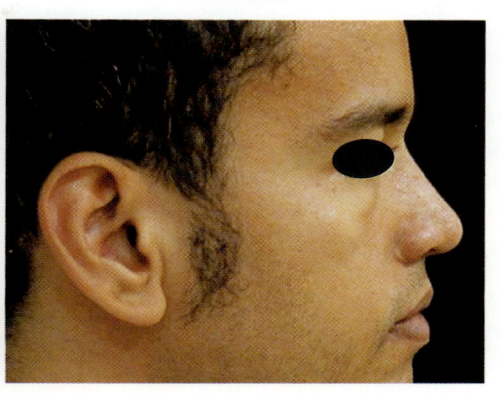

CASO 12

LISTA DE DESEJOS
1) "Melhorar ponta caída".
2) "Giba osteocartilaginosa".
3) "Ossos nasais largos".

ANÁLISE PRÉ-OPERATÓRIA
- Pele fina, tendência à oleosidade.
- Ponta do ângulo nasolabial em torno de 90 graus.
- Dorso com presença de falsa giba osteocartilaginosa.

PLANEJAMENTO CIRÚRGICO
1) Técnica semiaberta ou "delivery".
2) Lateralização do "domus" em 3 mm.
3) Confecção de "neodomus", este com 5 mm de largura.
4) Remoção de porção cefálica da cartilagem lateral inferior, com sobra de 9 mm da mesma.
5) Transdomais com "nylon" 5.0.
6) Realização da técnica de "tong in groove", sutura septocolumelar com "nylon" 3.0.
7) Ajuste de dorso com objetivo de projetar a ponta para deixá-la levemente acima do dorso.
8) Osteotomia lateral bilateralmente.
9) Colocação de "spreader graft" unilateral à esquerda.
10) Columeloplastia com "nylon" 3.0.
11) Colocação de "alar rim graft".
12) Suturas de incisões com "vicryl" 5.0.

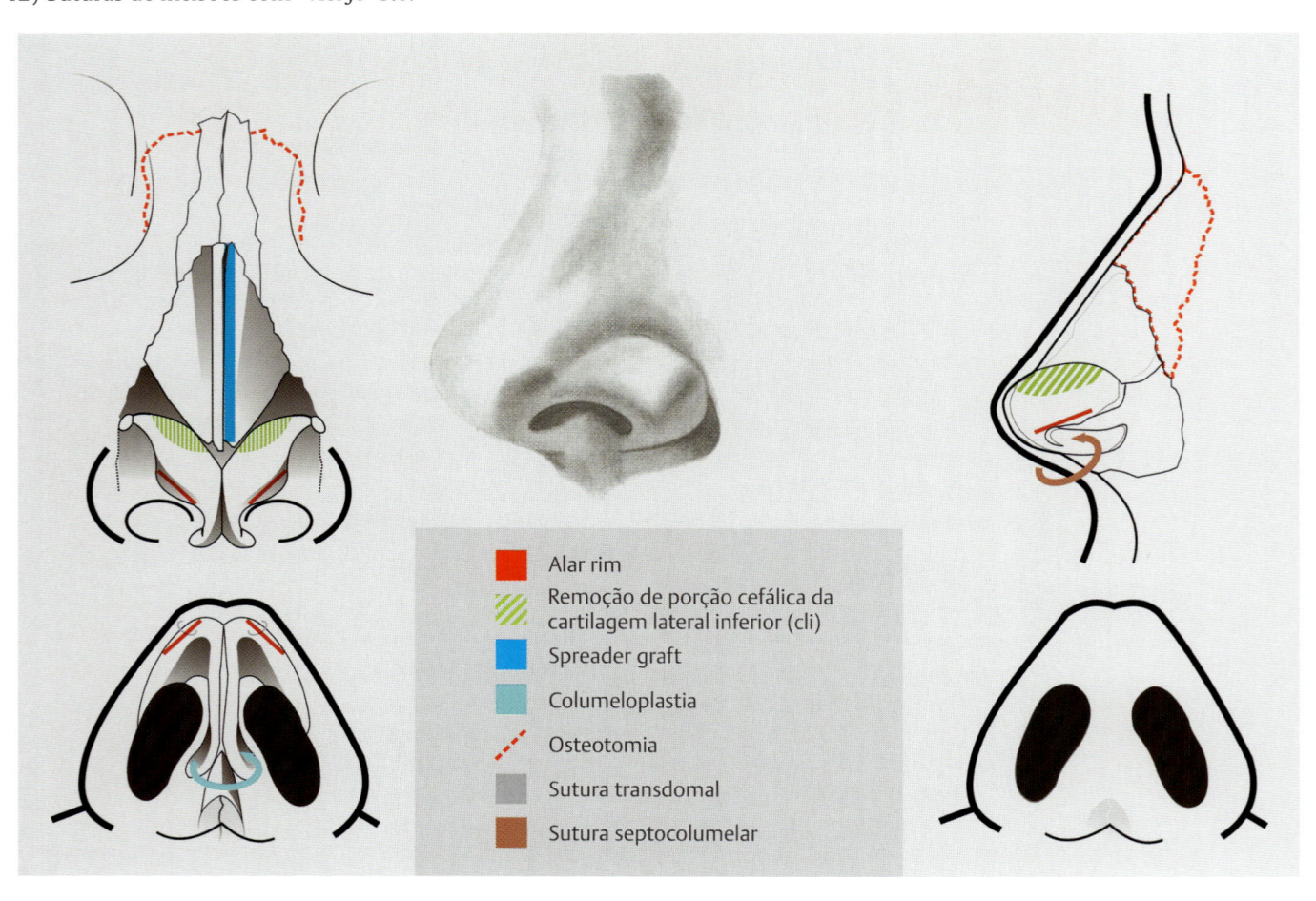

PÓS-OPERATÓRIO – 3 MESES

ANTES DEPOIS

PÓS-OPERATÓRIO – 3 MESES

ANTES **DEPOIS**

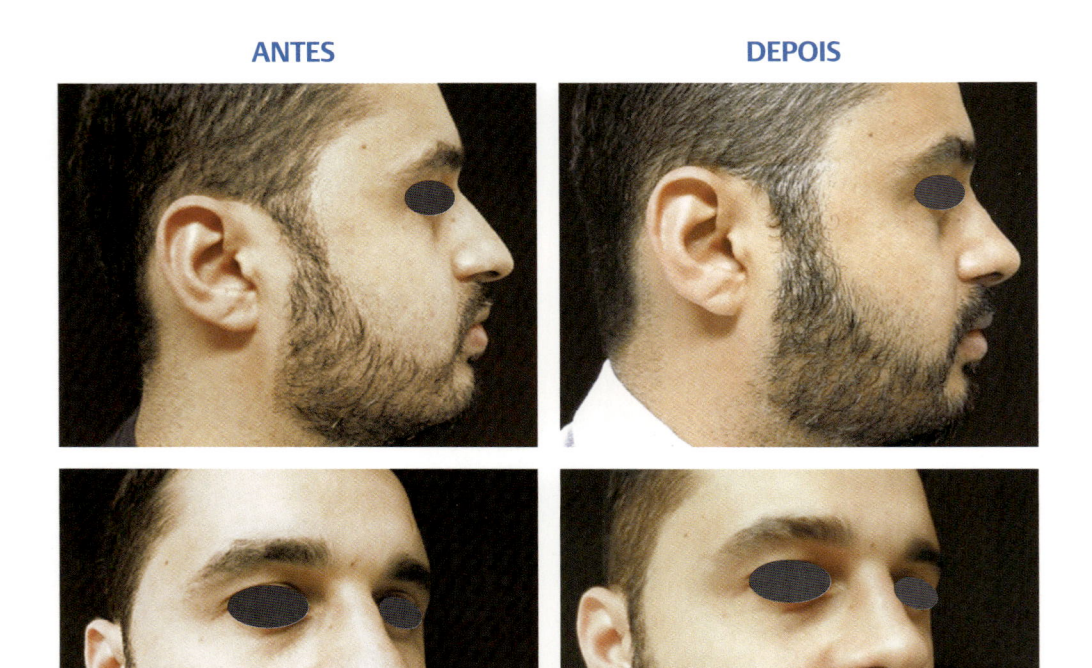

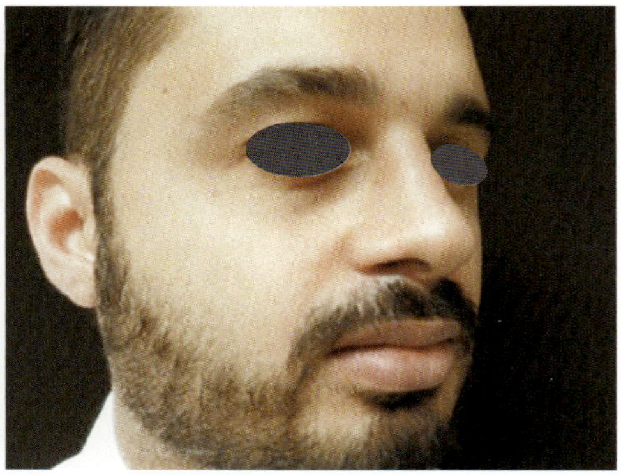

PÓS-OPERATÓRIO – 3 MESES

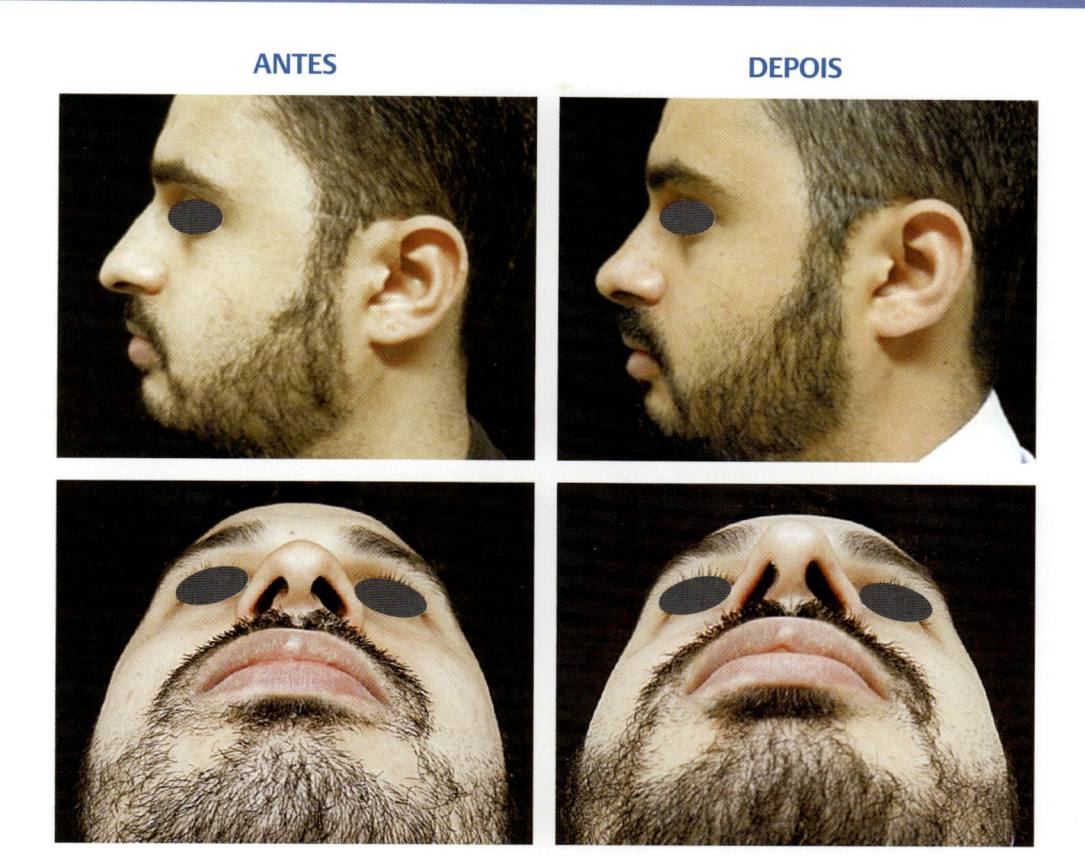

ANTES DEPOIS

CASO 13

LISTA DE DESEJOS
1) "Melhorar ponta caída".
2) "Dorso alto".

ANÁLISE PRÉ-OPERATÓRIA
- Pele grossa, tendência à oleosidade.
- Ponta do ângulo nasolabial em torno de 90 graus, retração e assimetria de cartilagem lateral inferior em região de cruz lateral.
- Visão de base mostra desvio septal caudal à esquerda com consequente lateralizacão da ponta nasal.
- Dorsoconvexidade, nariz tenso e alto.

PLANEJAMENTO CIRÚRGICO
1) Técnica semiaberta ou "delivery".
2) Septoplastia, com objetivo de remoção de enxertos e colocação de septo em linha média.
3) Lateralização do "domus" em 3 mm.
4) Confecção de "neodomus", este com 5 mm de largura.
5) Remoção de porção cefálica da cartilagem lateral inferior, com sobra de 8 mm da mesma.
6) Colocação de "strut" em ponta nasal e enxerto de contorno alar.
7) Colocação de "shield graft" em ponta nasal.
8) Suturas interdomais e transdomais com "nylon" 5.0.
9) Ajuste de dorso com objetivo de projetar a ponta para deixá-la rente ao dorso.
10) Osteotomia lateral bilateralmente.

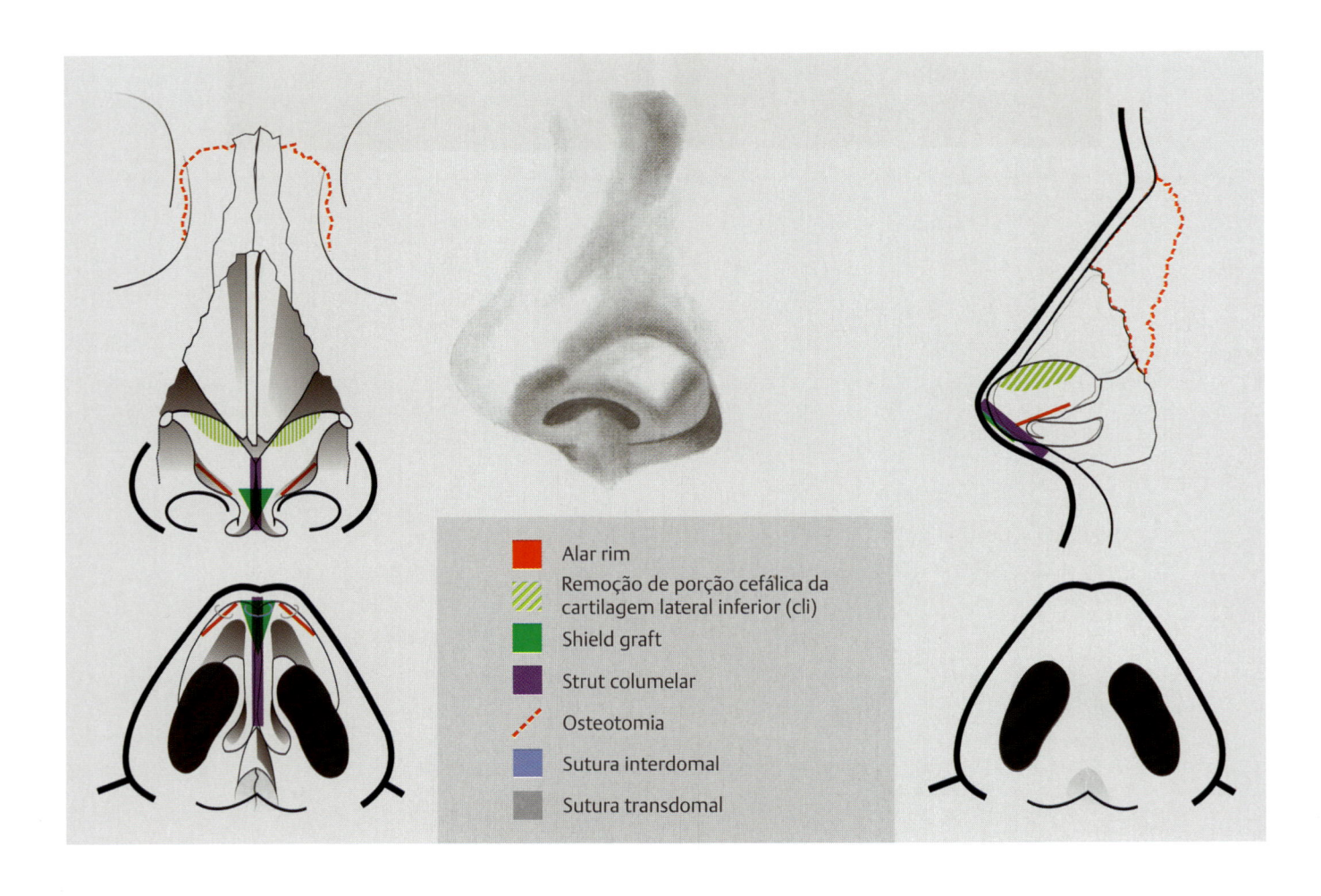

PÓS-OPERATÓRIO – 1 ANO

ANTES **DEPOIS**

REALIDADE AUMENTADA

O **Otorrinos RA** é um aplicativo que usa a tecnologia de Realidade Aumentada para complementar o conteúdo do Manual Prático de Rinoplastia. Nesta aplicação, você assistirá vídeos das cirurgias presentes no manual. .

A **Realidade Aumentada** é uma tecnologia imersiva de visualização com a câmera do "smartphone" ou "tablet", imagem e "tracking". Consiste em integrar imagens geradas por computador em ambientes físicos em tempo real.

Para baixar o aplicativo, acesse uma das lojas "on-line", Google Play ou Apple Store, e procure por **Otorrinos RA**.

Ao executar o aplicativo, a câmera do seu celular será ligada. Basta apontar a câmera para os marcadores a seguir para assistir aos vídeos com a cirurgia referente a este capítulo.

06

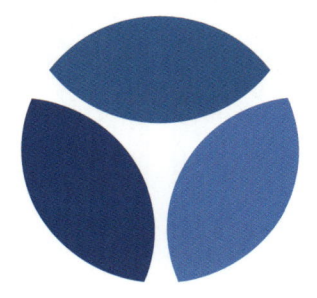

RINOPLASTIA VIA DELIVERY COM SPREADER UNILATERAL

07

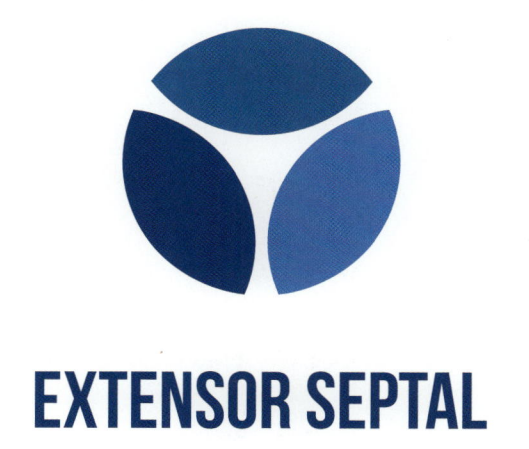

EXTENSOR SEPTAL

4 RINOPLASTIA ABERTA

O nariz apresenta grandes variedades individuais estéticas e estruturais. O profissional que trabalha com rinoplastia necessita dominar vários tipos de abordagem para vencer tais desafios.

A rinoplastia aberta teve inicio por volta de 1930 e Secer (1956), o primeiro a publicar a técnica. Em 1972, Padovan introduziu a técnica na América do Norte. Anderson, Goodman, Johnson e Toriumi, entre outros, refinaram essa forma de fazer rinoplastia.

INDICAÇÕES CLÁSSICAS PARA RINOPLASTIA ABERTA
- Nariz com pouca projeção.
- Laterorrinia.
- Rinoplastia secundária.
- Deformidades congênitas.
- Aprendizado de rinoplastia.

A técnica consiste basicamente na incisão marginal com a incisão da columela, sendo descolada com cuidado e expondo as cartilagens laterais inferiores. Não existe técnica cirúrgica com melhor exposição das cartilagens nasais. Isso facilita muito o aprendizado de novos cirurgiões. É consenso entre cirurgiões mais experientes que as técnicas fechadas necessitam de alguns anos de experiência.

Uma das queixas mais comum do paciente é a incisão columelar com possível cicatriz. Lembrando que, se feita com cuidado, usando-se o fio correto e fechada sem tensão, as chances de ficar com uma cicatriz é mínima.

BIBLIOGRAFIA
Pizarro GU, Devuono IM, Moyses MG, Fujita RR. Rinoplastia aberta. *Rev. Bras. Otorrinolaringol. [online]*. 2002;68(3):332-5.
Lintz JE. Análise comparativa das rinoplastias aberta e fechada no tratamento da ponta nasal. *Rev Bras Cir Plast* 2009;24(3):286-95.
Chávez JCG. Rinoplastia abierta, experiencias en el Hospital Clinicoquirúrgico Hermanos Ameijeiras (1997 a 2005). *Rev. Cubana Cir. [online]*. 2005;44(4).
Canto Vidal B, Canto Vigil T. Rinoplastia en la nariz mestiza y negroide: una preocupación de todos. *MediSur [online]*. 2010;8(1):26-31.
Rohrich RJ et al. Redução do Componente Osteocartilaginoso do Nariz Adunco Uma Abordagem Gradual ao Dorso. In: Gunter J, Rohrich R, Adams WP. Dallas Rinoplastia Cirurgia do Nariz pelos Mestres. Rio de Janeiro: Revinter, 2006. p. 314-33.

CASO 1

LISTA DE DESEJOS
1) "Ponta feia".
2) "Gosta do perfil".

RINOPLASTIA SECUNDÁRIA
- Pele fina.
- Ponta mal definida e assimétrica com excesso de porção cefáfica de CLI mais significativo à esquerda.
- Dorso irregular em terço médio. Perfil satisfatório.
- Base "footplate" bilateral e desvio caudal para esquerda.

PLANEJAMENTO CIRÚRGICO
1) Técnica aberta.
2) Septoplastia pela técnica de Metzenbaum modificada.
3) Reforçado "domus" verdadeiro.
4) Remoção de porção cefálica da cartilagem lateral inferior.
5) Colocação de "strut".
6) Seccionadas cartilagens laterais superiores de septo cartilaginoso e mínimo ajuste das mesmas.
7) Suturas interdomais e transdomais com "nylon" 5.0.
8) Columeloplastia.

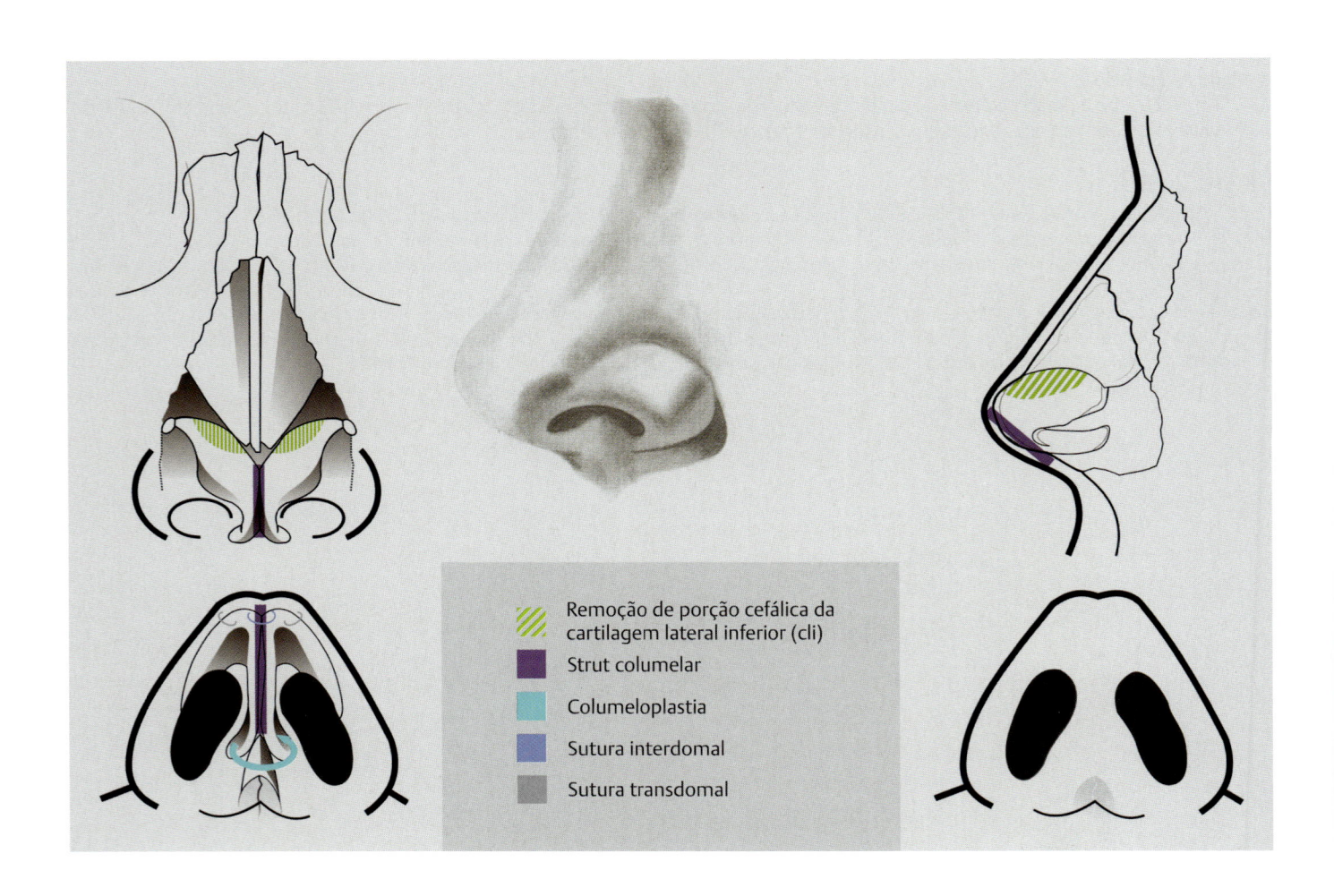

RINOPLASTIA ABERTA

PÓS-OPERATÓRIO – 1 ANO

ANTES　　　　　　　　　　DEPOIS

CASO 2

LISTA DE DESEJOS
1) "Ponta sem definição".
2) "Nariz torto".

RINOPLASTIA SECUNDÁRIA
- Pele intermermediária.
- Ponta globosa, ângulo nasolabial em torno de 90 graus.
- Dorso com discreta giba osteocartilaginosa.

PLANEJAMENTO CIRÚRGICO
1) Técnica aberta.
2) Septoplastia.
3) Reforçado "domus" verdadeiro.
4) Remoção de porção cefálica da cartilagem lateral inferior, com sobra de 9 mm da mesma.
5) Enxerto "strut".
6) Suturas interdomais e transdomais com "nylon" 5.0.
7) Ajuste de dorso com objetivo de deixá-lo a 1 mm abaixo da ponta.
8) Osteotomia lateral bilateralmente.
9) Colocação de "spreader graft" unilateral a esquerda.

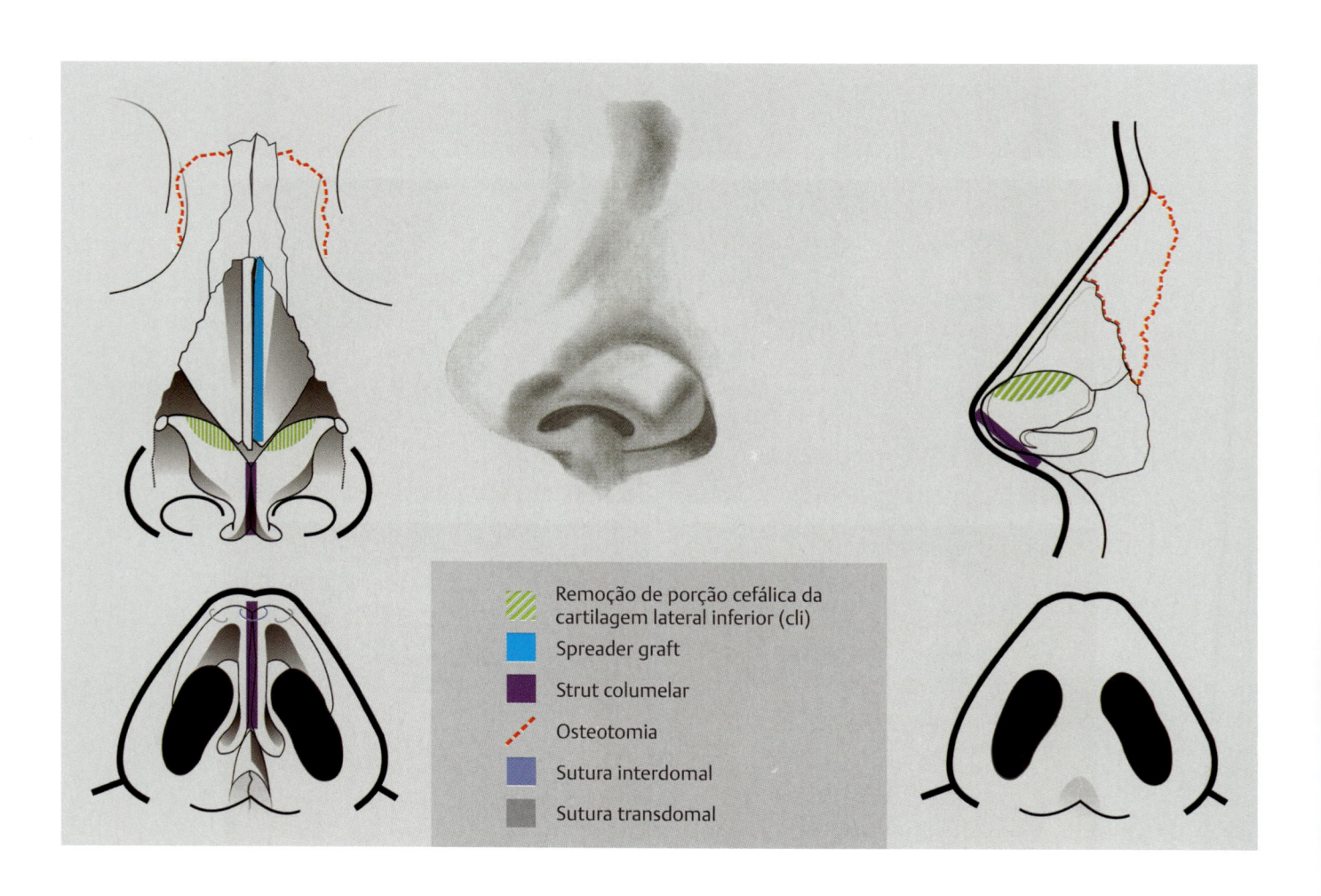

Legenda:
- Remoção de porção cefálica da cartilagem lateral inferior (cli)
- Spreader graft
- Strut columelar
- Osteotomia
- Sutura interdomal
- Sutura transdomal

PÓS-OPERATÓRIO – 1 ANO

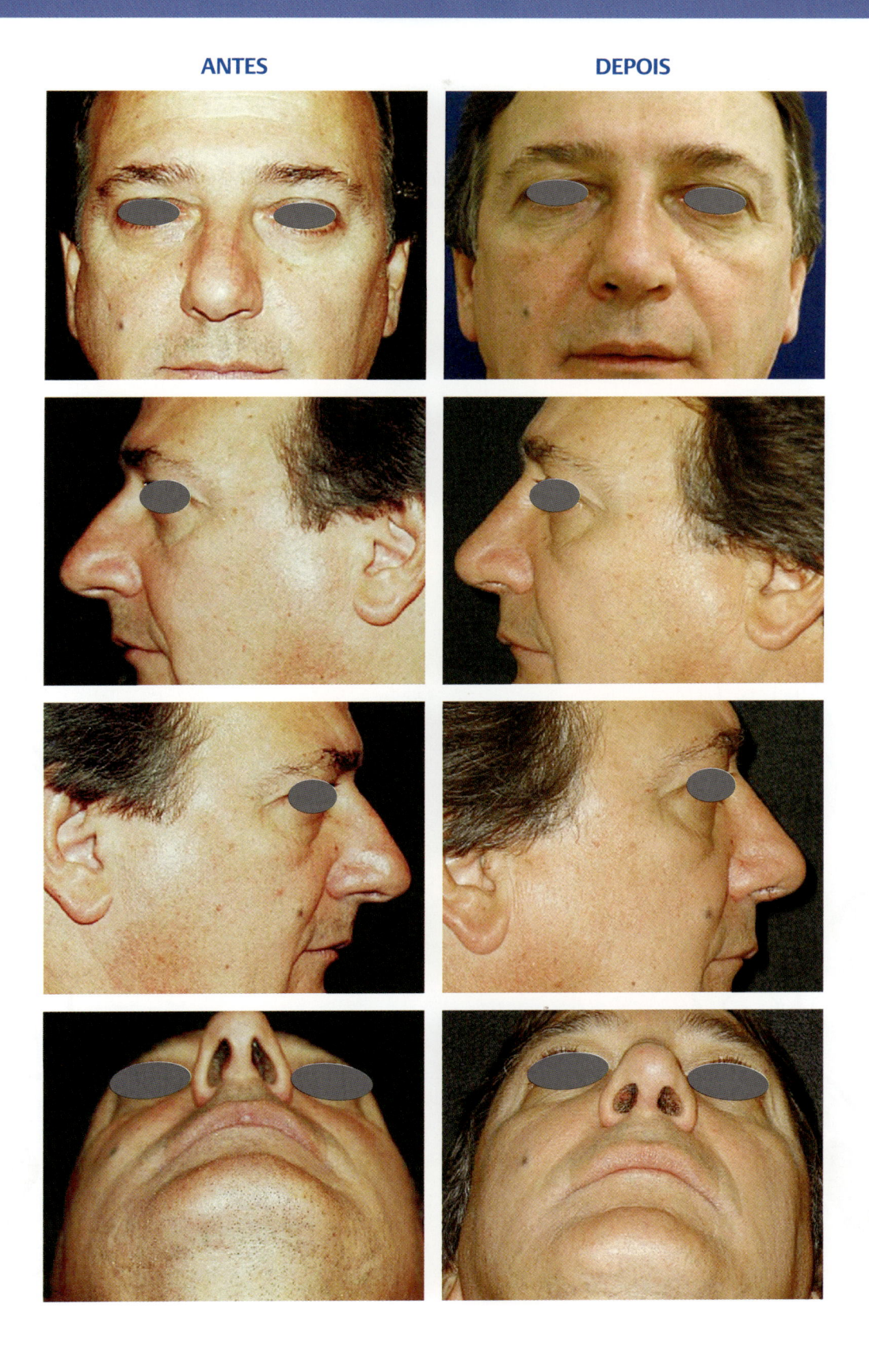

ANTES DEPOIS

CASO 3

LISTA DE DESEJOS
- "Nariz torto".

RINOPLASTIA SECUNDÁRIA
- Pele intermermediária.
- Ponta com definição razoável e ângulo nasolabial em torno de 90 graus.
- Rinoescoliose e fragilidade em topografia de válvula nasal interna à direita.

PLANEJAMENTO CIRÚRGICO
1) Técnica aberta.
2) Enxerto tipo asa de borboleta.
3) Remoção de excesso de base.

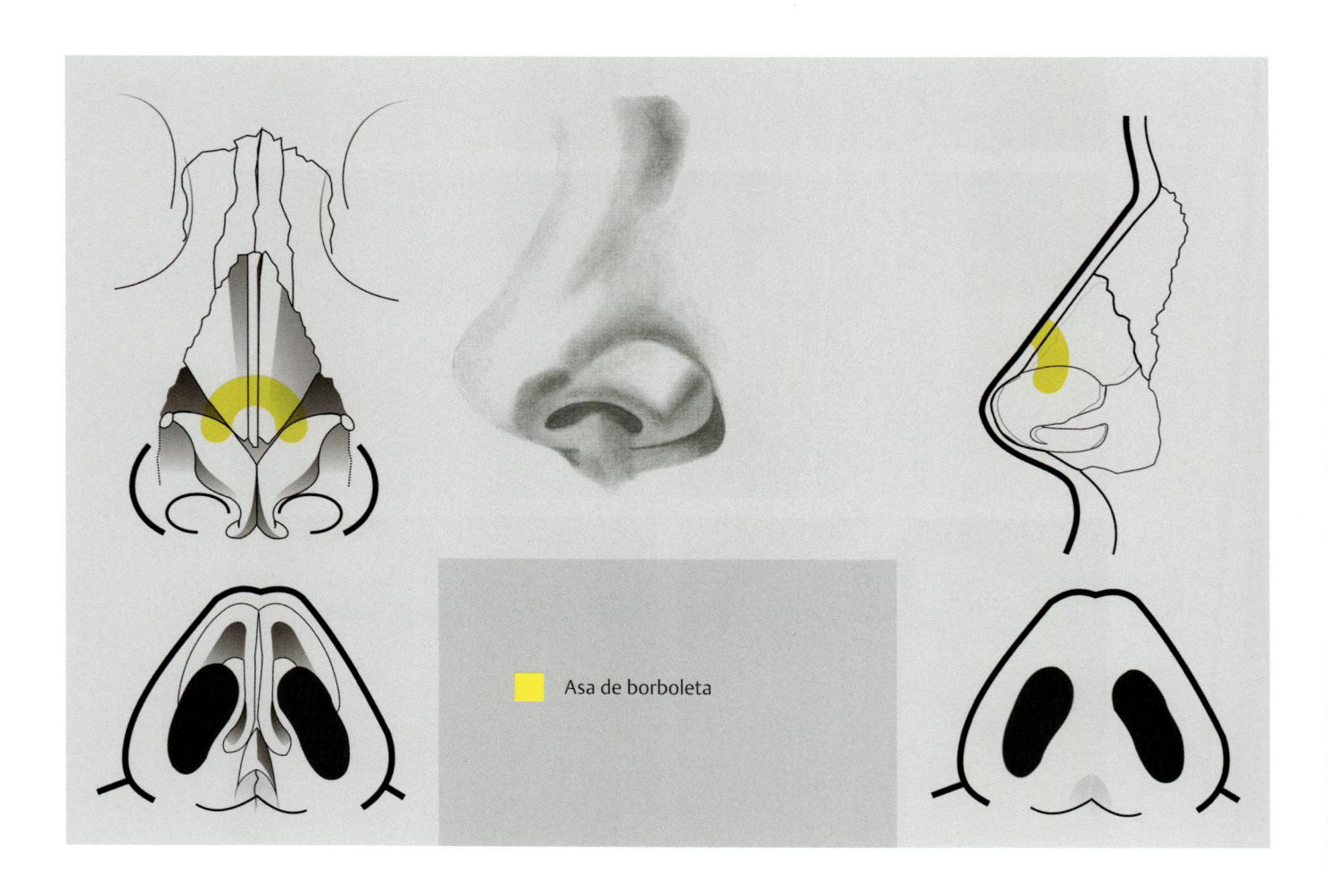

Asa de borboleta

PÓS-OPERATÓRIO – 1 ANO

ANTES   **DEPOIS**

CASO 4

LISTA DE DESEJOS
1) "Nariz torto".
2) "Dorso alto".

ANÁLISE PRÉ-OPERATÓRIA
- Pele fina.
- Ponta mal definida e ângulo nasolabial em torno de 90 graus.
- Dorso com giba osteocartilaginosa, laterorrinia para esquerda e fragilidade de cartilagem lateral superior à direita.

PLANEJAMENTO CIRÚRGICO
1) Técnica aberta.
2) Septoplastia, com objetivo de remoção de enxertos e colocação de septo em linha média.
3) Reforçado "domus" verdadeiro.
4) Remoção de porção cefálica da cartilagem lateral inferior, com sobra de 9 mm da mesma.
5) Seccionadas cartilagens laterais superiores do septo cartilaginoso.
6) Colocação de "strut" em ponta nasal.
7) Suturas interdomais e transdomais com "nylon" 5.0.
8) Ajuste de dorso com objetivo de mantê-lo 1 mm abaixo da ponta.
9) Osteotomias laterais e paramediana bilateralmente.
10) Colocação de "spreader graft" unilateral a esquerda.

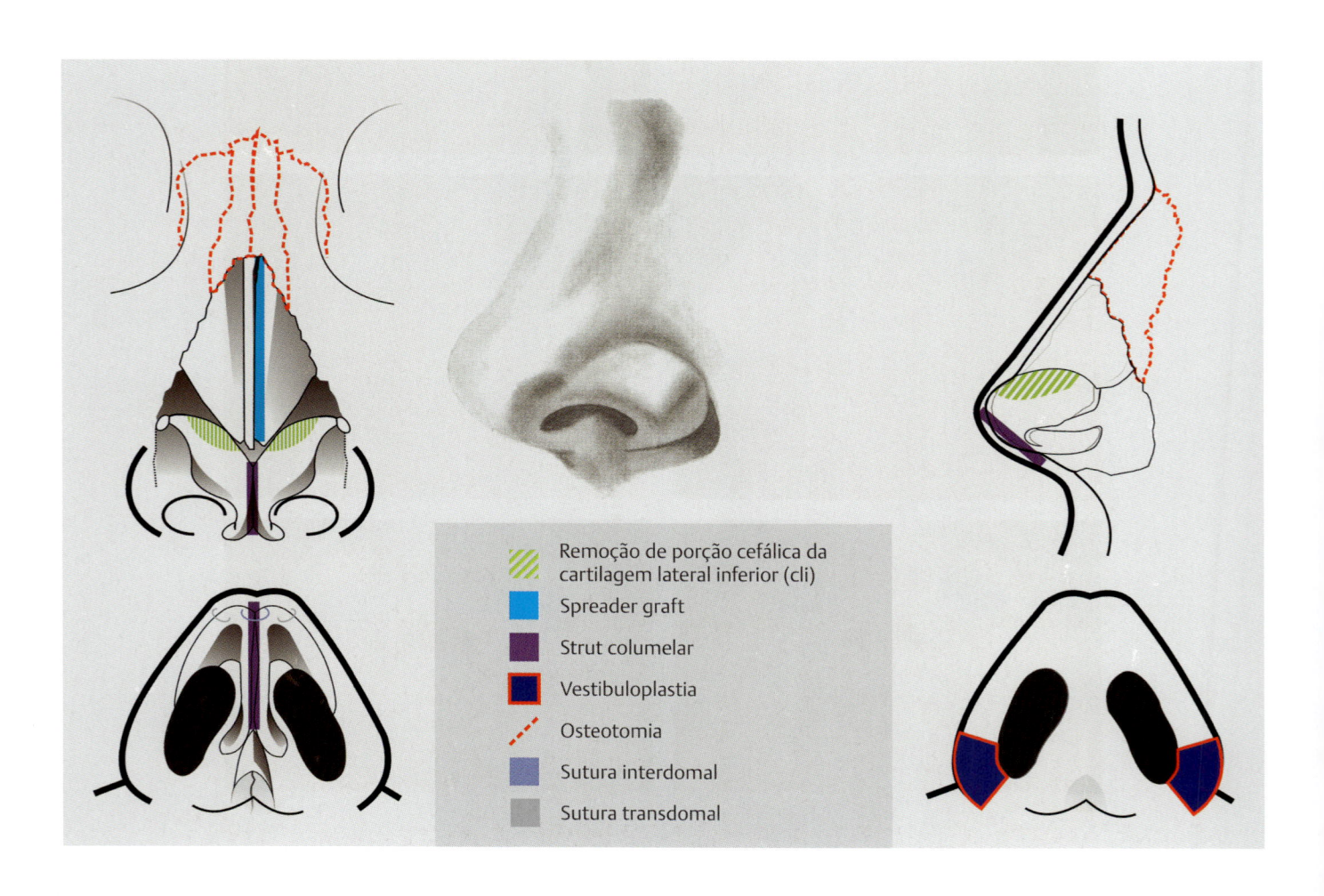

PÓS-OPERATÓRIO – 1 ANO

ANTES   **DEPOIS**

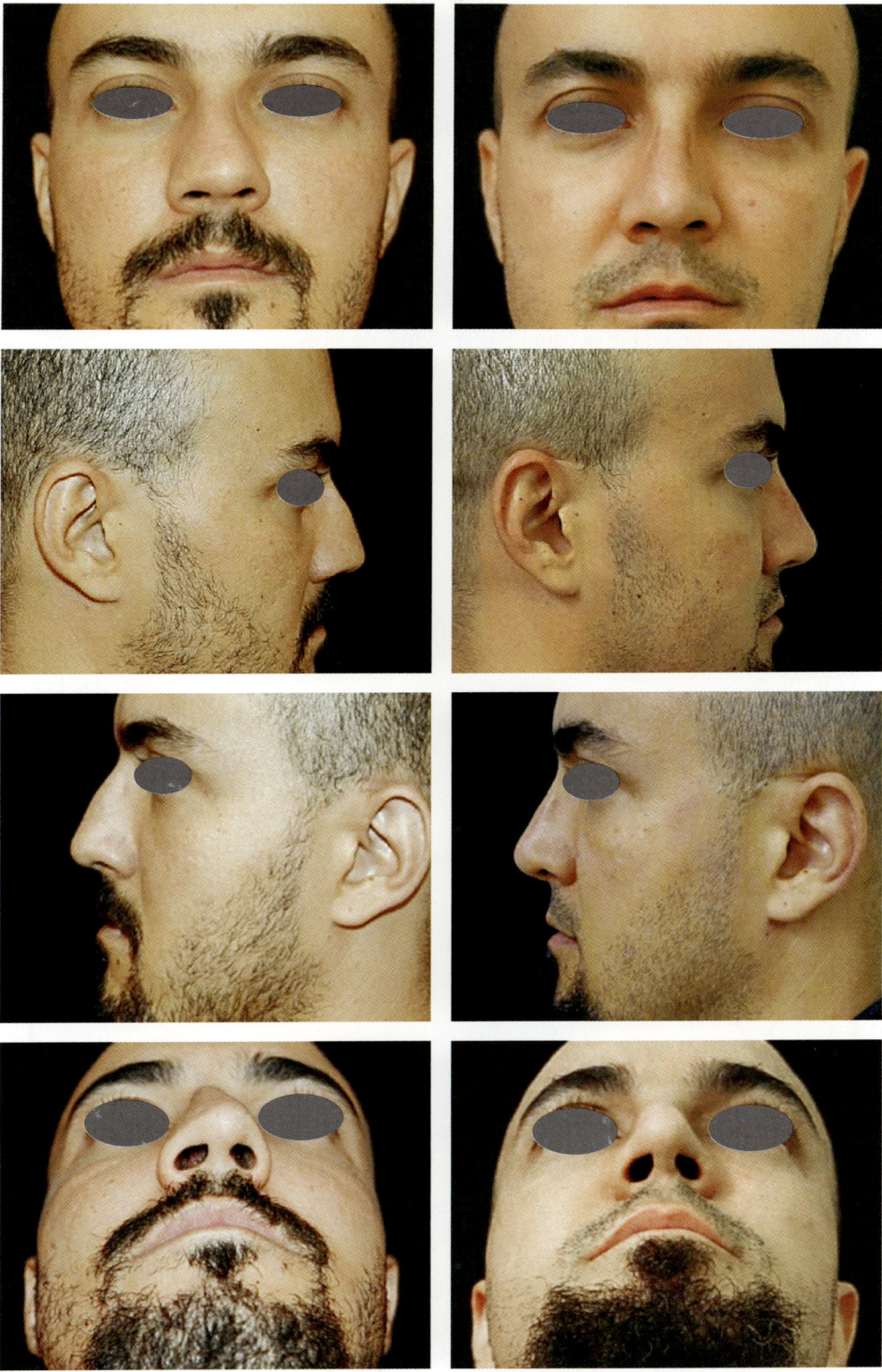

CASO 5

LISTA DE DESEJOS
1) "Nariz trancado".
2) "Dorso baixo".

ANÁLISE PRÉ-OPERATÓRIA
- Pele espessa.
- Ponta com excesso de cartilagem lateral inferior na porção cefálica à direita, ângulo nasolabial menor que 90 graus e columela pendente.
- Dorso baixo em relação a ponta.
- Narinas assimétricas à custa de desvio septal caudal.

PLANEJAMENTO CIRÚRGICO
1) Técnica aberta.
2) Septoplastia pela técnica de Metzenbaum modificada.
3) Lateralização do "domus" em 2 mm sendo "neodomus" com 5 mm de largura.
4) Remoção de porção cefálica da cartilagem lateral inferior restando 9 mm da mesma.
5) Suturas interdomais e transdomais com "nylon" 5.0.
6) Colocação de "strut" em ponta nasal.
7) Enxerto de cartilagem septal em dorso com objetivo de melhorar a relação com a ponta.
8) Osteotomia lateral bilateralmente.

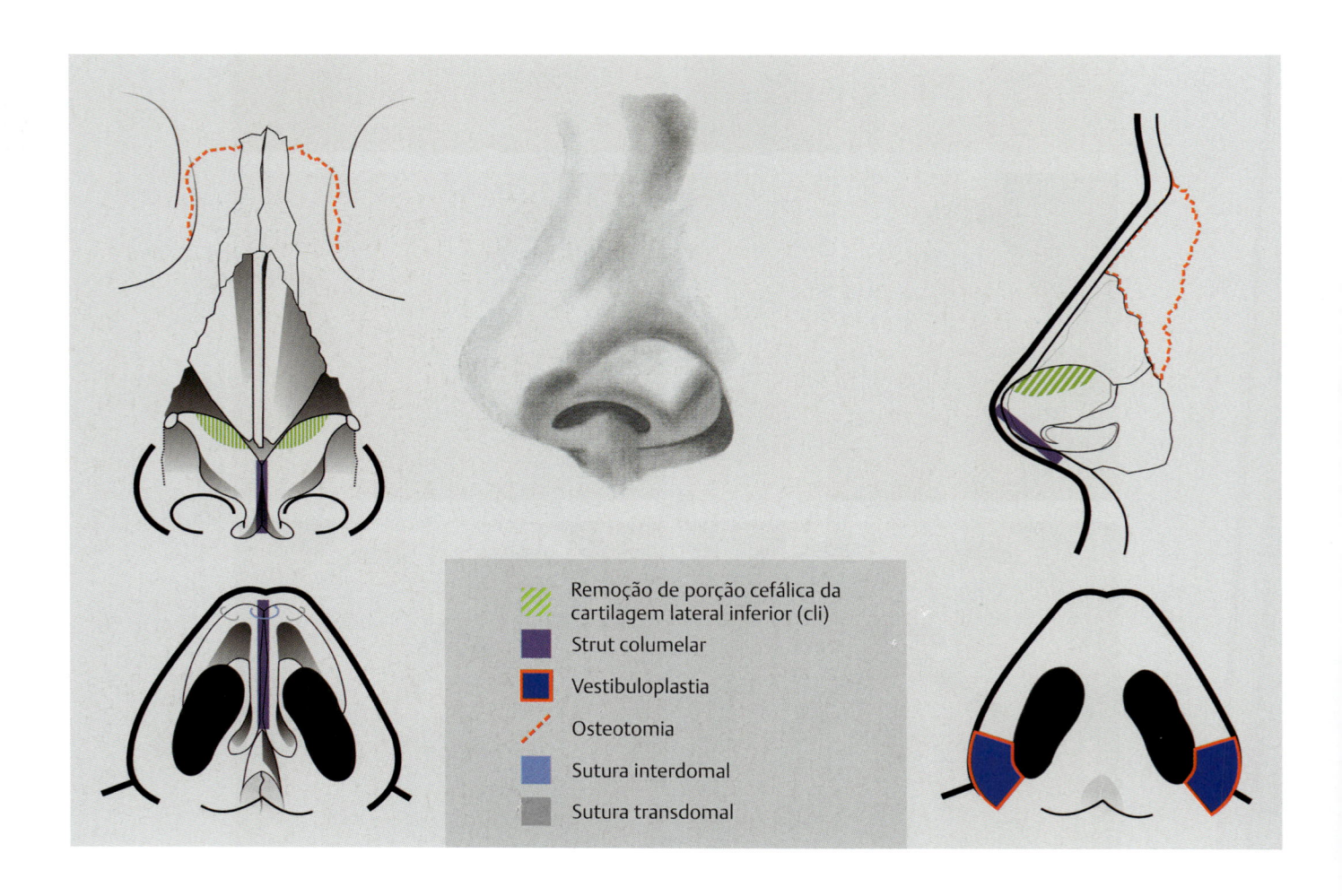

Legenda:
- Remoção de porção cefálica da cartilagem lateral inferior (cli)
- Strut columelar
- Vestibuloplastia
- Osteotomia
- Sutura interdomal
- Sutura transdomal

PÓS-OPERATÓRIO – 1 ANO

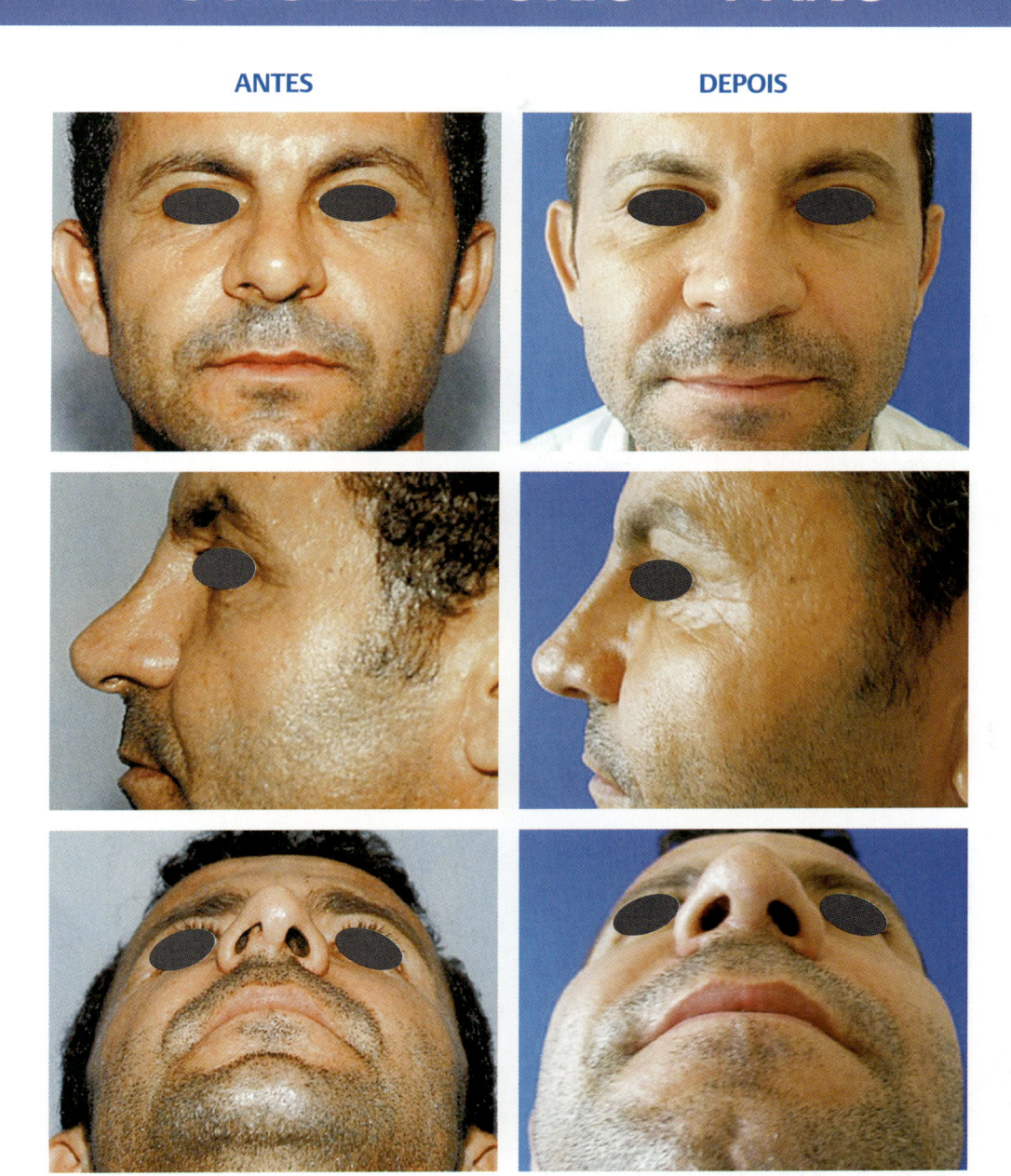

ANTES   **DEPOIS**

CASO 6

LISTA DE DESEJOS
1) "Dorso irregular".
2) "Nariz grande".

ANÁLISE PRÉ-OPERATÓRIA
- Pele espessa.
- Ponta assimétrica, sem definição com triângulo flácido bilateral, ângulo nasolabial em torno de 90 graus.
- Dorso selado em terço médio.

PLANEJAMENTO CIRÚRGICO
1) Técnica aberta.
2) Septoplastia.
3) Reforçado "domus" verdadeiro, restando 5 mm.
4) Remoção de porção cefálica da cartilagem lateral inferior, com sobra de 9 mm da mesma.
5) Suturas interdomais e transdomais com "nylon" 5.0.
6) Colocação de "strut".
7) Ajuste de dorso com exerto de cartilagem septal em terço médio.
8) Osteotomias lateral e paramediana bilateralmente.
9) Remoção de excesso de base.

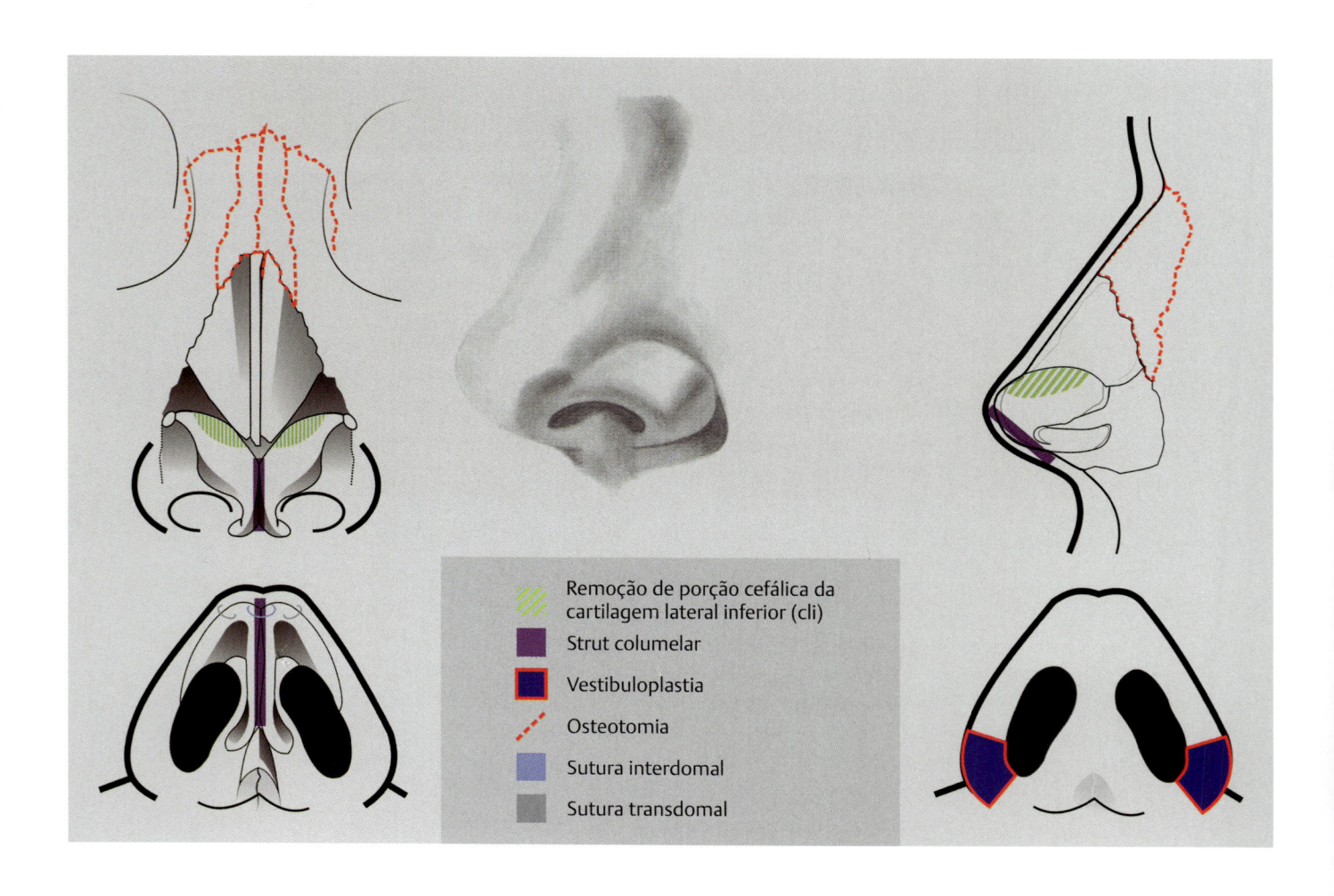

PÓS-OPERATÓRIO – 1 ANO

ANTES   **DEPOIS**

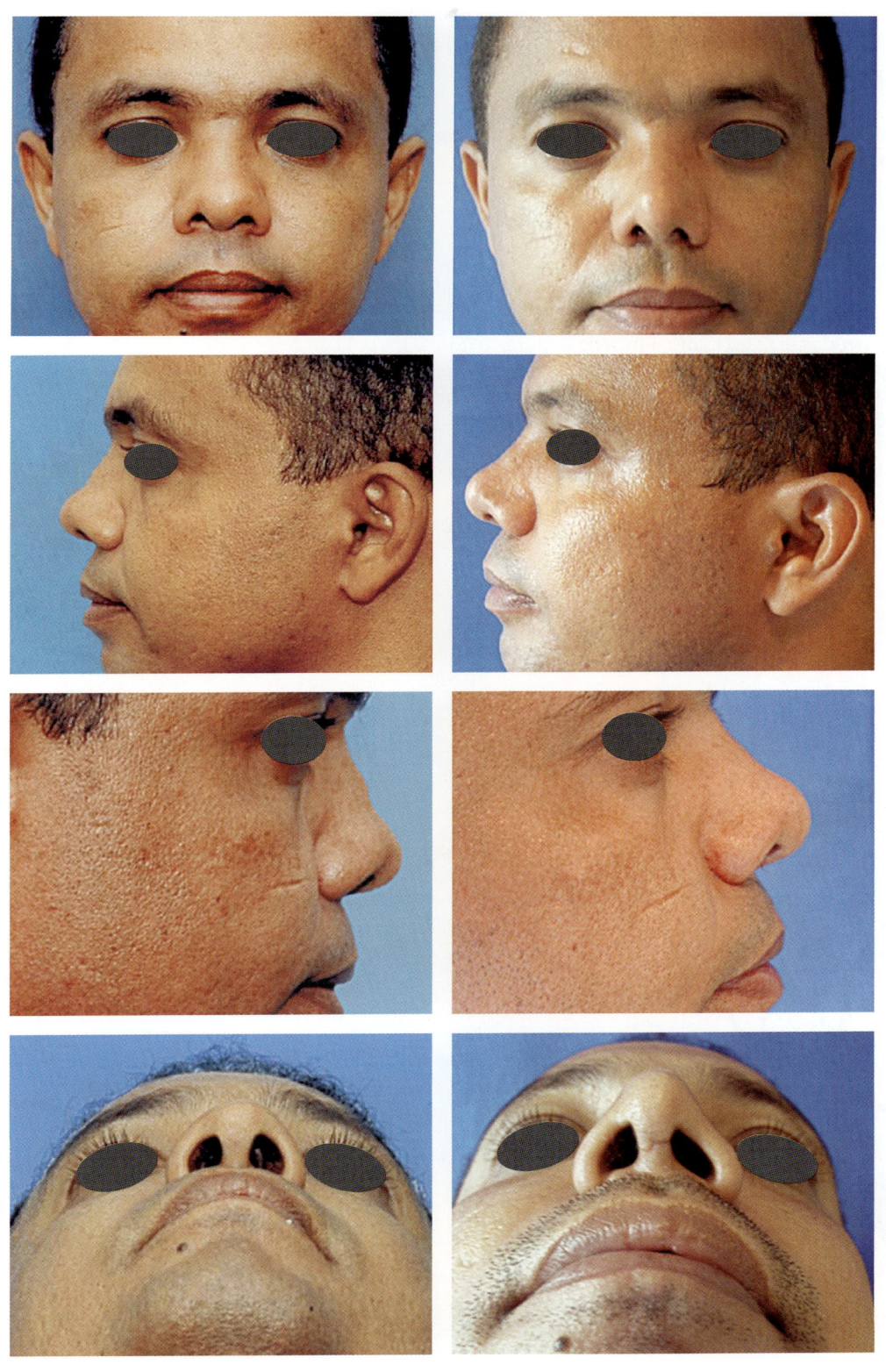

CASO 7

LISTA DE DESEJOS
1) "Nariz grande e torto".
2) "Dorso alto".

ANÁLISE PRÉ-OPERATÓRIA
- Pele fina.
- Ponta de definição razoável, ângulo nasolabial maior que 90 graus, columela "show".
- Dorso com giba osteocartilaginosa, "radix" baixa.
- Base com "footplate" e aumento da distância interalar.

PLANEJAMENTO CIRÚRGICO
1) Técnica aberta.
2) Septoplastia.
3) Lateralização do "domus" em 3 mm.
4) Confecção de "neodomus", este com 4 mm de largura.
5) Remoção de porção cefálica da cartilagem lateral inferior, com sobra de 8 mm da mesma.
6) Colocação de "strut" em ponta nasal.
7) Suturas interdomais e transdomais com "nylon" 5.0.
8) Ajuste de dorso e enxerto em "radix".
9) Osteotomias laterais e paramedianas bilateralmente.
10) Ponto septocolumelar.
11) Removido excesso de asa nasal.

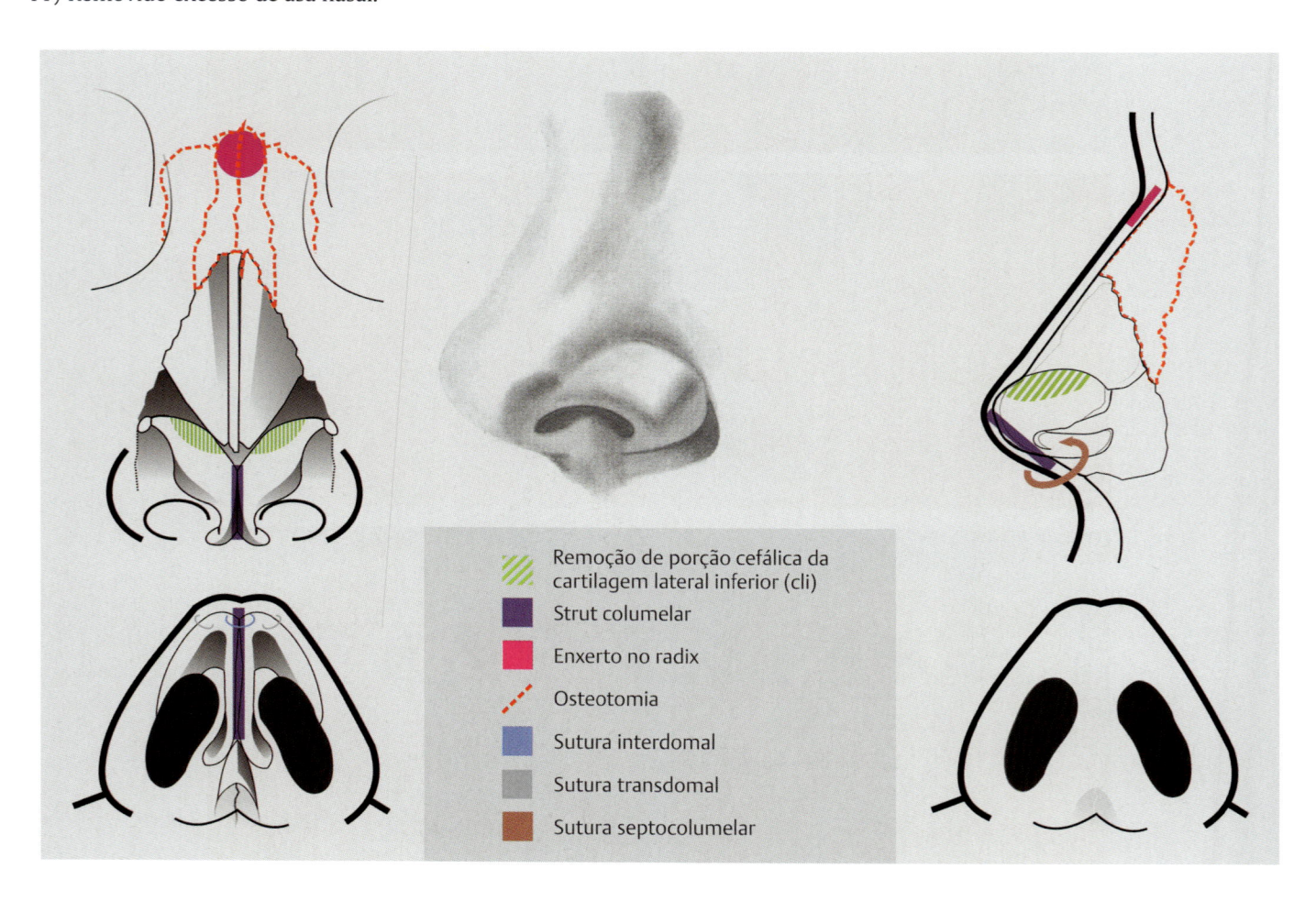

PÓS-OPERATÓRIO – 1 ANO

ANTES   DEPOIS

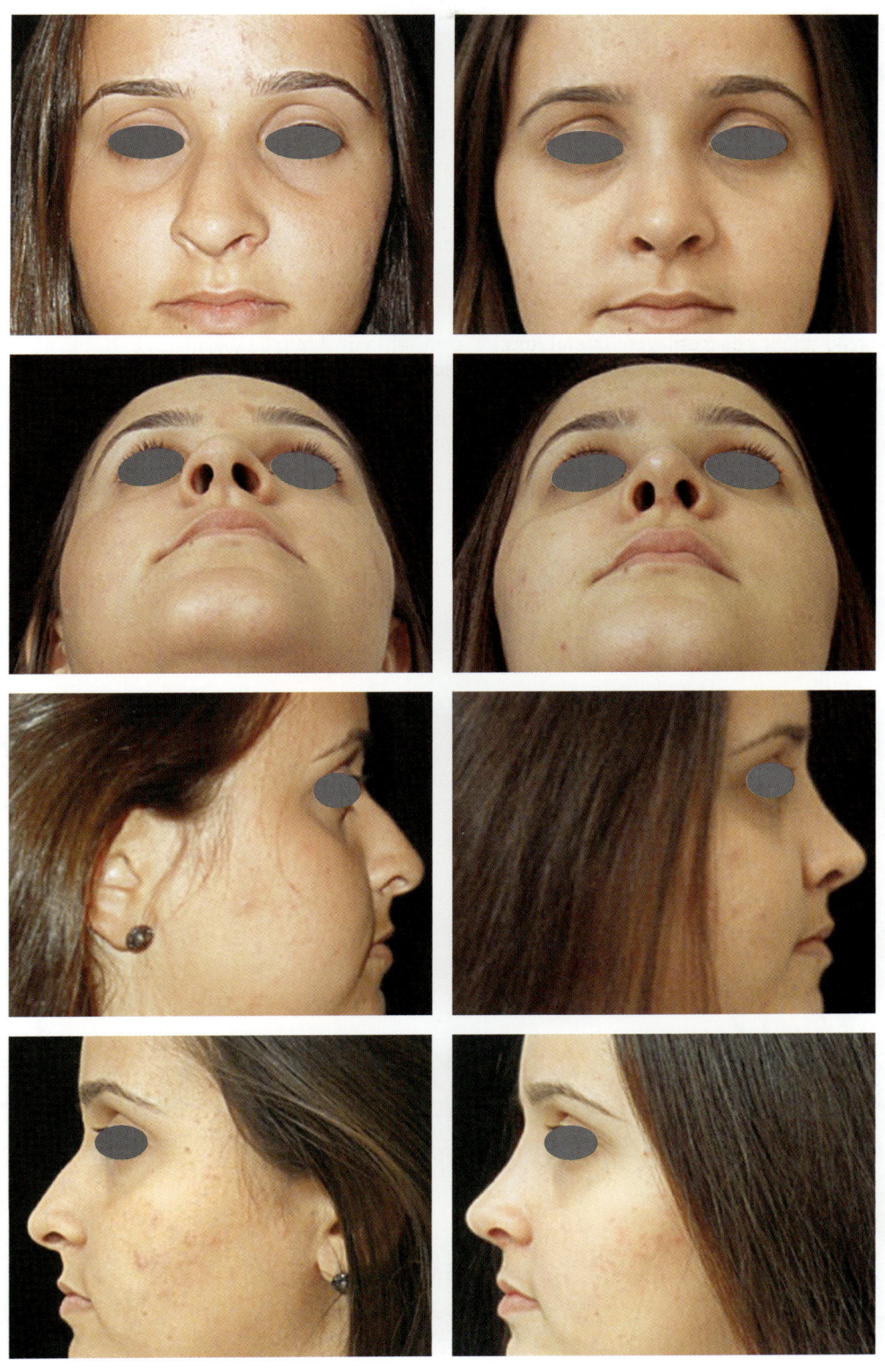

CASO 8

LISTA DE DESEJOS
1) "Ponta feia".
2) "Dorso irregular".

ANÁLISE PRÉ-OPERATÓRIA
- Pele extrematmente fina.
- Ponta com formação em parêntese, ângulo nasolabial em torno de 90 graus.
- Dorso irregular com giba predominantemente óssea.

PLANEJAMENTO CIRÚRGICO
1) Técnica aberta.
2) Septoplastia.
3) Lateralização do "domus" em 2 mm.
4) Confecção de "neodomus", este com 5 mm de largura.
5) Remoção de porção cefálica da cartilagem lateral inferior, com sobra de 8 mm da mesma.
6) Colocação de enxerto tipo "strut", "shield graft" e "alar batten".
7) Suturas interdomais e transdomais com "nylon" 5.0.
8) Ajuste de dorso ósseo, "spreader" bilateral e enxerto de cartilagem septal em em "supratip".
9) Removido excesso de base predominantemente de asa nasal.

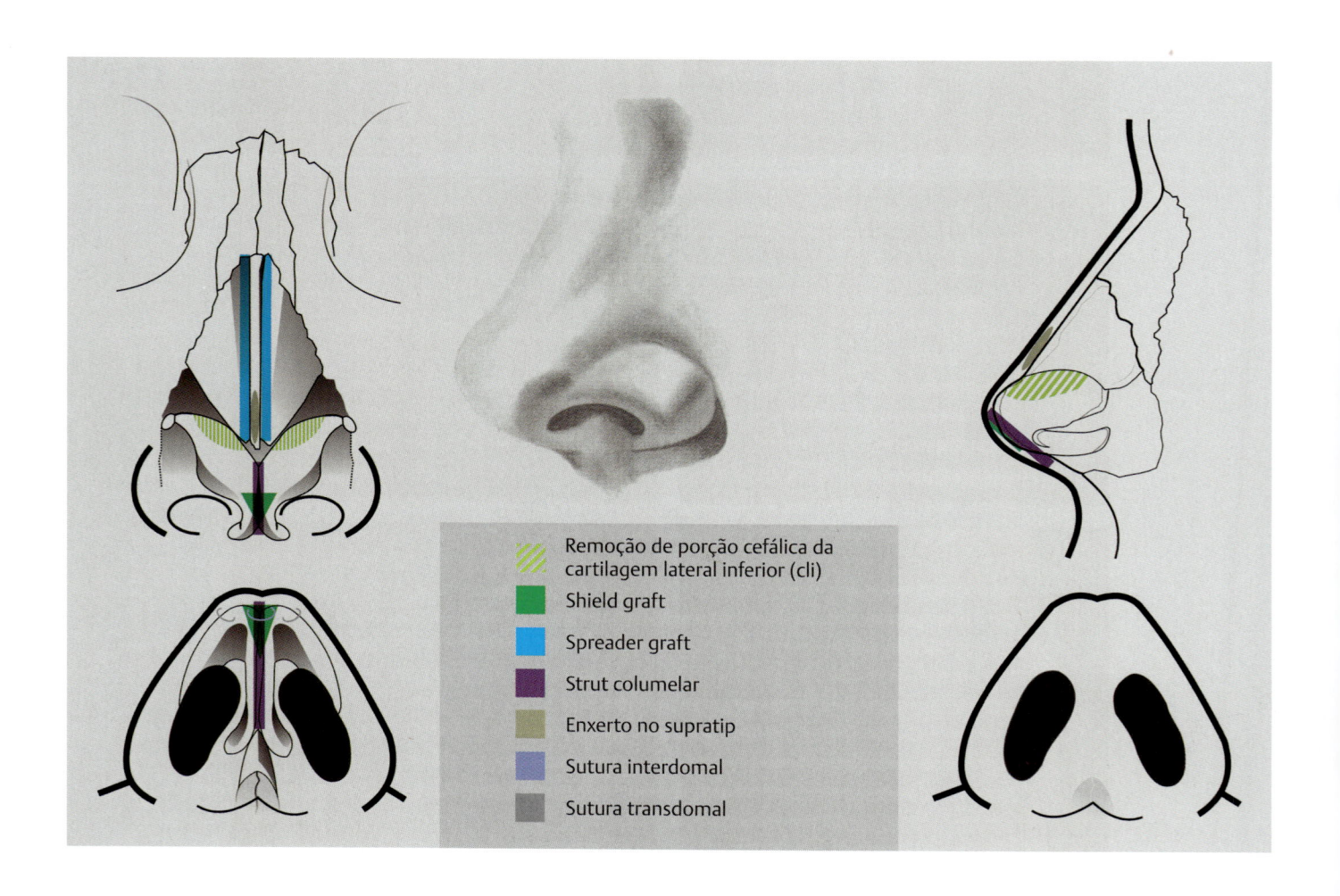

PÓS-OPERATÓRIO – 1 ANO

ANTES **DEPOIS**

CASO 9

LISTA DE DESEJOS
1) "Bola na ponta".
2) "Dorso alto".

ANÁLISE PRÉ-OPERATÓRIA
- Pele intermediária.
- Ponta globosa em conformação de parênteses, columela pendente e ângulo nasolabial em torno de 90 graus.
- Dorso convexo à custa de giba osteocartilaginosa.

PLANEJAMENTO CIRÚRGICO
1) Técnica aberta.
2) Septoplastia.
3) Lateralização do "domus" em 2 mm.
4) Confecção de "neodomus", este com 5 mm de largura.
5) Remoção de porção cefálica da cartilagem lateral inferior, com sobra de 8 mm da mesma.
6) Colocação de "strut" em ponta nasal.
7) Suturas interdomais e transdomais com "nylon" 5.0.
8) Ajuste de dorso com remoção de giba osteocartilaginosa.
9) Osteotomia lateral bilateralmente.
10) Colocação de "spreader graft" unilateral à esquerda.

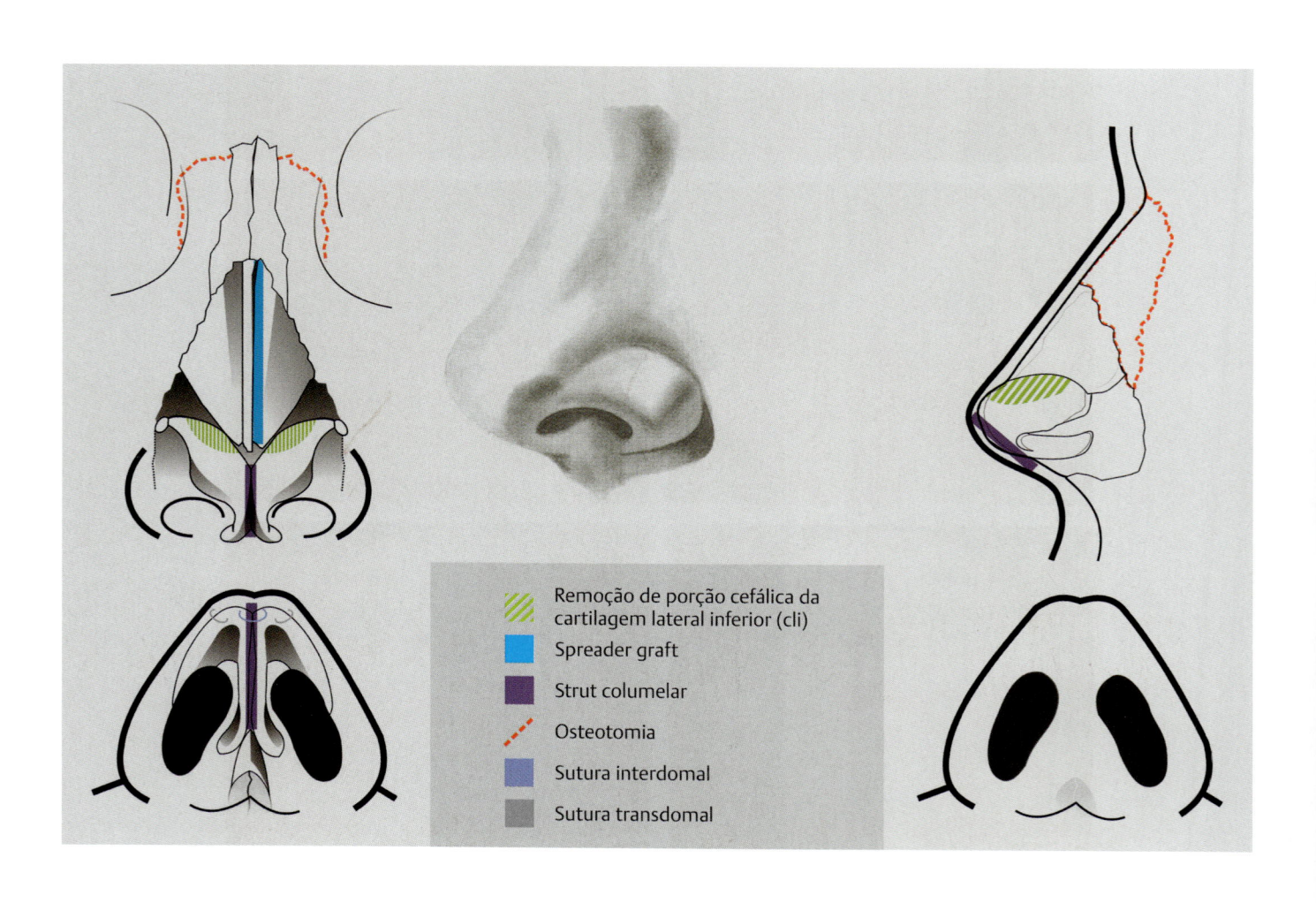

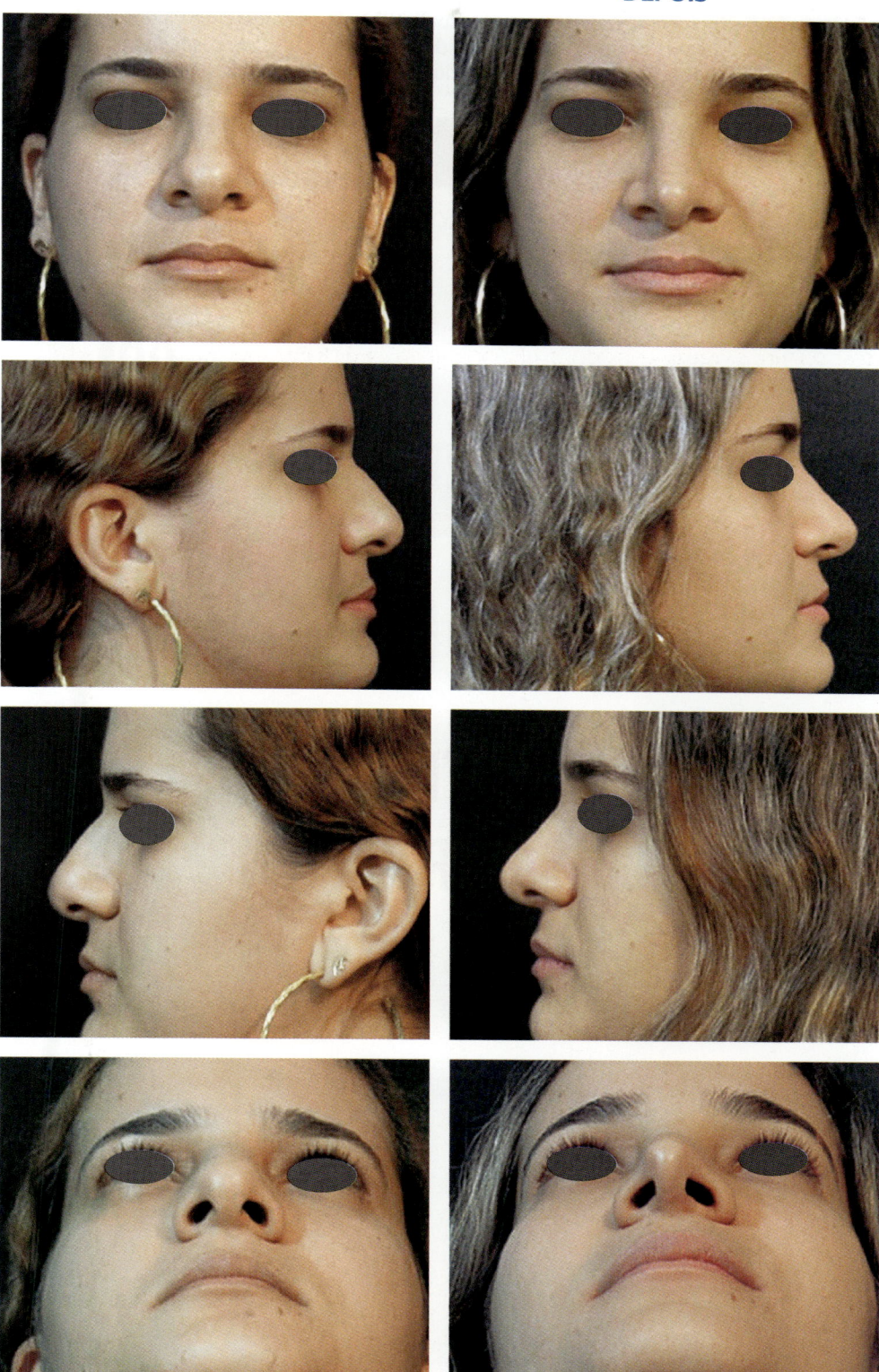

RINOPLASTIA ABERTA

PÓS-OPERATÓRIO – 1 ANO

ANTES   **DEPOIS**

REALIDADE AUMENTADA

O **Otorrinos RA** é um aplicativo que usa a tecnologia de Realidade Aumentada para complementar o conteúdo do Manual Prático de Rinoplastia. Nesta aplicação você assistirá vídeos das cirurgias presentes no manual.

A **Realidade Aumentada** é uma tecnologia imersiva de visualização com a câmera do "smartphone" ou "tablet", imagem e "tracking". Consiste em integrar imagens geradas por computador em ambientes físicos em tempo real.

Para baixar o aplicativo, acesse uma das lojas "on-line", Google Play ou Apple Store, e procure por **Otorrinos RA**.

Ao executar o aplicativo, a câmera do seu celular será ligada. Basta apontar a câmera para os marcadores a seguir para assistir aos vídeos com a cirurgia referente a este capítulo.

08

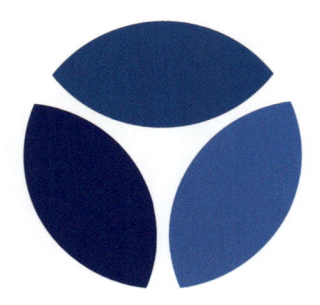

RINOPLASTIA ABERTA COM ALAR BATTEN

09
SPREADER GRAFT

5 RINOPLASTIA ÉTNICA

A população brasileira é notamente formada por uma mistura racial, entre negros, brancos e índios. Segundo o Censo de 2010, o percentual de brasileiros que se declararam pardos cresceu de 38,5% para 43,1% (82 milhões de pessoas), em comparação ao Censo realizado em 2000. A proporção dos que se declararam negros também subiu de 6,2% para 7,6% (15 milhões de pessoas) no mesmo período.

Dorso amplo, depressão dorsal, projeção apical inadequada, ponta mal definida, excesso de divergência alar e/ou distância interalar aumentada, altura e extensão nasal diminuídas, raiz nasal e ângulo labiocolumelar baixos.

Os objetivos gerais para a rinoplastia de nariz negroide deverá objetivar uma harmonia nasofacial, obtenção de um dorso mais reto e estreito, melhoramento da projeção e definição apicais, melhora da divergência alar e distância interalar adequada.

A pele de um nariz afrodescentende é notadamente oleosa, inelástica e com espessura aumentada de tecido cutâneo fibroadiposo acima das carlitagens laterais inferiores, tornando a ponta mal definida, aplanada e bulbosa. Além disso, a columela curta e a espinha nasal mal desenvolvida também contribuem para tal aspecto da ponta.

Na base alar podemos encontrar excesso de asa nasal, aumento da distância interalar e a combinação das duas anormalidades. A narina é ovoide e aberta, o ângulo nasolabial é agudo e a columela é curta e alargada.

Em relação à cartilagem alar, ao contrário do que se acreditava, as projeções mediais e laterais não são mais fracas ou curtas do que as dos caucasianos.

O ângulo nasofrontal é mais profundo, o dorso é baixo e largo (geralmente em sela), dando um aspecto achatado. Há falta de projeção vertical do processo ascendente da maxila, contribuindo para a base nasal ampliada.

Geralmente, usa-se enxertos cartilaginosos autólogos, que podem ser colhidos de septo nasal, concha auricular e cartilagem costal. A obtenção de septo nasal é conseguida por meio de septoplastia rotineira, sendo geralmente feito "strut graft", escudo de Sheen e "contour graft". A cartilagem de concha auricular é colhida geralmente por acesso retroauricular, sendo excelente enxerto para dorso e ponta nasal, por sua maleabilidade.

Quando há necessidade de maior quantidade de enxerto, lança-se mão da cartilagem costal, geralmente colhida da sétima costela (podendo ser usada da sexta à décima). Faz-se uma incisão de 5 cm, obtendo-se uma peça de 5 a 7 cm, sendo colocada em uma solução salina com clindamicina.

O acesso à ponta nasal pode ser realizado por via aberta ou "delivery". Por via aberta é iniciado com uma incisão em "V" invertido ou em degrau, no meio da columela. Disseca-se então o ramo medial da cartilagem lateral inferior e, em seguida, os ramos laterais. Libera-se assim a pele, continuando a dissecção dos ramos laterais, dorso ósseo e cartilagíneo, fazendo a exposição de toda a estrutura nasal.

Entre as "crura" mediais dissecadas, coloca-se o "strut graft", sendo suturadas as três estruturas cartilaginosas com fio de "nylon" 5.0. A esse "sanduíche" de cartilagem, sutura-se o escudo de Sheen com o mesmo fio, fazendo a fixação em 3 pontos. A projeção apical desejada irá determinar a altura do dorso.

Em casos que necessitem de maior suporte ou projeção, pode-se lançar mão do uso de enxertos extensores de septo caudal, que são sobrepostos ao septo, de modo que a margem caudal do enxerto fique na linha média, sendo suturado nas "crura" mediais. Como a cartilagem lateral inferior é verticalizada em narizes negroides, pode-se fazer uso de enxertos de contorno alar, prevenindo assim deformidades, retrações e colabamentos.

O dorso geralmente necessita de aumento nesses narizes, lançando-se mão de enxertos cartilaginosos. Tais enxertos são posicionados sob um bolsão criado pela elevação do periósteo nasal. Pode-se ter 1-3 camadas de cartilagem, suturadas com ponto em "U", sendo esculpidas cuidadosamente, de modo a ficarem camufladas sob a pele. Outro recurso que pode ser utilizado é o uso do enxerto tipo Turkish Delight, enxerto de dorso feito por meio de cartilagem fragmentada, envolta em fáscia temporal.

As osteotomias laterais devem ser feitas com osteótomo de 3 mm, visando ligeiro estreitamento do nariz. As osteotomias paramedianas devem ser reservadas para casos de rinoescoliose.

A redução da base nasal deve ser feita como último passo, observando-se a existência de excesso da distância interalar, da asa nasal ou esta combinação. Incisa-se a pele no sulco alar e no assoalho vestibular medical, com cautela, para não lesar a musculatura profunda 3-5 do tratado. A sutura é feita com pontos simples, com "nylon" 6.0.

Por fim, coloca-se "splints" nasais de silicone (suturados com fio "nylon" 3.0, transfixando o septo nasal), bandagem com "micropore" e colocação de "aquaplast". Os cuidados pós-operatórios são os de rotina.

Complicações em narizes negroides, especificamente, podem ser tendência à formação de queloides, hiper/hipopigmentação, necrose de ponta nasal, granuloma de incisão marginal e cicatrizes hipertróficas na base. Alem disso, pode ocorrer demora na involução do edema da ponta nasal, atrasando sua definição.

BIBLIOGRAFIA

Daniel RK. Diced cartilage grafts in rhinoplasty surgery: current techniques and applications. *Plast Reconstr Surg*. 2008;122(6):1883-91.

CASO 1

LISTA DE DESEJOS
1) "Nariz largo".
2) "Tenho a ponta globosa".

ANÁLISE PRÉ-OPERATÓRIA
- Pele grossa, com tendência à oleosidade.
- Ponta globosa, ângulo nasolabial em torno de 90 graus.
- Dorso com altura adequada.
- Base com distância interalar aumentada.

PLANEJAMENTO CIRÚRGICO
1) Técnica semiaberta ou "delivery".
2) Lateralização do "domus" em 3 mm.
3) Confecção de "neodomus", este com 5 mm de largura.
4) Remoção de porção cefálica da cartilagem lateral inferior, com sobra de 7 mm da mesma.
5) Colocação de "strut" em ponta nasal e enxerto de contorno alar.
6) Suturas interdomais e de aproximação do "domus" posterior com "nylon" 5.0.
7) Colocação de "shield graft" com suturas inabsorvíveis de "nylon" 5.0.
8) Ajuste de dorso com objetivo de projetar a ponta em torno de 2 mm acima do mesmo.
9) Osteotomia lateral bilateralmente.
10) Remoção de pele e vestíbulo nasal e posterior sutura com "nylon" 6.0 pela técnica de Weir.

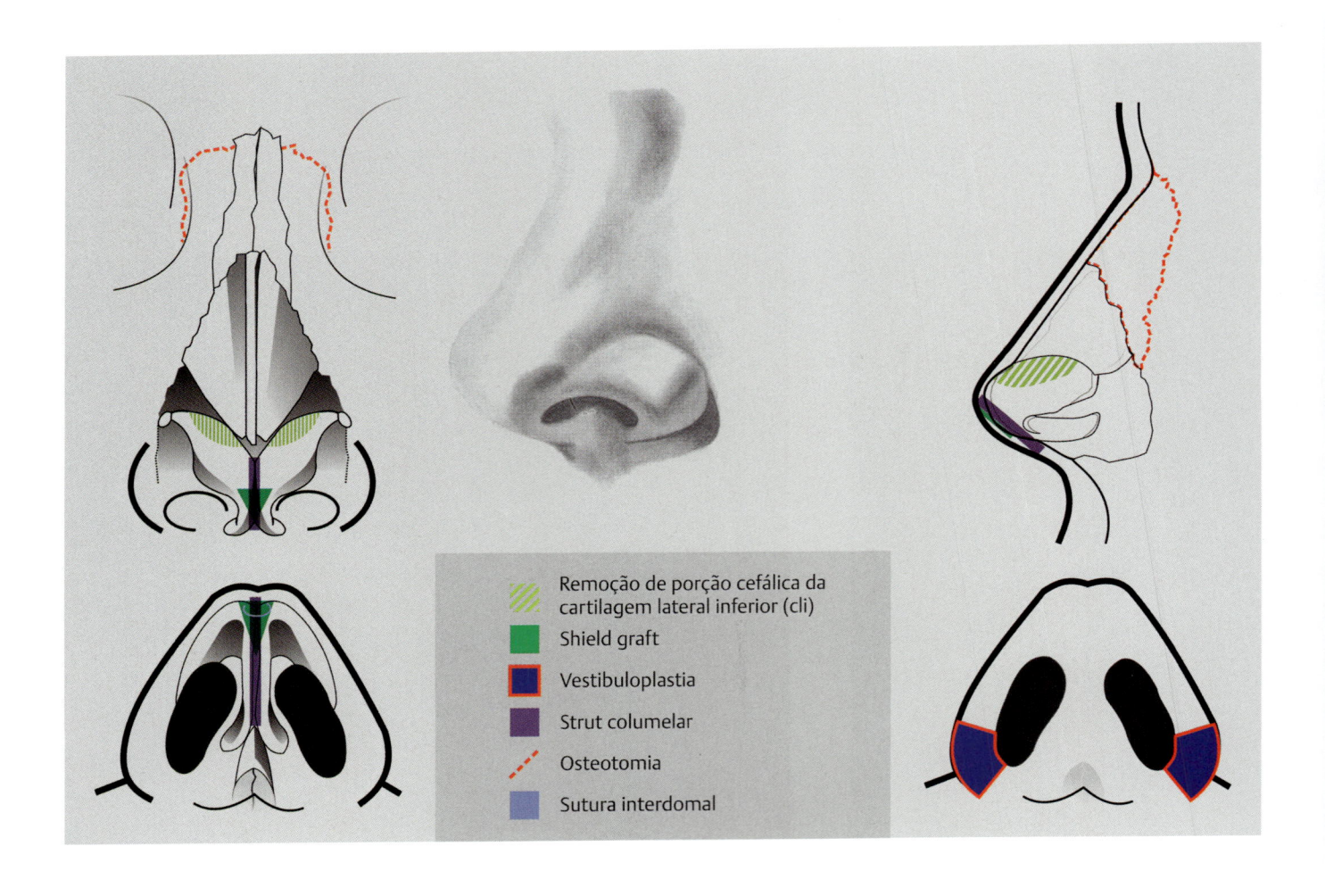

PÓS-OPERATÓRIO – 9 MESES

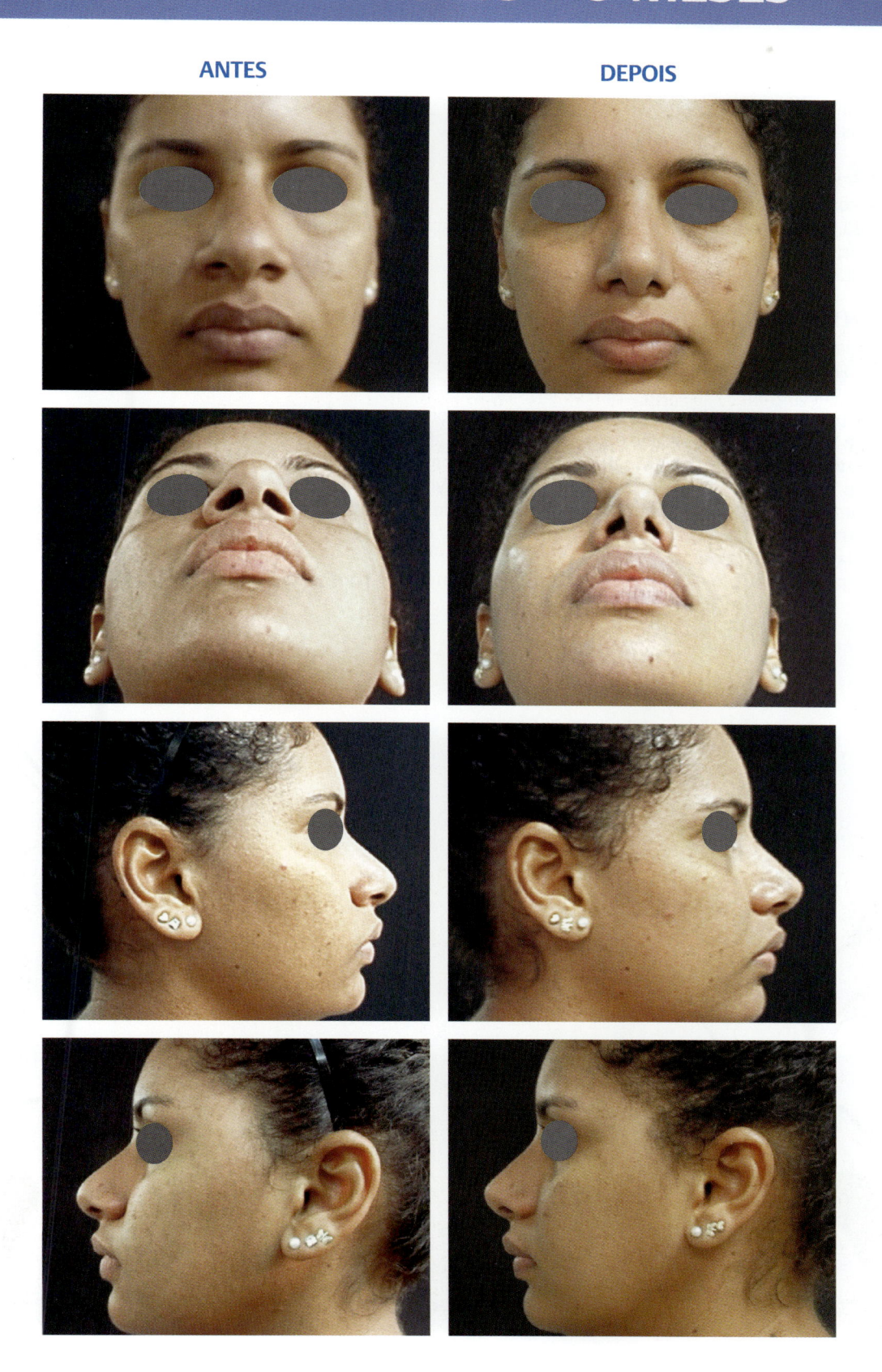

ANTES — DEPOIS

CASO 2

LISTA DE DESEJOS
1) "Nariz largo".
2) "Tenho a ponta globosa".
3) "Ossos nasais largos".

ANÁLISE PRÉ-OPERATÓRIA
- Pele grossa, com tendência à oleosidade.
- Ponta globosa, ângulo nasolabial em torno de 90 graus, retração de columela.
- Dorso com altura adequada, discreta giba osteocartilaginosa.
- Base com distância interalar aumentada.

PLANEJAMENTO CIRÚRGICO
1) Técnica semiaberta ou "delivery".
2) Lateralização do "domus" em 3 mm.
3) Confecção de "neodomus", este com 5 mm de largura.
4) Remoção de porção cefálica da cartilagem lateral inferior, com sobra de 7 mm da mesma.
5) Colocação de "strut" em ponta nasal e enxerto de contorno alar.
6) Suturas interdomais e de aproximação do "domus" posterior com "nylon" 5.0.
7) Colocação de "shield graft" com suturas inabsorvíveis de "nylon" 5.0.
8) Ajuste de dorso com objetivo de projetar a ponta em torno de 2 mm acima do mesmo, colocação de enxertos confeccionados a partir do "trim" da porção cefálica em região de "supratip" e "radix".
9) Osteotomia lateral bilateralmente.
10) Remoção de pele e vestíbulo nasal e posterior sutura com "nylon" 6.0 pela técnica de Weir.

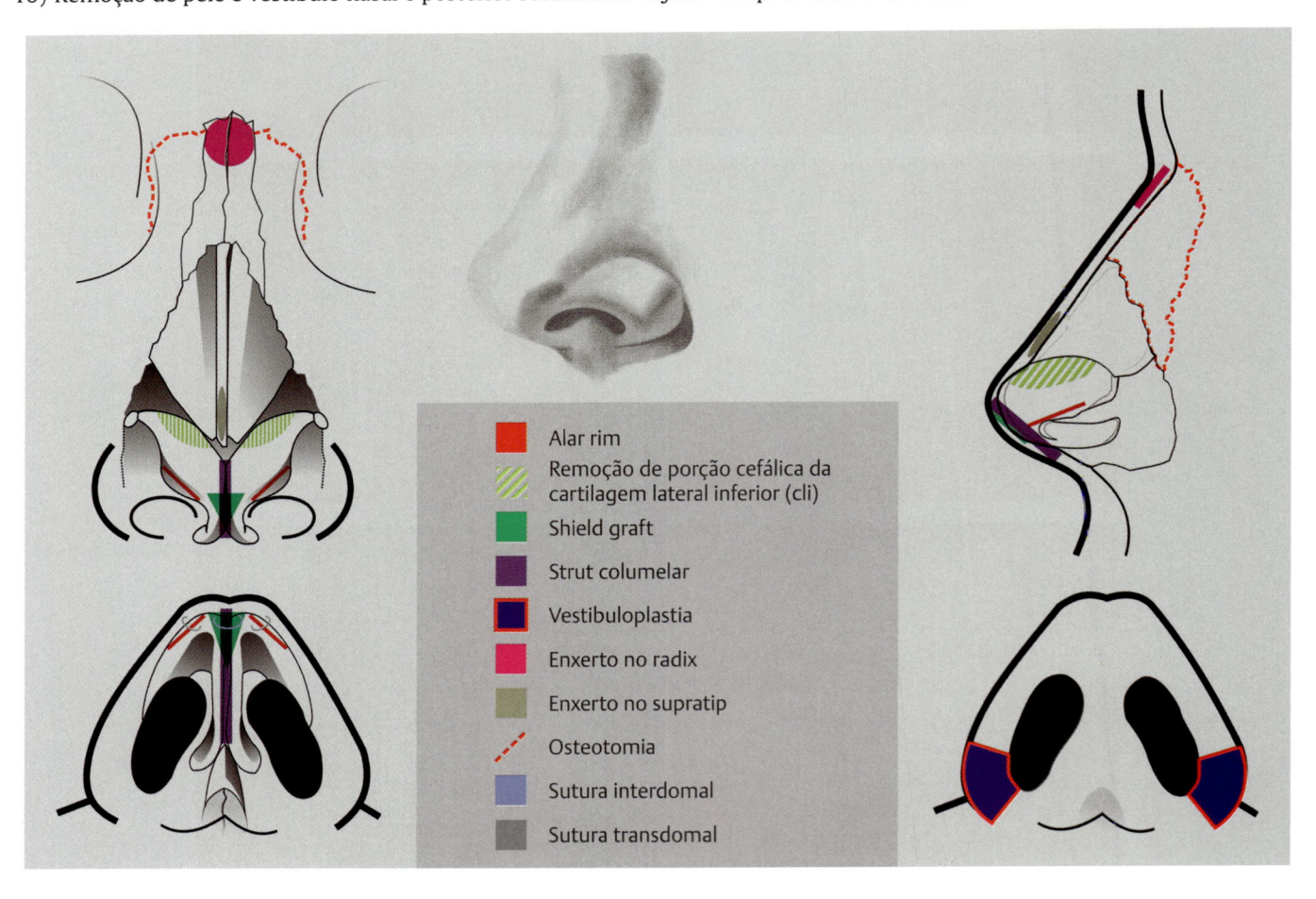

- Alar rim
- Remoção de porção cefálica da cartilagem lateral inferior (cli)
- Shield graft
- Strut columelar
- Vestibuloplastia
- Enxerto no radix
- Enxerto no supratip
- Osteotomia
- Sutura interdomal
- Sutura transdomal

PÓS-OPERATÓRIO – 1 ANO

ANTES DEPOIS

CASO 3

LISTA DE DESEJOS
1) "Base alar alargada".
2) "Tenho a ponta globosa".
3) "Ossos nasais largos".
4) "Manter perfil".

ANÁLISE PRÉ-OPERATÓRIA
- Pele grossa, com tendência à oleosidade.
- Ponta globosa, ângulo nasolabial acima de 90 graus.
- Dorso baixo.
- Base com distância interalar aumentada.

PLANEJAMENTO CIRÚRGICO
1) Técnica semiaberta ou "delivery".
2) Reforço do "domus" verdadeiro com "nylon" 5.0.
3) Remoção de porção cefálica da cartilagem lateral inferior, com sobra de 7 mm da mesma.
4) Colocação de "strut" em ponta nasal e enxerto de contorno alar.
5) Suturas interdomais e de aproximação do "domus" posterior com "nylon" 5.0.
6) Colocação de "shield graft" com suturas inabsorvíveis de "nylon" 5.0.
7) Remoção de 2 mm do "footplate", com objetivo de manutenção do perfil, conforme lista de desejos da paciente.
8) Osteotomia lateral bilateralmente.
9) Remoção de pele e vestíbulo nasal e posterior sutura com "nylon" 6.0 pela técnica de Weir.

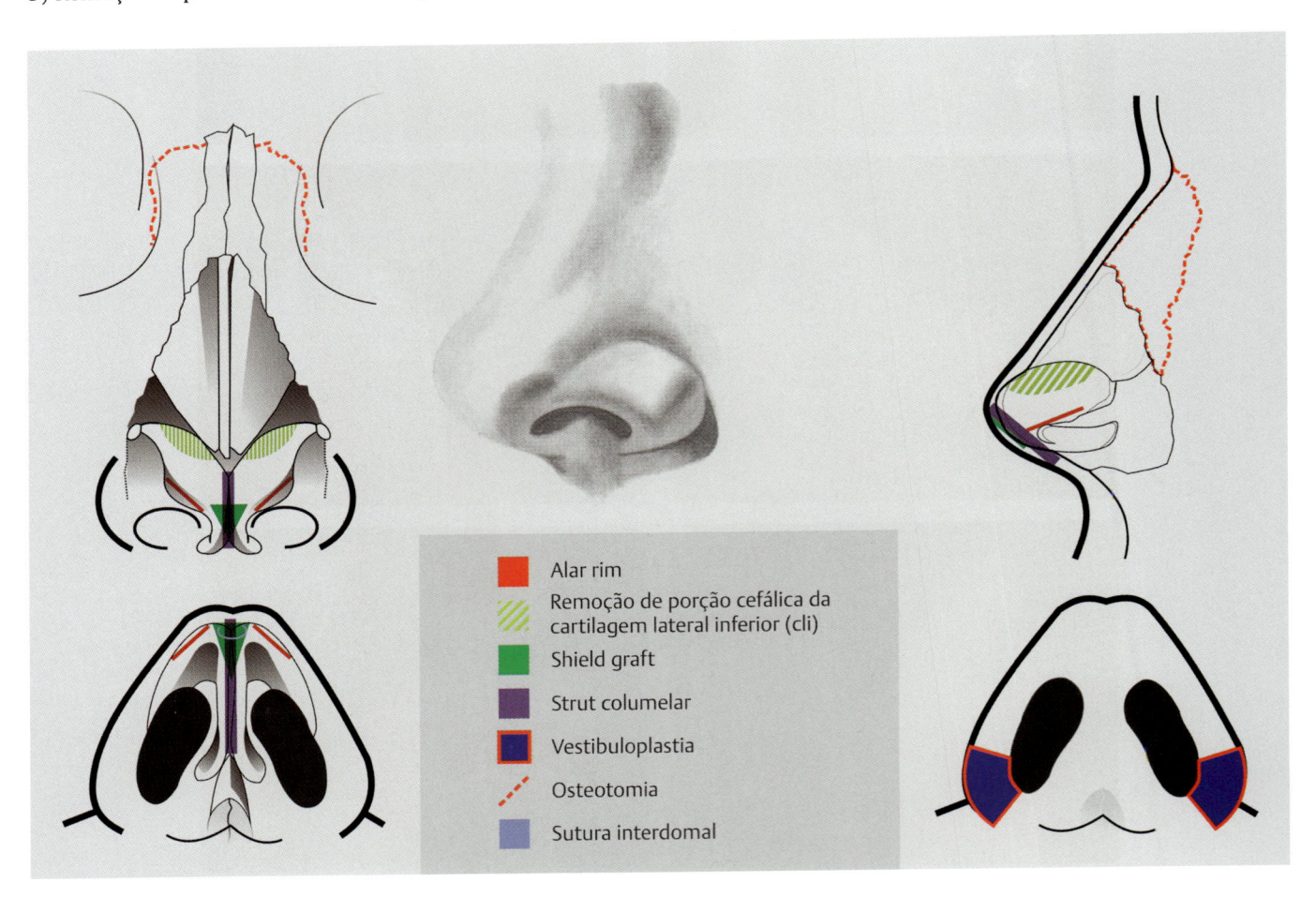

- Alar rim
- Remoção de porção cefálica da cartilagem lateral inferior (cli)
- Shield graft
- Strut columelar
- Vestibuloplastia
- Osteotomia
- Sutura interdomal

RINOPLASTIA ÉTNICA

PÓS-OPERATÓRIO – 6 MESES

ANTES DEPOIS

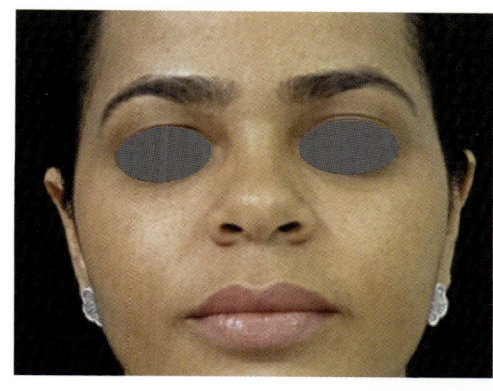

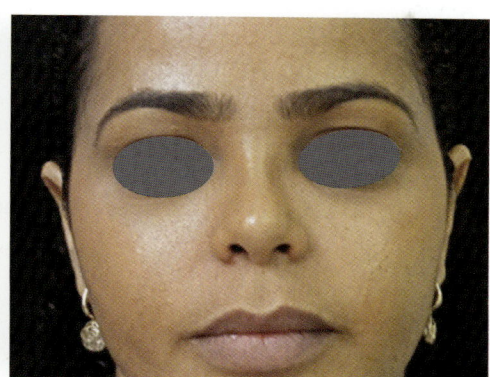

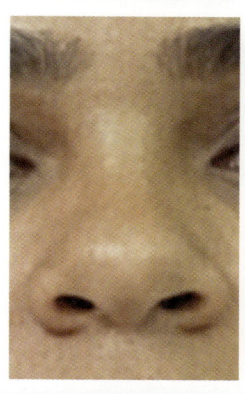

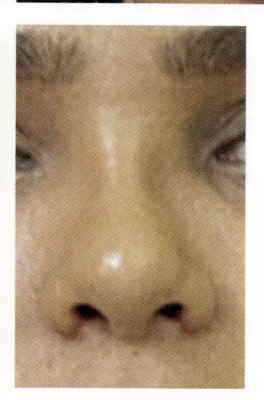

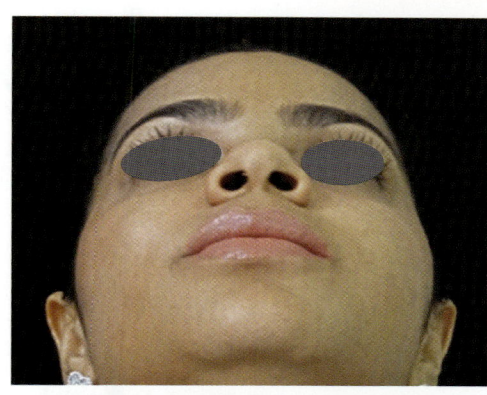

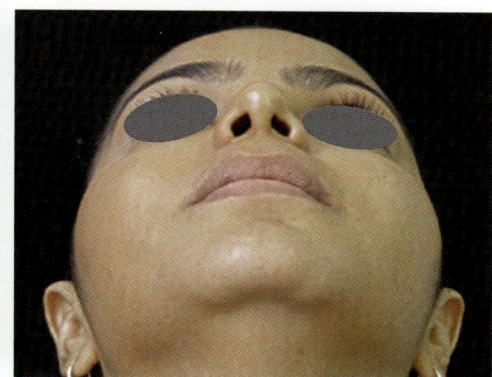

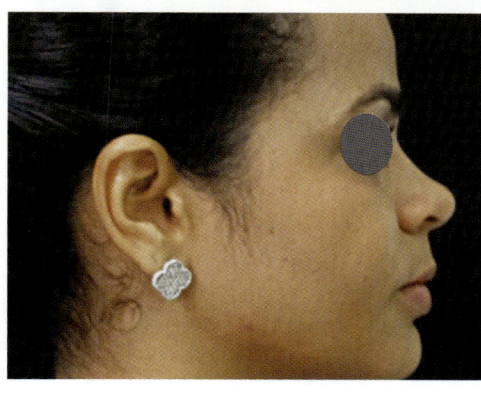

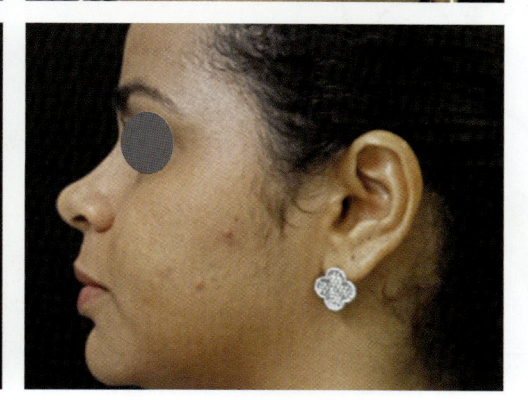

CASO 4

LISTA DE DESEJOS
1) "Nariz largo".
2) "Tenho a ponta globosa".
3) "Ossos nasais largos".
4) "Dorso baixo".

ANÁLISE PRÉ-OPERATÓRIA
- Pele grossa, com tendência à oleosidade.
- Ponta globosa, ângulo nasolabial em torno de 90 graus, retração de columela, espinha nasal posteriorizada.
- Dorso baixo.
- Base com distância interalar aumentada.

PLANEJAMENTO CIRÚRGICO
1) Técnica semiaberta ou "delivery".
2) Reforço do "domus" verdadeiro com "nylon" 5.0.
3) Remoção de porção cefálica da cartilagem lateral inferior, com sobra de 7 mm da mesma.
4) Colocação de "strut" em ponta nasal e enxerto de contorno alar.
5) Suturas interdomais e de aproximação do "domus" posterior com "nylon" 5.0.
6) Colocação de "shield graft" com suturas inabsorvíveis de "nylon" 5.0.
7) Osteotomia lateral bilateralmente.
8) Colocação de enxerto composto de cartilagens septal e auricular fatiadas em pedaços de aproximadamente 3 mm envolvidas em fáscia temporal.
9) Remoção de pele e vestíbulo nasal e posterior sutura com "nylon" 6.0 pela técnica de Weir.

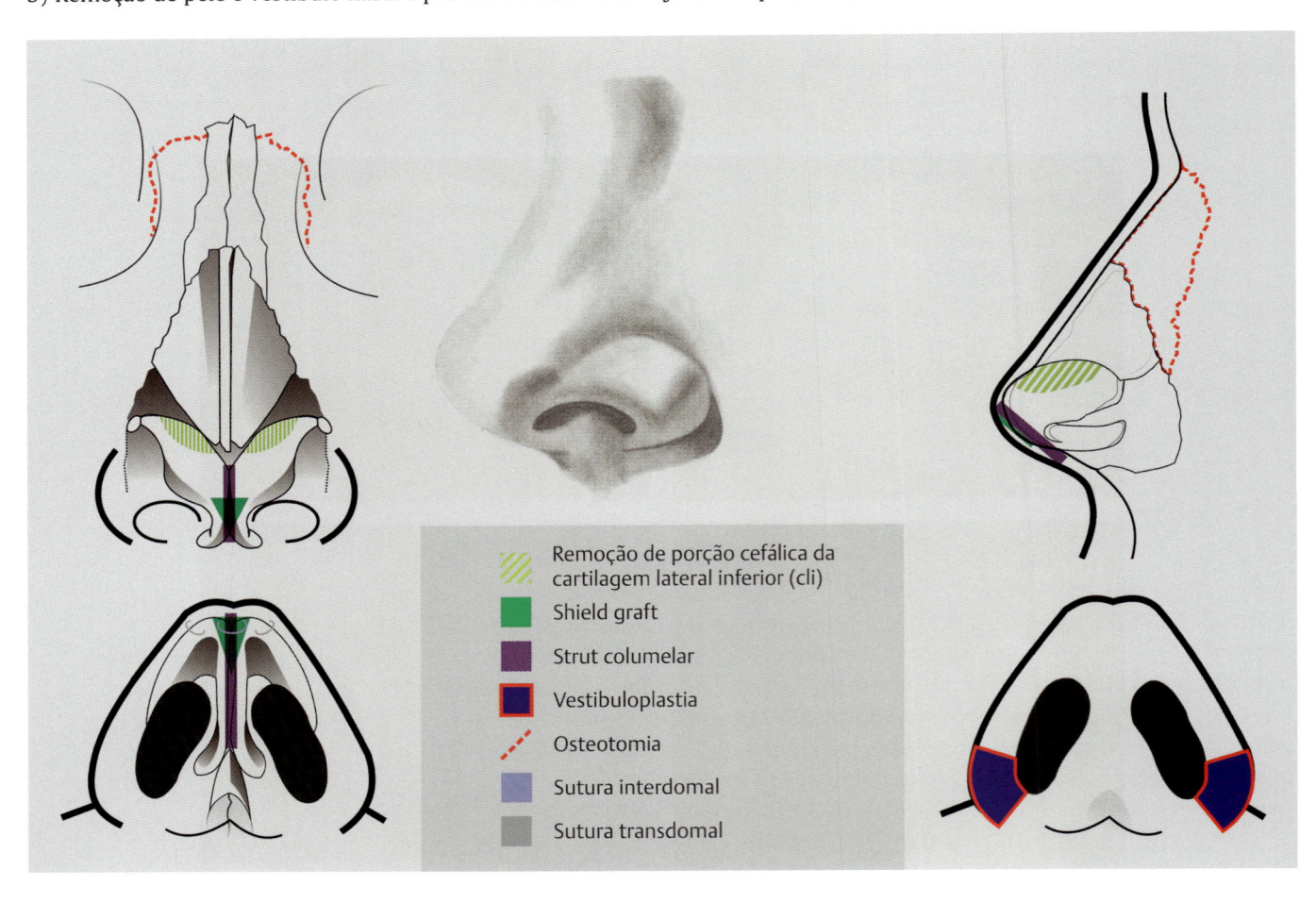

PÓS-OPERATÓRIO – 8 MESES

ANTES　　　　　　　　　　DEPOIS

CASO 5

LISTA DE DESEJOS
1) "Nariz largo".
2) "Tenho a ponta globosa".
3) "Ossos nasais largos".
4) "Rodar mais a ponta".
5) "Nariz alto".

ANÁLISE PRÉ-OPERATÓRIA
- Pele grossa, com tendência à oleosidade.
- Ponta globosa, ângulo nasolabial em torno de 90 graus.
- Dorso convexo, discreta giba osteocartilaginosa.
- Base com distância interalar aumentada.

PLANEJAMENTO CIRÚRGICO
1) Técnica semiaberta ou "delivery".
2) Lateralização do "domus" em 3 mm.
3) Confecção de "neodomus", este com 5 mm de largura.
4) Remoção de porção cefálica da cartilagem lateral inferior, com sobra de 7 mm da mesma.
5) Colocação de "strut" em ponta nasal e enxerto de contorno alar.
6) Suturas interdomais e de aproximação do "domus" posterior com "nylon" 5.0.
7) Colocação de "shield graft" com suturas inabsorvíveis de "nylon" 5.0.
8) Ajuste de dorso com objetivo de projetar a ponta em torno de 2 mm acima do mesmo.
9) Osteotomia lateral bilateralmente.
10) Remoção de pele e vestíbulo nasal pela técnica de Seltzer, onde foi removida somente pele da asa nasal, e posterior sutura com "nylon" 6.0.

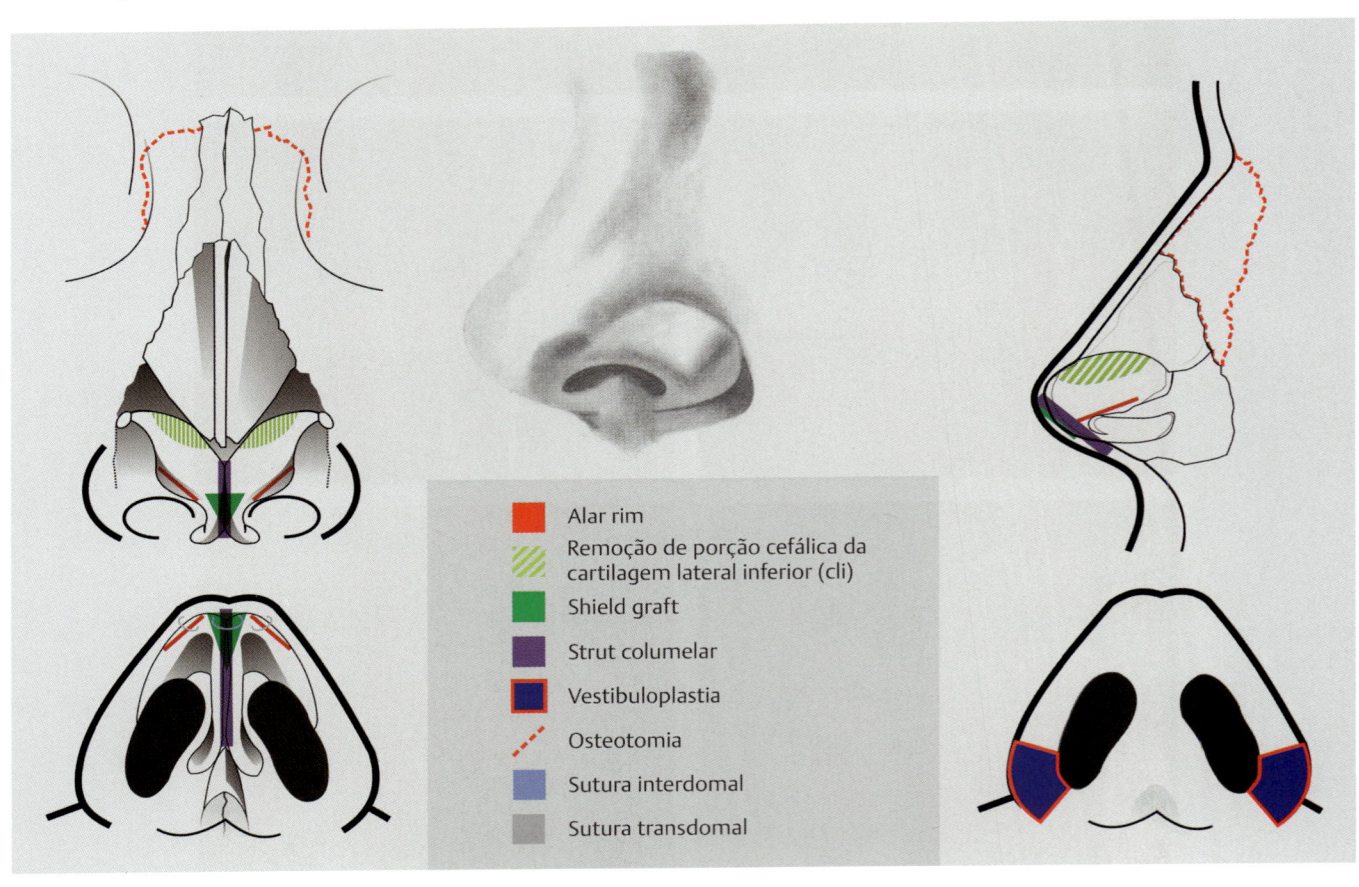

PÓS-OPERATÓRIO – 8 MESES

ANTES　　　　　　　　　DEPOIS

CASO 6

LISTA DE DESEJOS
1) "Nariz largo".
2) "Tenho a ponta globosa".
3) "Ossos nasais largos".
4) "Manter o perfil".

ANÁLISE PRÉ-OPERATÓRIA
- Pele grossa, com tendência à oleosidade.
- Ponta globosa, ângulo nasolabial acima de 90 graus.
- Dorso com altura adequada.
- Base com distância interalar aumentada.

PLANEJAMENTO CIRÚRGICO
1) Técnica semiaberta ou "delivery".
2) Remoção de porção cefálica da cartilagem lateral inferior, com sobra de 7 mm da mesma, "domus" com 5 mm.
3) Colocação de "strut" em ponta nasal e enxerto de contorno alar.
4) Suturas interdomais e de aproximação do "domus" posterior com "nylon" 5.0.
5) Colocação de "shield graft" com suturas inabsorvíveis de "nylon" 5.0.
6) Osteotomia lateral bilateralmente.
7) Remoção de pele e vestíbulo nasal e sutura com "nylon" 6.0.

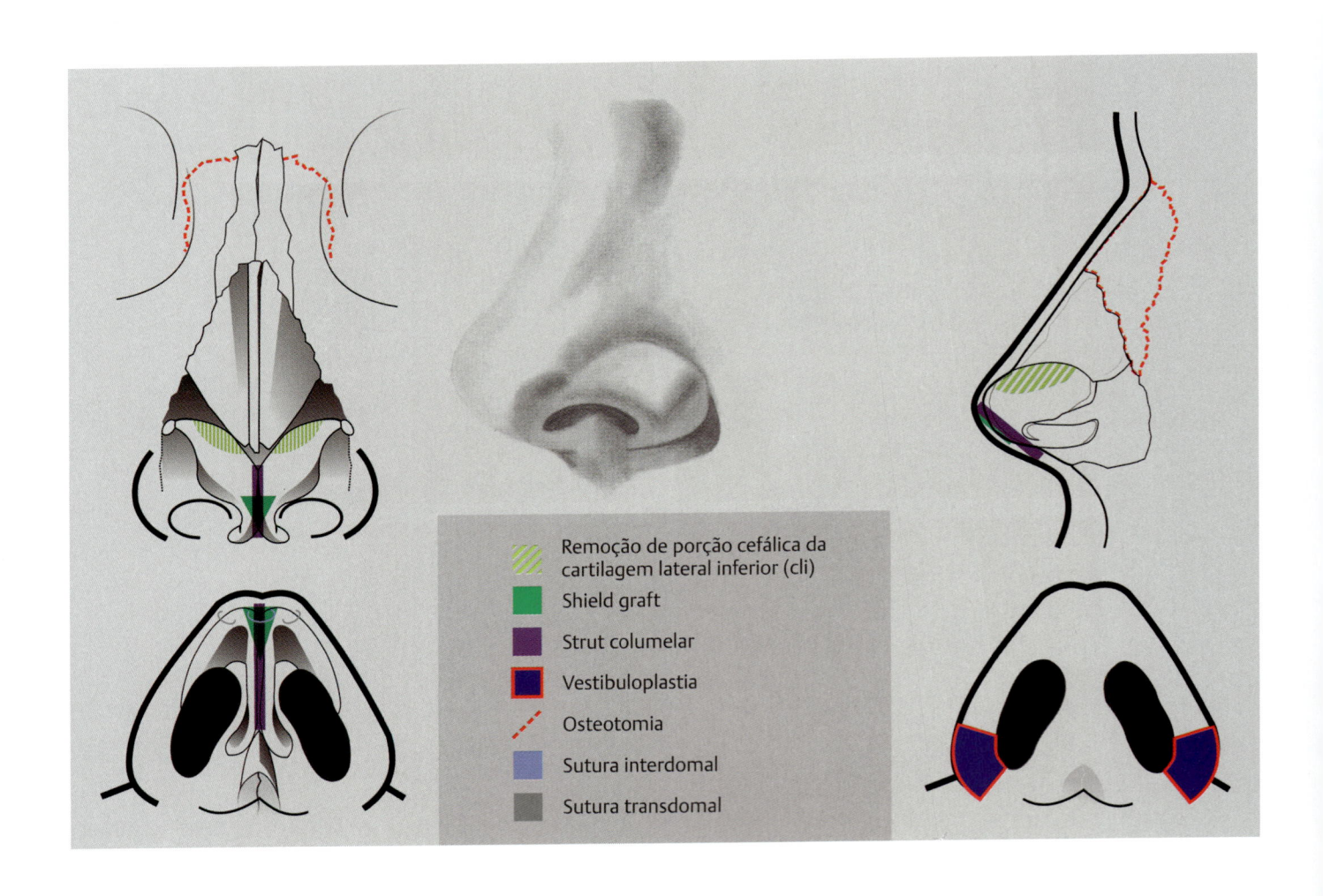

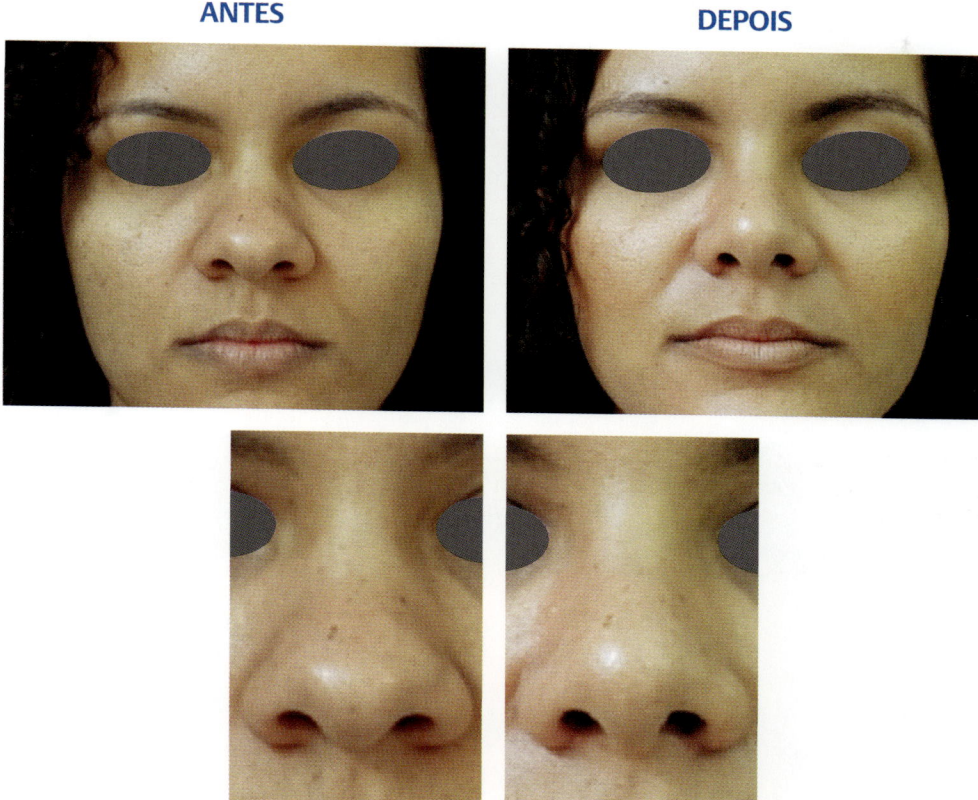

PÓS-OPERATÓRIO – 1 ANO E 6 MESES

ANTES　　　　　　　　DEPOIS

PÓS-OPERATÓRIO – 1 ANO E 6 MESES

ANTES　　　　　　　　　DEPOIS

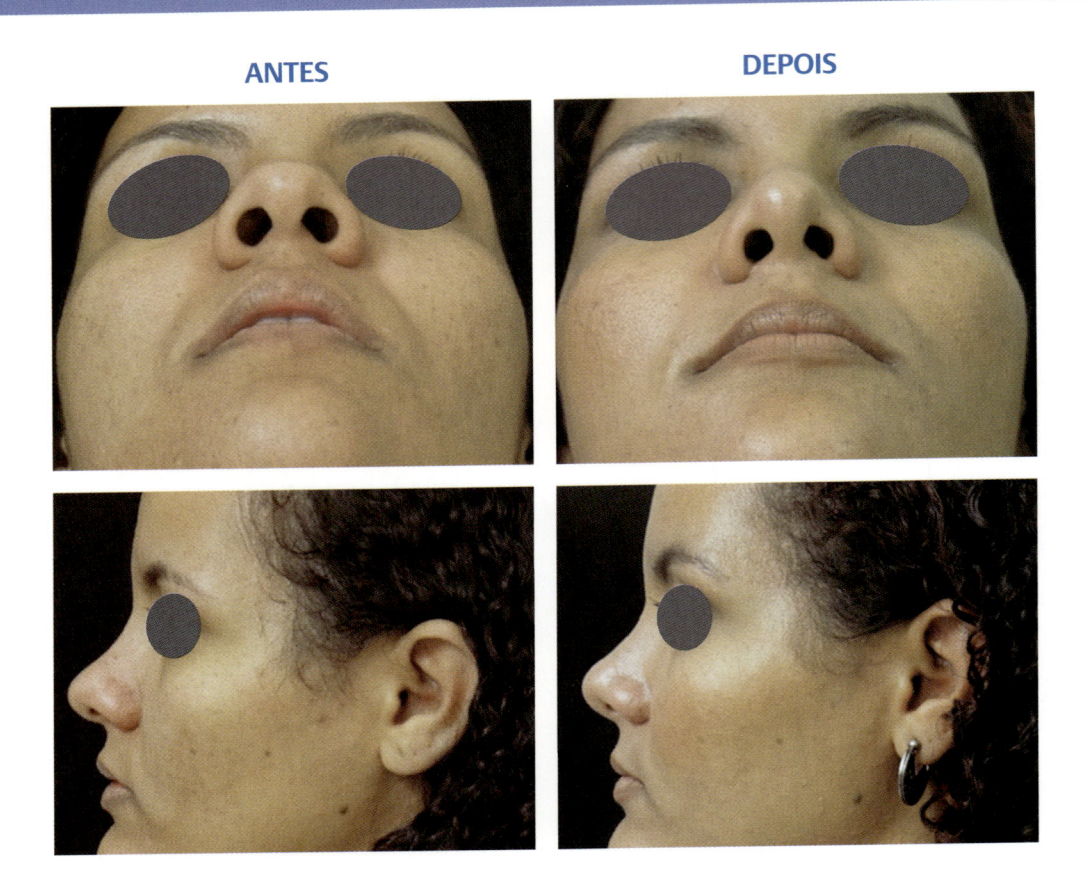

PÓS-OPERATÓRIO – 1 ANO E 6 MESES

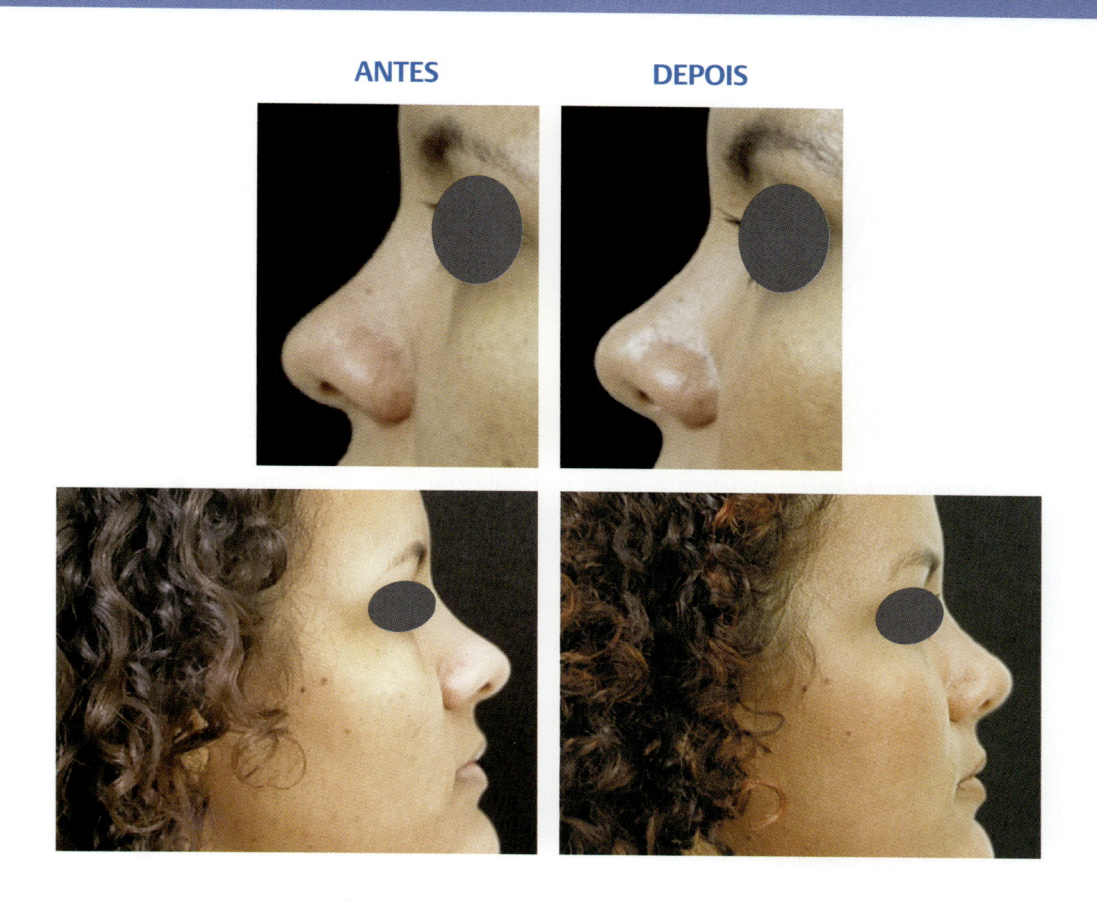

ANTES　　　DEPOIS

CASO 7

LISTA DE DESEJOS
1) "Nariz largo".
2) "Tenho a ponta globosa".
3) "Ossos nasais largos".
4) "Manter o perfil".

ANÁLISE PRÉ-OPERATÓRIA
- Pele grossa, com tendência à oleosidade.
- Ponta globosa, ângulo nasolabial acima de 90 graus.
- Dorso com altura adequada.
- Base com distância interalar aumentada.

PLANEJAMENTO CIRÚRGICO
1) Técnica semiaberta ou "delivery".
2) Remoção de porção cefálica da cartilagem lateral inferior, com sobra de 7 mm da mesma, "domus" com 5 mm.
3) Colocação de "strut" em ponta nasal e enxerto de contorno alar.
4) Suturas interdomais e de aproximação do "domus" posterior com "nylon" 5.0.
5) Osteotomia lateral e paramediana bilateralmente.
6) Remoção de pele e vestíbulo nasal pela técnica de Weir e sutura com "nylon" 6.0.

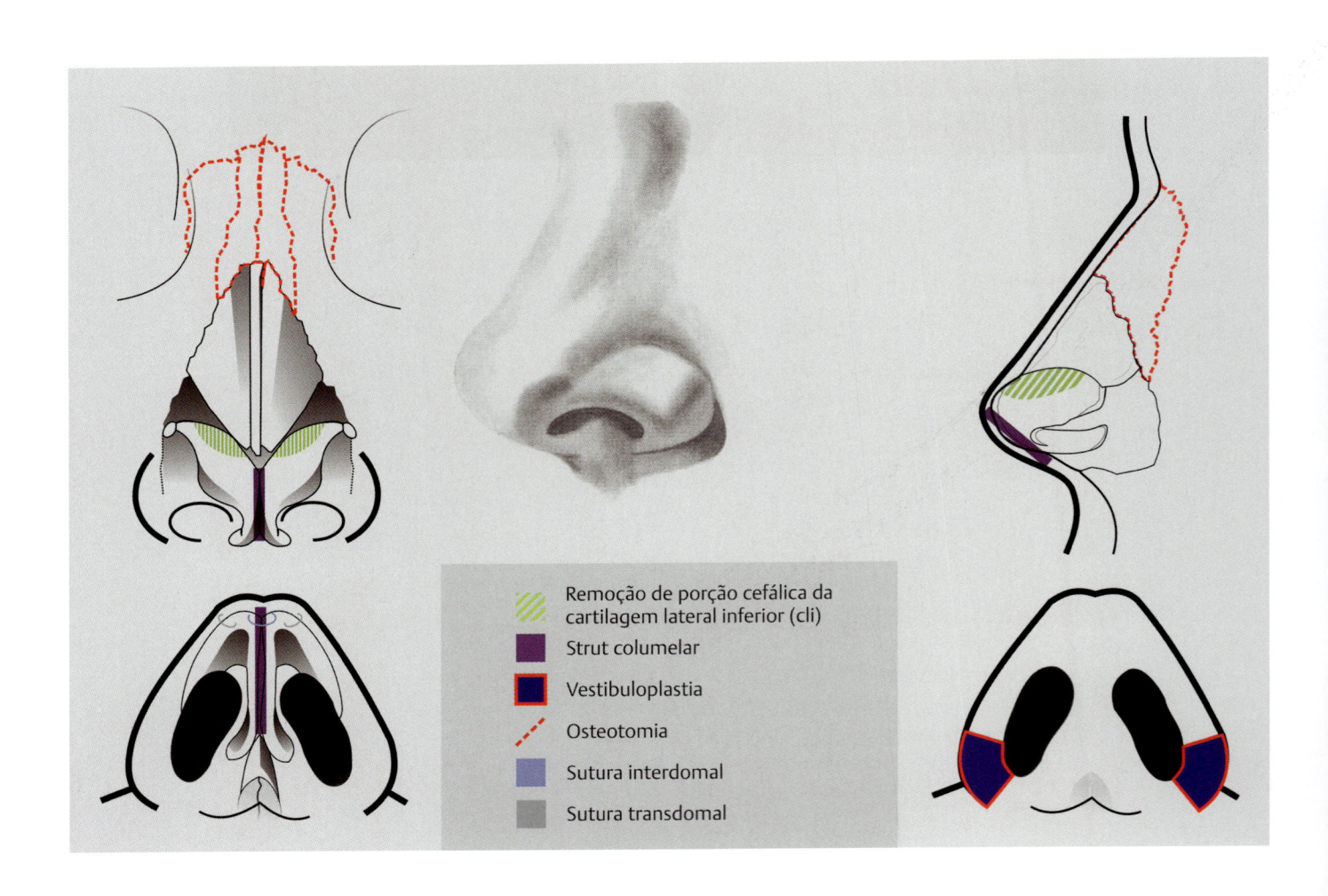

PÓS-OPERATÓRIO – 1 ANO

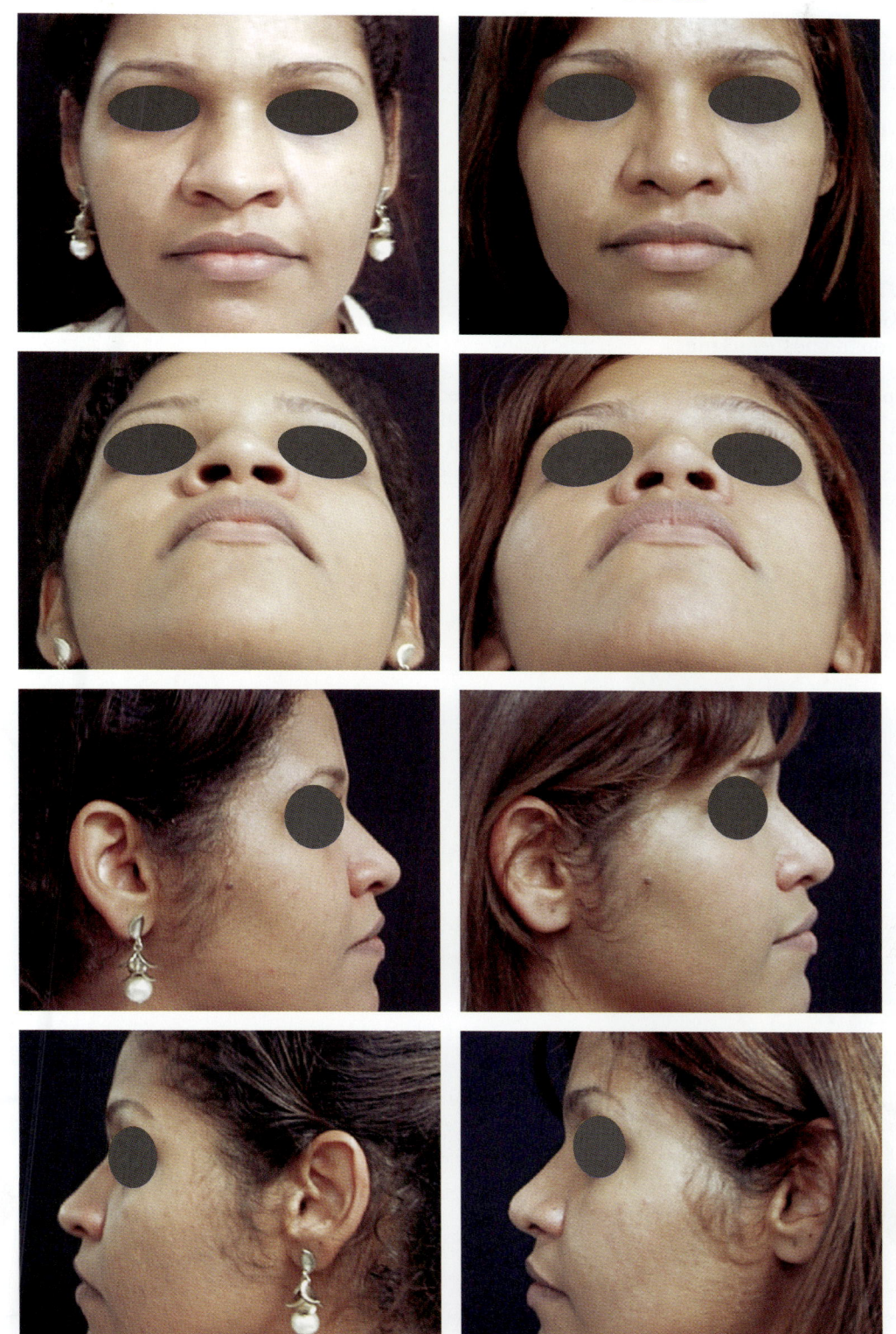

ANTES · DEPOIS

CASO 8

LISTA DE DESEJOS
1) "Nariz largo".
2) "Tenho a ponta globosa".
3) "Ossos nasais largos".
4) "Nariz alto".

ANÁLISE PRÉ-OPERATÓRIA
- Pele intermediária, com tendência à oleosidade.
- Ponta globosa, ângulo nasolabial acima de 90 graus, retração de columela e de região de triângulo flácido.
- Dorso alto, giba osteocartilaginosa.
- Base com distância interalar aumentada.

PLANEJAMENTO CIRÚRGICO
1) Técnica semiaberta ou "delivery".
2) Lateralização do "domus" em 3 mm.
3) Confecção de "neodomus", este com 5 mm de largura.
4) Remoção de porção cefálica da cartilagem lateral inferior, com sobra de 7 mm da mesma.
5) Colocação de "strut" em ponta nasal e enxerto de contorno alar.
6) Suturas interdomais e de aproximação do "domus" posterior com "nylon" 5.0.
7) Ajuste de dorso com objetivo de projetar a ponta em torno de 2 mm acima do mesmo.
8) Osteotomia lateral bilateralmente.
9) Remoção de pele e vestíbulo nasal e sutura com "nylon" 6.0.

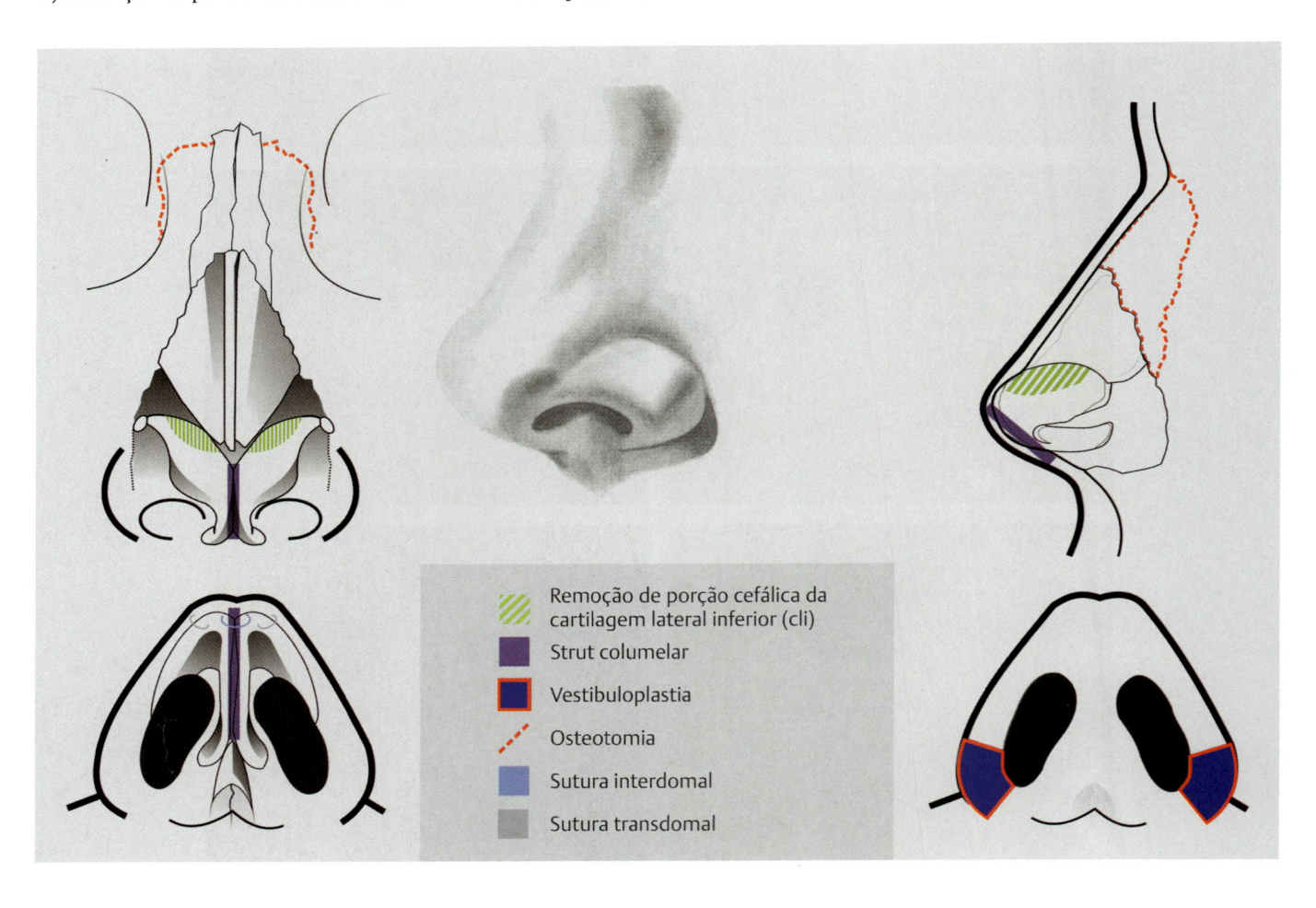

Remoção de porção cefálica da cartilagem lateral inferior (cli)
Strut columelar
Vestibuloplastia
Osteotomia
Sutura interdomal
Sutura transdomal

PÓS-OPERATÓRIO – 1 ANO

ANTES DEPOIS

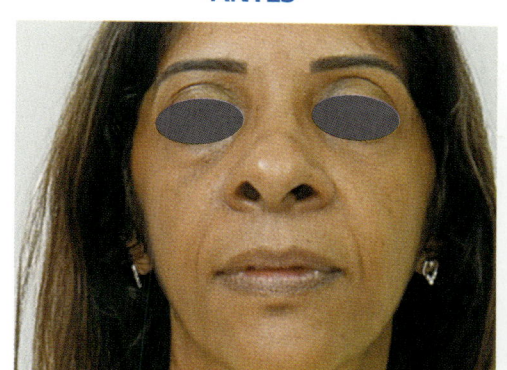

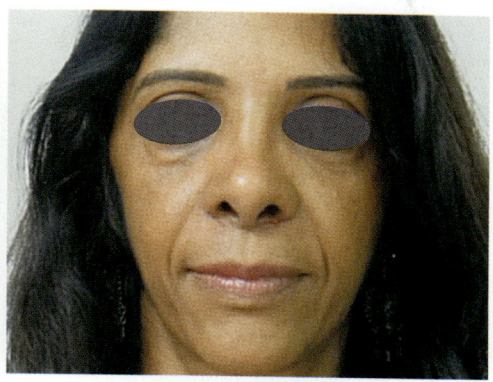

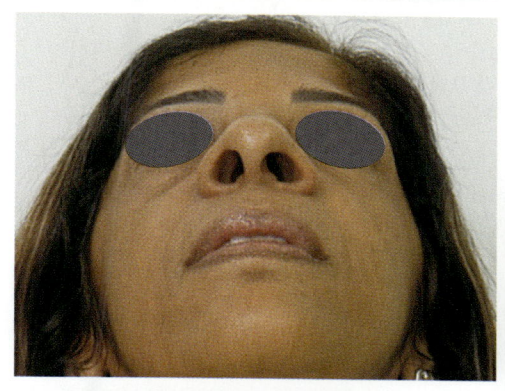

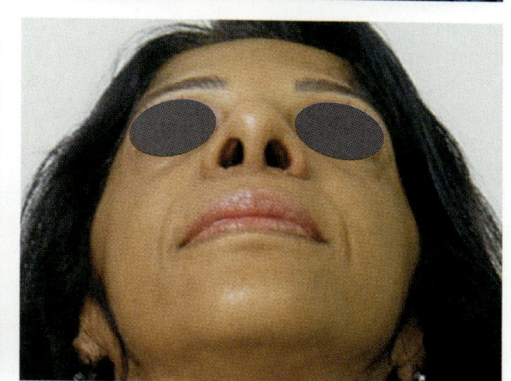

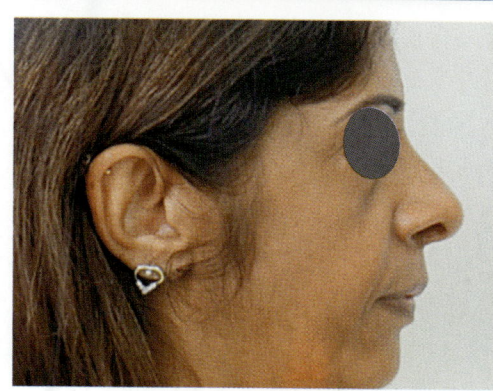

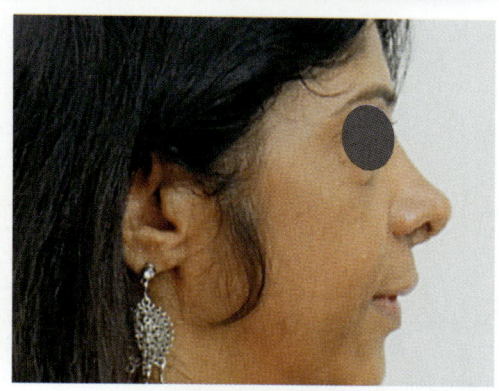

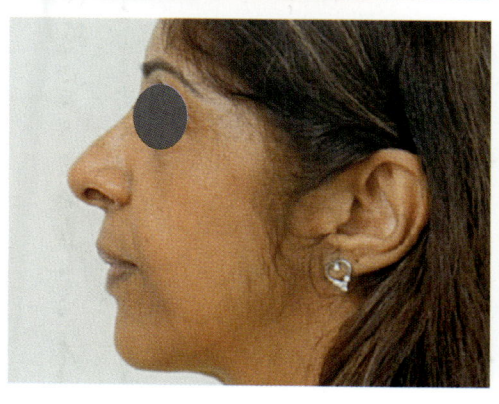

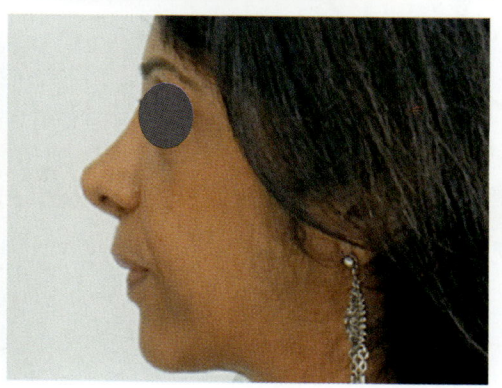

CASO 9

LISTA DE DESEJOS
1) "Nariz largo".
2) "Tenho a ponta globosa".
3) "Ossos nasais largos".

ANÁLISE PRÉ-OPERATÓRIA
- Pele grossa, com tendência à oleosidade.
- Ponta globosa, ângulo nasolabial discretamente acima de 90 graus, retração de columela.
- Dorso baixo, discreta giba osteocartilaginosa.
- Base com distância interalar aumentada.

PLANEJAMENTO CIRÚRGICO
1) Técnica semiaberta ou "delivery".
2) Lateralização do "domus" em 3 mm.
3) Confecção de "neodomus", este com 5 mm de largura.
4) Remoção de porção cefálica da cartilagem lateral inferior, com sobra de 7 mm da mesma.
5) Colocação de "strut" em ponta nasal e enxerto de contorno alar.
6) Suturas interdomais e de aproximação do "domus" posterior com "nylon" 5.0.
7) Colocação de "shield graft" com suturas inabsorvíveis de "nylon" 5.0.
8) Ajuste de dorso com remoção de giba osteocartilaginosa.
9) Osteotomia lateral bilateralmente.
10) Colocação de enxerto composto de cartilagens septal e auricular envolvidas em fáscia temporal.
11) Remoção de pele e vestíbulo nasal, e posterior sutura com "nylon" 6.0.

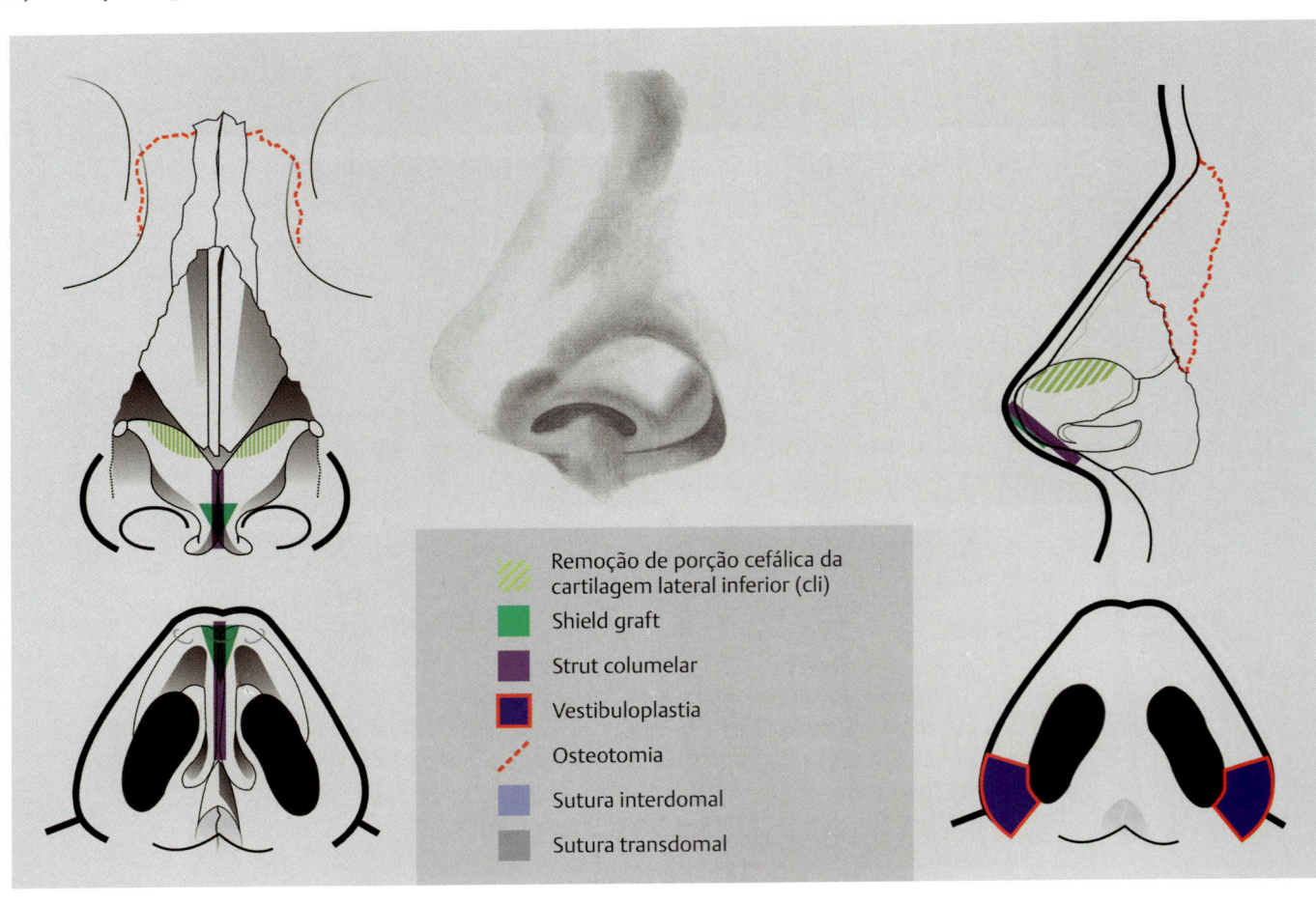

PÓS-OPERATÓRIO – 8 MESES

ANTES   DEPOIS

CASO 10

LISTA DE DESEJOS
1) "Nariz largo".
2) "Tenho a ponta globosa".
3) "Ossos nasais largos".

ANÁLISE PRÉ-OPERATÓRIA
- Pele grossa, com tendência à oleosidade.
- Ponta globosa, ângulo nasolabial discretamente acima de 90 graus, retração de columela.
- Dorso baixo, discreta giba osteocartilaginosa.
- Base com distância interalar aumentada.

PLANEJAMENTO CIRÚRGICO
1) Técnica semiaberta ou "delivery".
2) Reforço do "domus" verdadeiro com PDS 5.0.
3) Remoção de porção cefálica da cartilagem lateral inferior, com sobra de 7 mm da mesma.
4) Colocação de "strut" em ponta nasal e enxerto de contorno alar.
5) Suturas interdomais e de aproximação do "domus" posterior com PDS 5.0.
6) Ajuste de dorso com remoção de giba osteocartilaginosa.
7) Osteotomias lateral e paramedianas bilateralmente.
8) Remoção de pele e vestíbulo nasal, e posterior sutura com "nylon" 6.0.

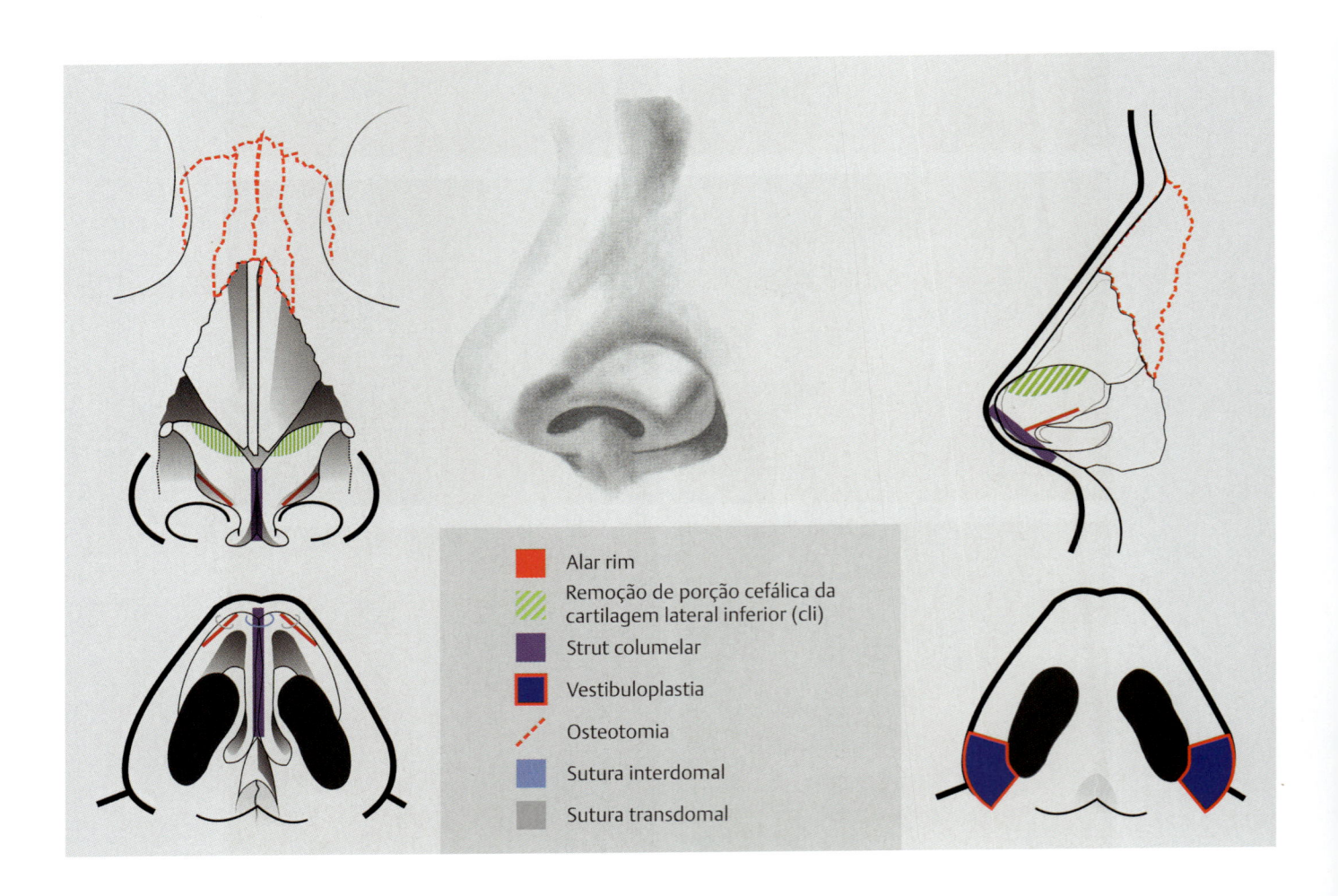

Legenda:
- Alar rim
- Remoção de porção cefálica da cartilagem lateral inferior (cli)
- Strut columelar
- Vestibuloplastia
- Osteotomia
- Sutura interdomal
- Sutura transdomal

PÓS-OPERATÓRIO – 8 MESES

ANTES   **DEPOIS**

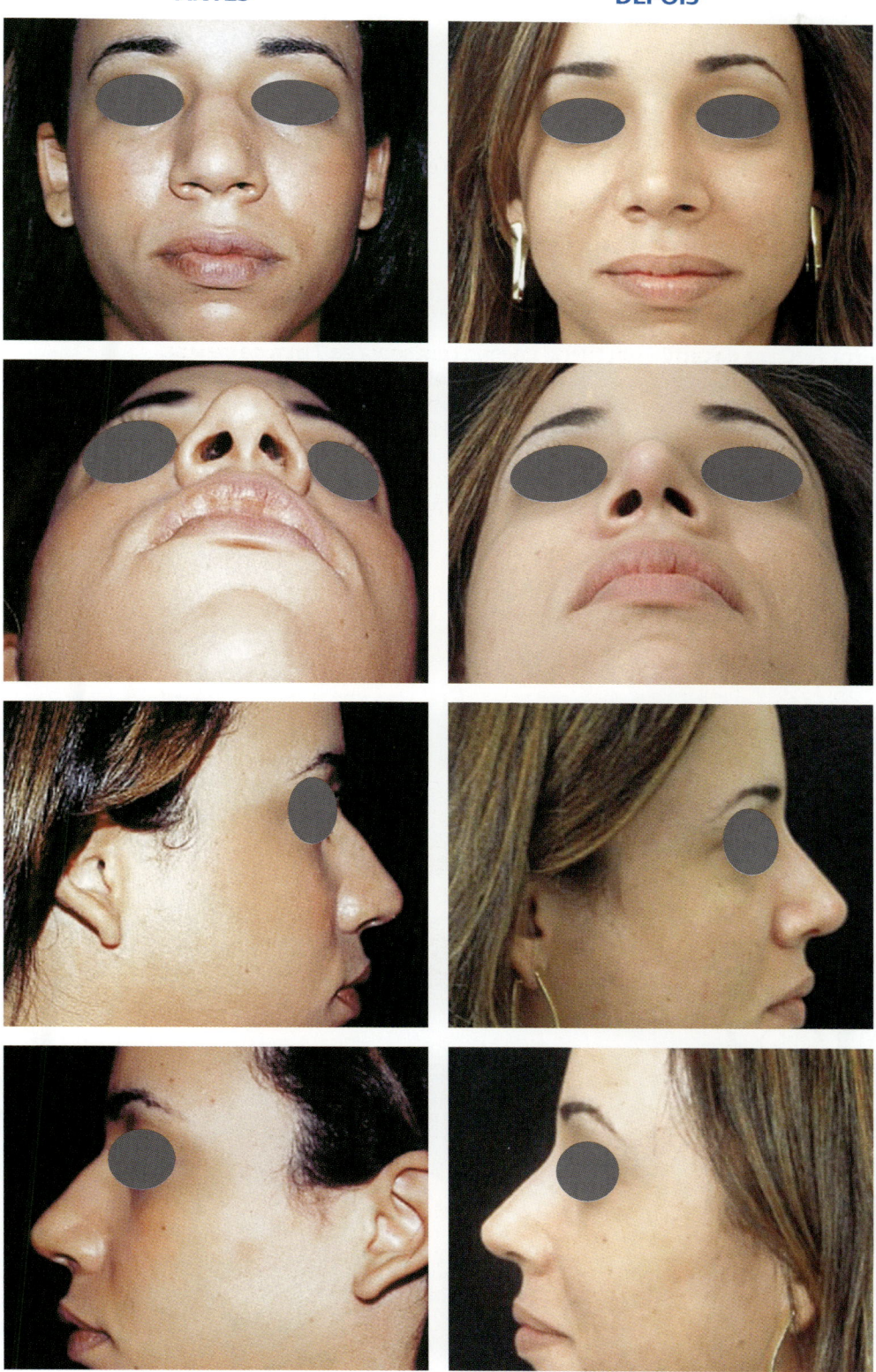

CASO 11

LISTA DE DESEJOS
1) "Nariz largo".
2) "Tenho a ponta globosa".
3) "Ossos nasais largos".

ANÁLISE PRÉ-OPERATÓRIA
- Pele grossa, com tendência à oleosidade.
- Ponta globosa, ângulo nasolabial discretamente acima de 90 graus, retração de columela.
- Dorso baixo, discreta giba osteocartilaginosa.
- Base com distância interalar aumentada.

PLANEJAMENTO CIRÚRGICO
1) Técnica semiaberta ou "delivery".
2) Reforço do "domus" (45 mm) verdadeiro com PDS 5 mm.
3) Remoção de porção cefálica da cartilagem lateral inferior, com sobra de 7 mm da mesma.
4) Colocação de "strut" em ponta nasal e enxerto de contorno alar.
5) Suturas interdomais e de aproximação do "domus" posterior com PDS 5.0.
6) Colocação de "shield graft" com suturas inabsorvíveis com PDS 5.0.
7) Ajuste de dorso com remoção de giba osteocartilaginosa.
8) Osteotomia lateral bilateralmente.
9) Remoção de pele e vestíbulo nasal, e posterior sutura com "nylon" 6.0.

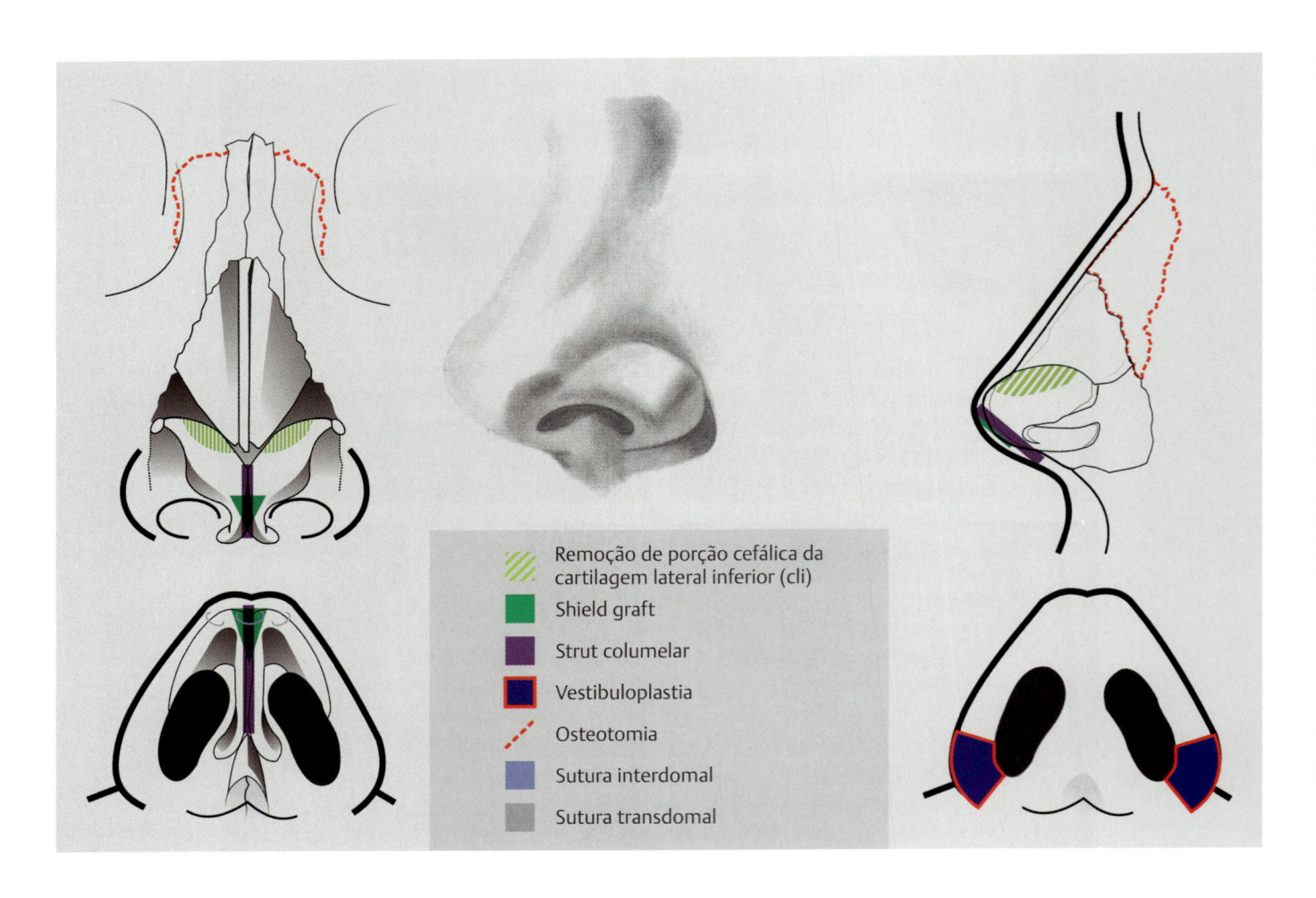

PÓS-OPERATÓRIO – 9 MESES

ANTES | DEPOIS

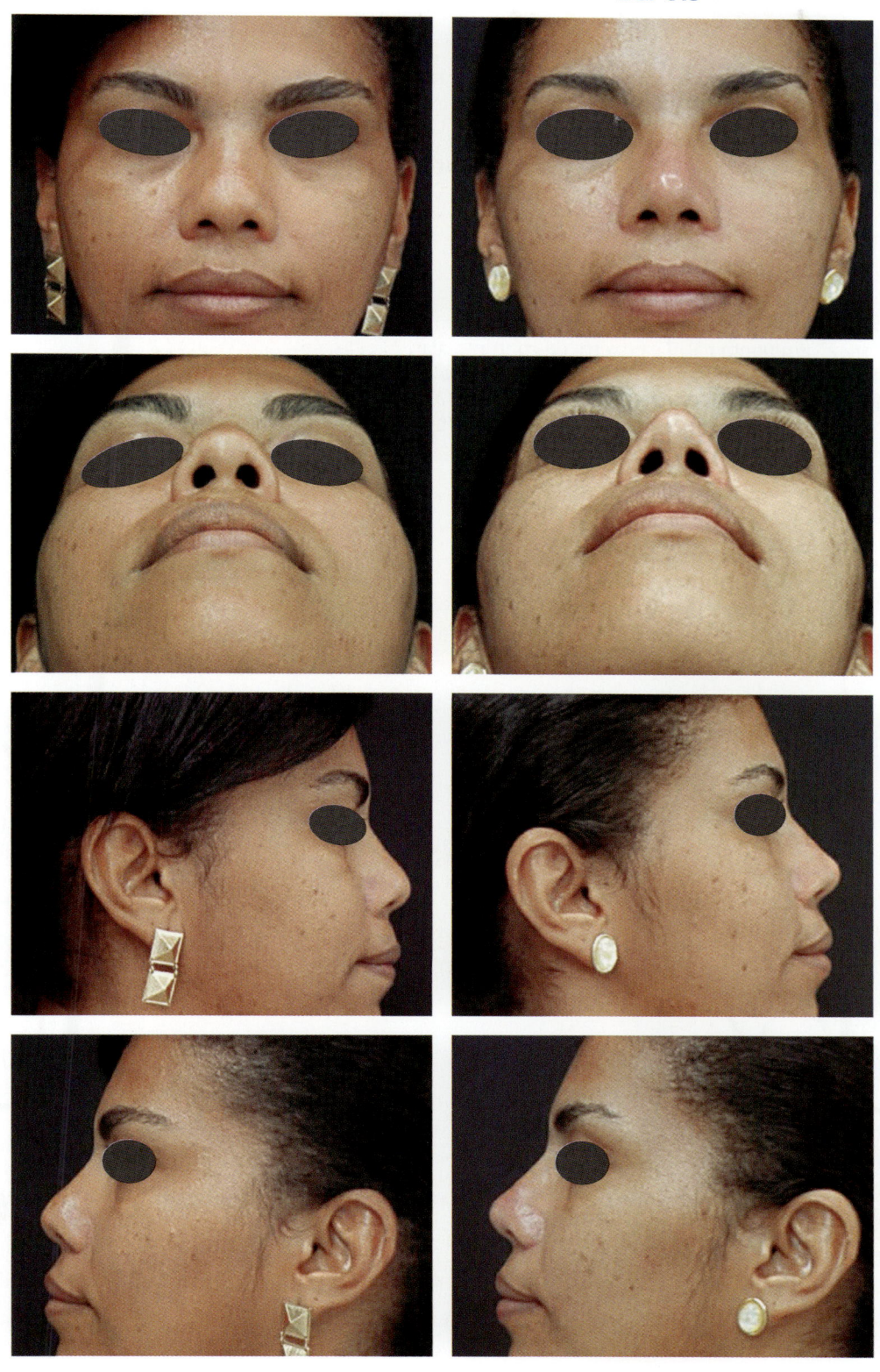

CASO 12

LISTA DE DESEJOS
1) "Nariz largo".
2) "Tenho a ponta globosa".
3) "Ossos nasais largos".

ANÁLISE PRÉ-OPERATÓRIA
- Pele grossa, com tendência à oleosidade.
- Ponta globosa, ângulo nasolabial em torno de 90 graus, retração de columela, espinha nasal posteriorizada.
- Base com distância interalar aumentada.

PLANEJAMENTO CIRÚRGICO
1) Técnica semiaberta ou "delivery".
2) Lateralizacao do "domus" (2 mm) com "nylon" 5.0.
3) Remoção de porção cefálica da cartilagem lateral inferior, com sobra de 7 mm da mesma.
4) Colocação de "strut" em ponta nasal e enxerto de contorno alar.
5) Suturas interdomais e de aproximação do "domus" posterior com "nylon" 5.0.
6) Osteotomia lateral bilateralmente.
7) Remoção de pele e vestíbulo nasal, e posterior sutura com "nylon" 6.0 pela técnica de Weir.

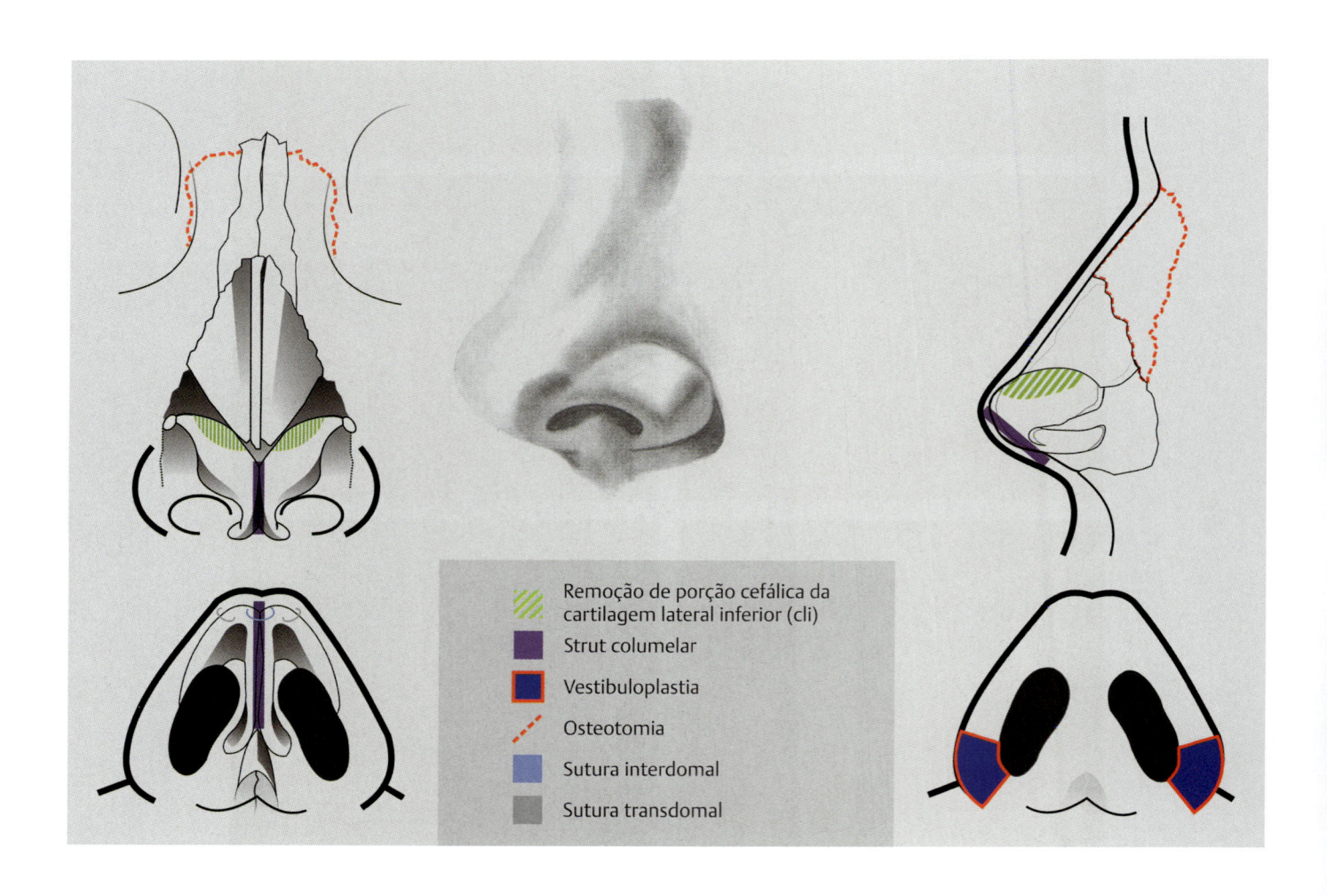

PÓS-OPERATÓRIO – 9 MESES

ANTES　　　　　　　　　DEPOIS

CASO 13

LISTA DE DESEJOS
1) "Nariz largo".
2) "Tenho a ponta globosa".
3) "Ossos nasais largos".

ANÁLISE PRÉ-OPERATÓRIA
- Pele grossa, com tendência à oleosidade.
- Ponta globosa, ângulo nasolabial acima de 90 graus, retração de columela, espinha nasal posteriorizada.
- Base com distância interalar aumentada.

PLANEJAMENTO CIRÚRGICO
1) Técnica semiaberta ou "delivery".
2) Reforço do "domus" verdadeiro com "nylon" 5.0.
3) Remoção de porção cefálica da cartilagem lateral inferior, com sobra de 7 mm da mesma.
4) Colocação de "strut" em ponta nasal e enxerto de contorno alar.
5) Suturas interdomais e de aproximação do "domus" posterior com "nylon" 5.0.
6) Colocação de "shield graft" com suturas inabsorvíveis de "nylon" 5.0.
7) Osteotomia lateral bilateralmente.
8) Remoção de pele e vestíbulo nasal, e posterior sutura com "nylon" 6.0 pela técnica de Weir.

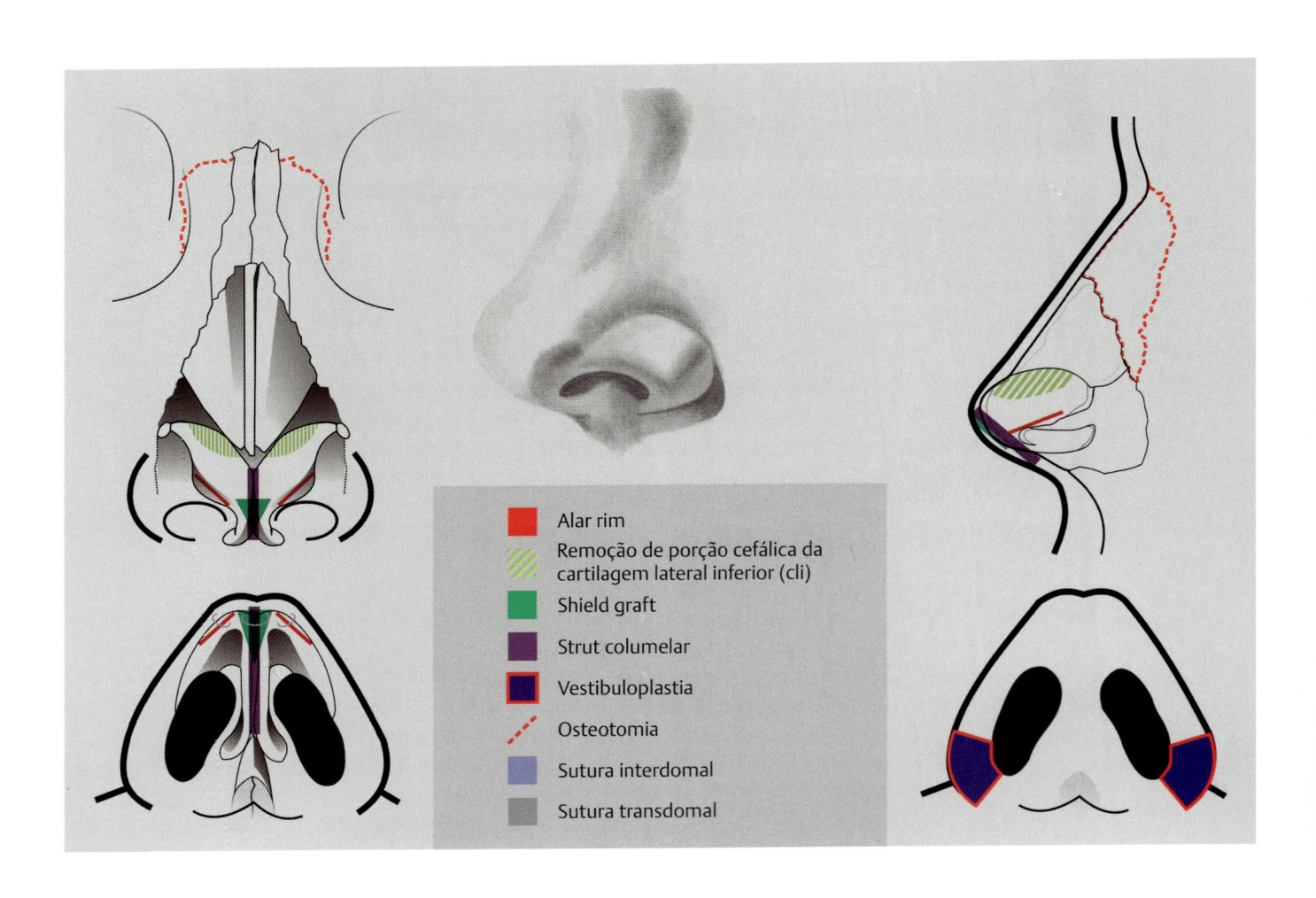

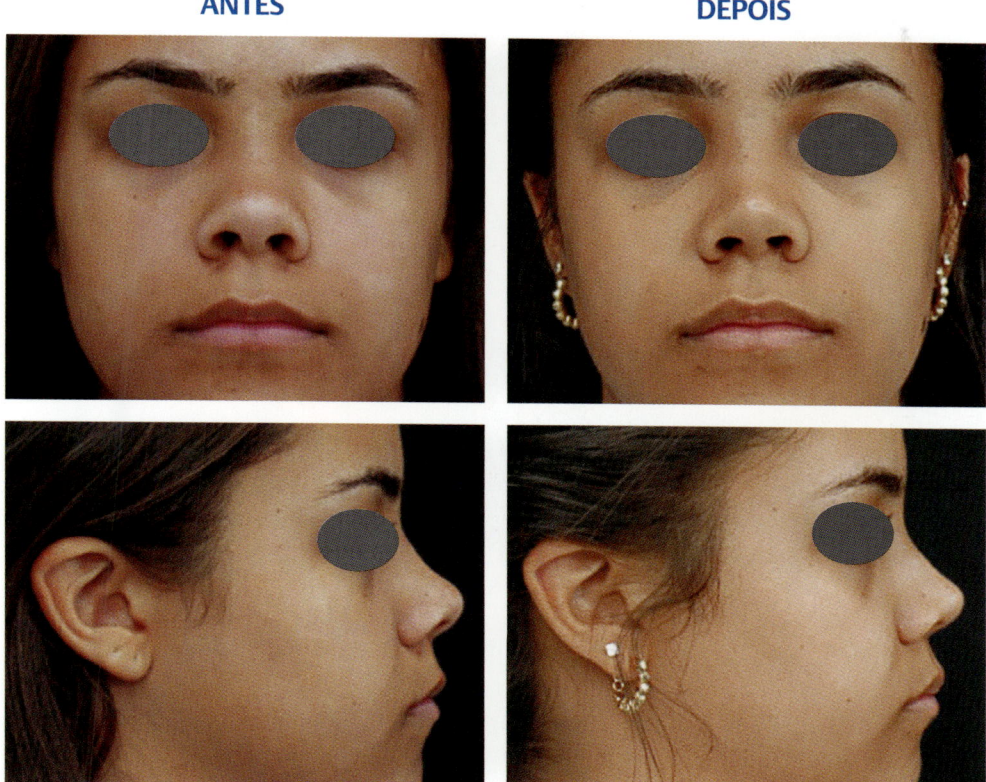

PÓS-OPERATÓRIO – 8 MESES

ANTES

DEPOIS

PÓS-OPERATÓRIO – 8 MESES

ANTES DEPOIS

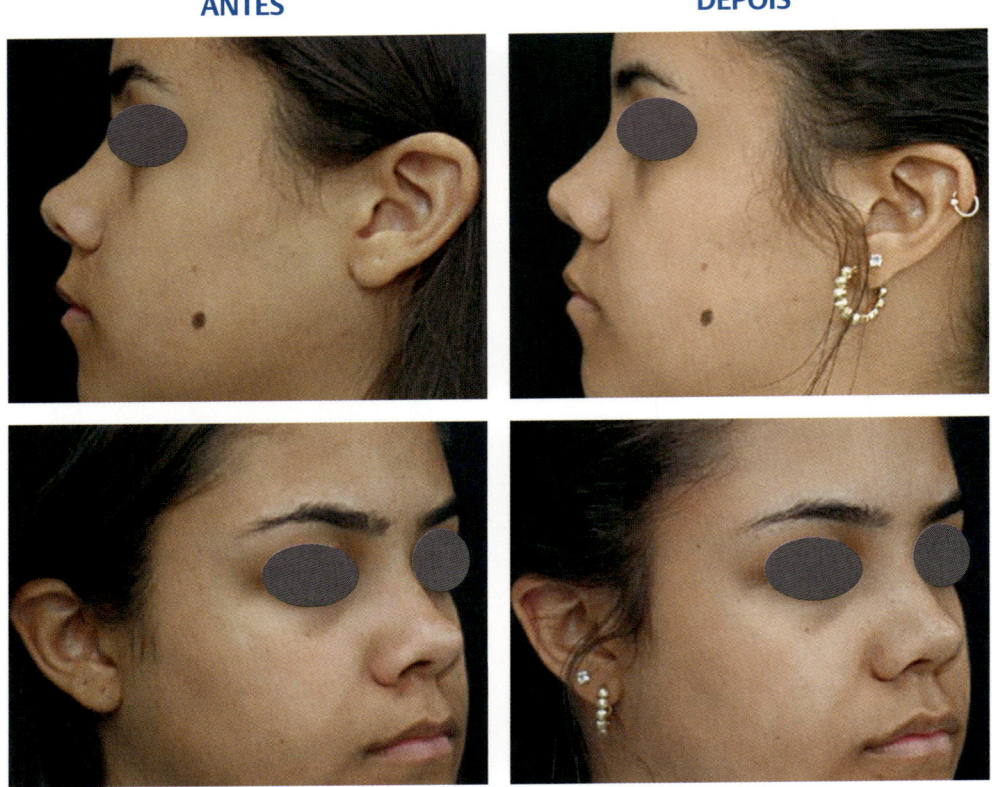

PÓS-OPERATÓRIO – 8 MESES

ANTES

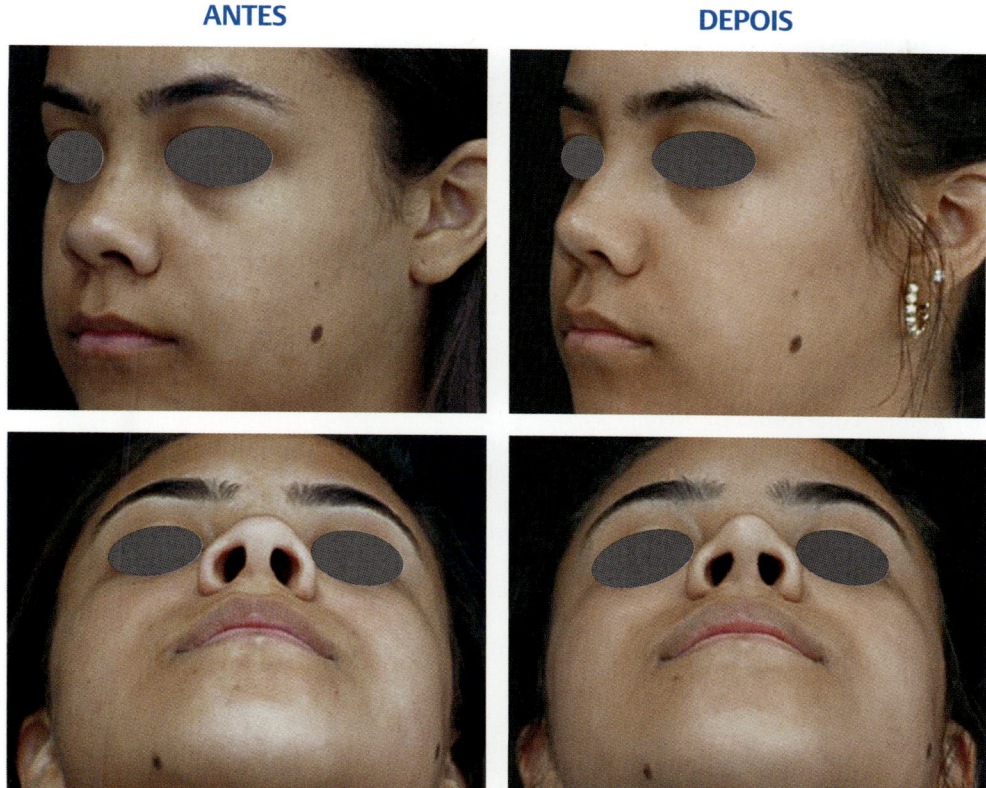

DEPOIS

CASO 14

LISTA DE DESEJOS
1) "Nariz largo".
2) "Tenho a ponta globosa".
3) "Ossos nasais largos".
4) "Dorso baixo".

ANÁLISE PRÉ-OPERATÓRIA
- Pele grossa, com tendência à oleosidade.
- Ponta globosa, ângulo nasolabial abaixo de 90 graus, retração de columela, espinha nasal posteriorizada.
- Dorso baixo.
- Base com distância interalar aumentada.

PLANEJAMENTO CIRÚRGICO
1) Técnica semiaberta ou "delivery".
2) Lateralização do "domus" em 3 mm com "nylon" 5.0.
3) Remoção de porção cefálica da cartilagem lateral inferior, com sobra de 7 mm da mesma.
4) Colocação de "strut" em ponta nasal e enxerto de contorno alar.
5) Suturas interdomais e de aproximação do "domus" posterior com "nylon" 5.0.
6) Colocação de "shield graft" com suturas inabsorvíveis de "nylon" 5.0.
7) Osteotomias lateral e paramedianas bilateralmente.
8) Colocação de enxerto composto de cartilagens septal e auricular fatiadas em pedaços de aproximadamente 3 mm, envolvidas em fáscia temporal.
9) Remoção de pele e vestíbulo nasal, e posterior sutura com "nylon" 6.0 pela técnica de Seltzer.

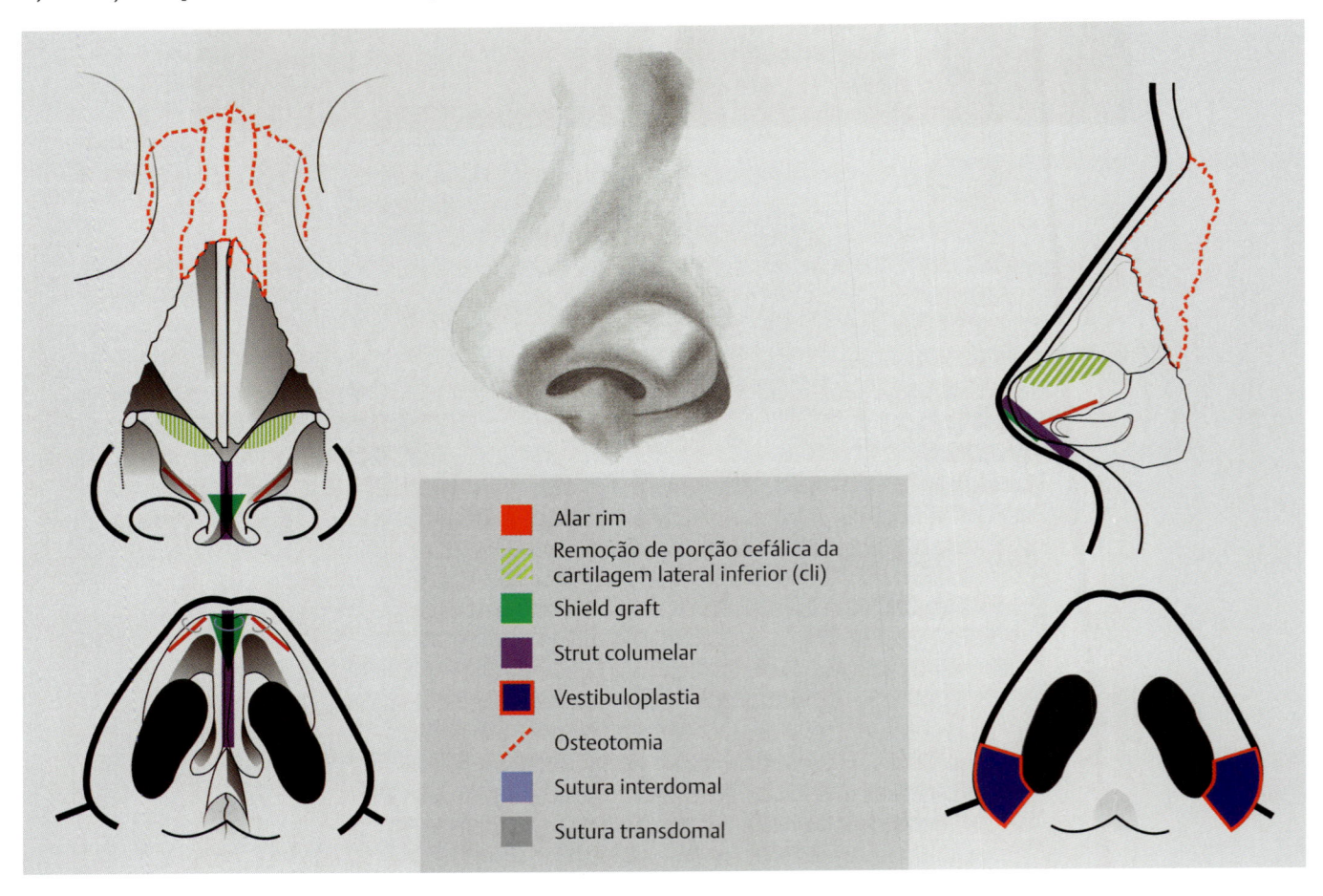

- Alar rim
- Remoção de porção cefálica da cartilagem lateral inferior (cli)
- Shield graft
- Strut columelar
- Vestibuloplastia
- Osteotomia
- Sutura interdomal
- Sutura transdomal

PÓS-OPERATÓRIO – 1 ANO

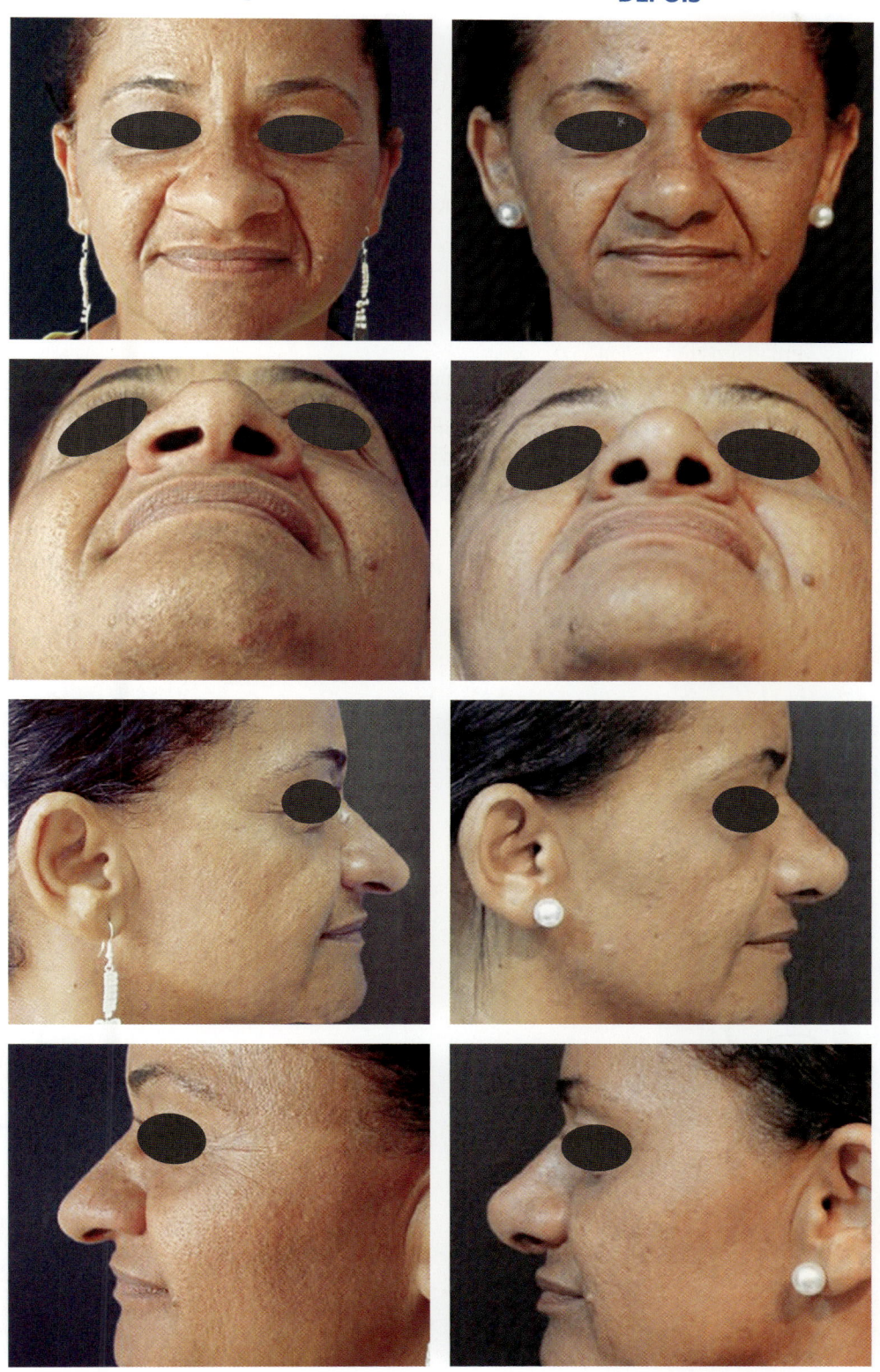

ANTES　　　　　　　　DEPOIS

CASO 15

LISTA DE DESEJOS
1) "Nariz largo".
2) "Tenho a ponta globosa".
3) "Ossos nasais largos".
4) "Dorso baixo".
5) "Base larga".

ANÁLISE PRÉ-OPERATÓRIA
- Pele grossa, com tendência à oleosidade.
- Ponta globosa, ângulo nasolabial em torno de 90 graus, retração de columela, espinha nasal posteriorizada.
- Dorso baixo.
- Base com distância interalar aumentada.

PLANEJAMENTO CIRÚRGICO
1) Técnica semiaberta ou "delivery".
2) Reforço do "domus" verdadeiro com "nylon" 5.0.
3) Remoção de porção cefálica da cartilagem lateral inferior, com sobra de 7 mm da mesma.
4) Colocação de "strut" em ponta nasal.
5) Suturas interdomais e de aproximação do "domus" posterior com "nylon" 5.0.
6) Colocação de "shield graft" com suturas inabsorvíveis de "nylon" 5.0.
7) Colocação de enxerto composto de cartilagens septal e auricular fatiadas em pedaços de aproximadamente 3 mm, envolvidas em fáscia temporal.
8) Remoção de pele e vestíbulo nasal, e posterior sutura com "nylon" 6.0 pela técnica de Weir.

OBS.: Não foram realizadas fraturas dos ossos próprios nasais, pois obtivemos um ganho satisfatório em nosso julgamento na projeção vertical do dorso com enxerto em questão.

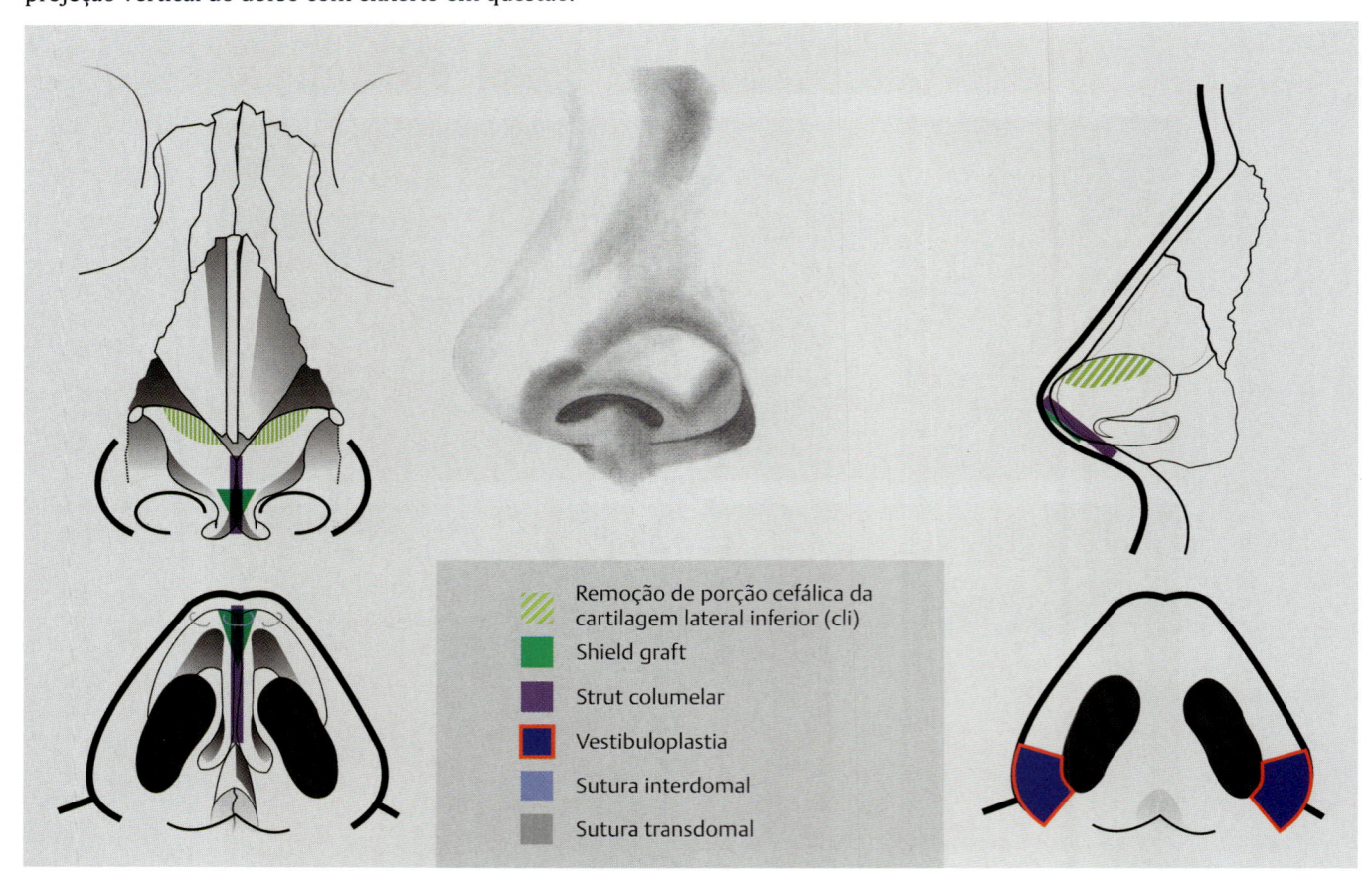

PÓS-OPERATÓRIO – 1 ANO

ANTES **DEPOIS**

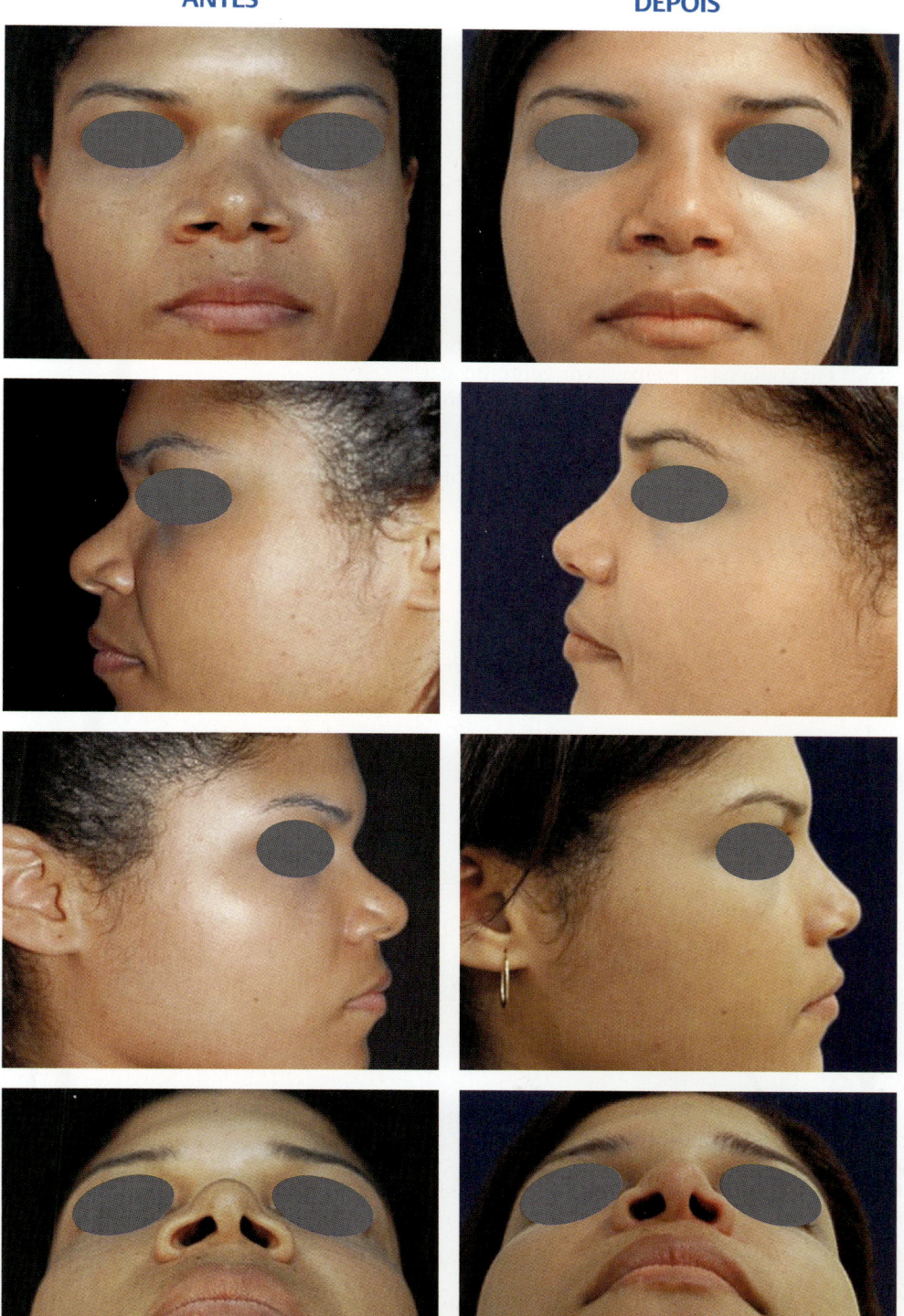

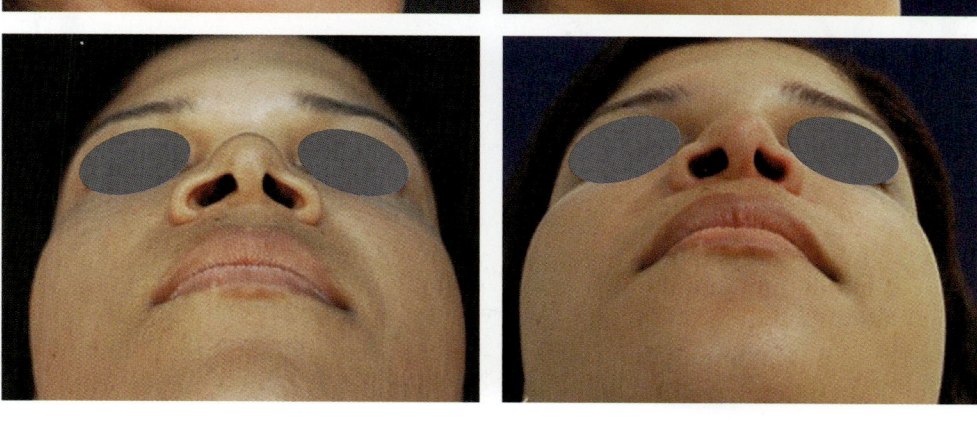

CASO 16

LISTA DE DESEJOS
1) "Nariz largo".
2) "Tenho a ponta globosa".
3) "Ossos nasais largos".

ANÁLISE PRÉ-OPERATÓRIA
- Pele grossa, com tendência à oleosidade.
- Ponta globosa, ângulo nasolabial em torno de 90 graus, retração de columela, espinha nasal posteriorizada.
- Base com distância interalar aumentada.

PLANEJAMENTO CIRÚRGICO
1) Técnica semiaberta ou "delivery".
2) Reforço do "domus" verdadeiro com "nylon" 5.0.
3) Remoção de porção cefálica da cartilagem lateral inferior, com sobra de 9 mm da mesma.
4) Colocação de "strut" em ponta nasal e enxerto de contorno alar.
5) Suturas interdomais e de aproximação do "domus" posterior com "nylon" 5.0.
6) Colocação de "shield graft" com suturas inabsorvíveis de "nylon" 5.0.
7) Osteotomia lateral bilateralmente.
8) Remoção de pele e vestíbulo nasal, e posterior sutura com "nylon" 6.0 pela técnica de Weir.

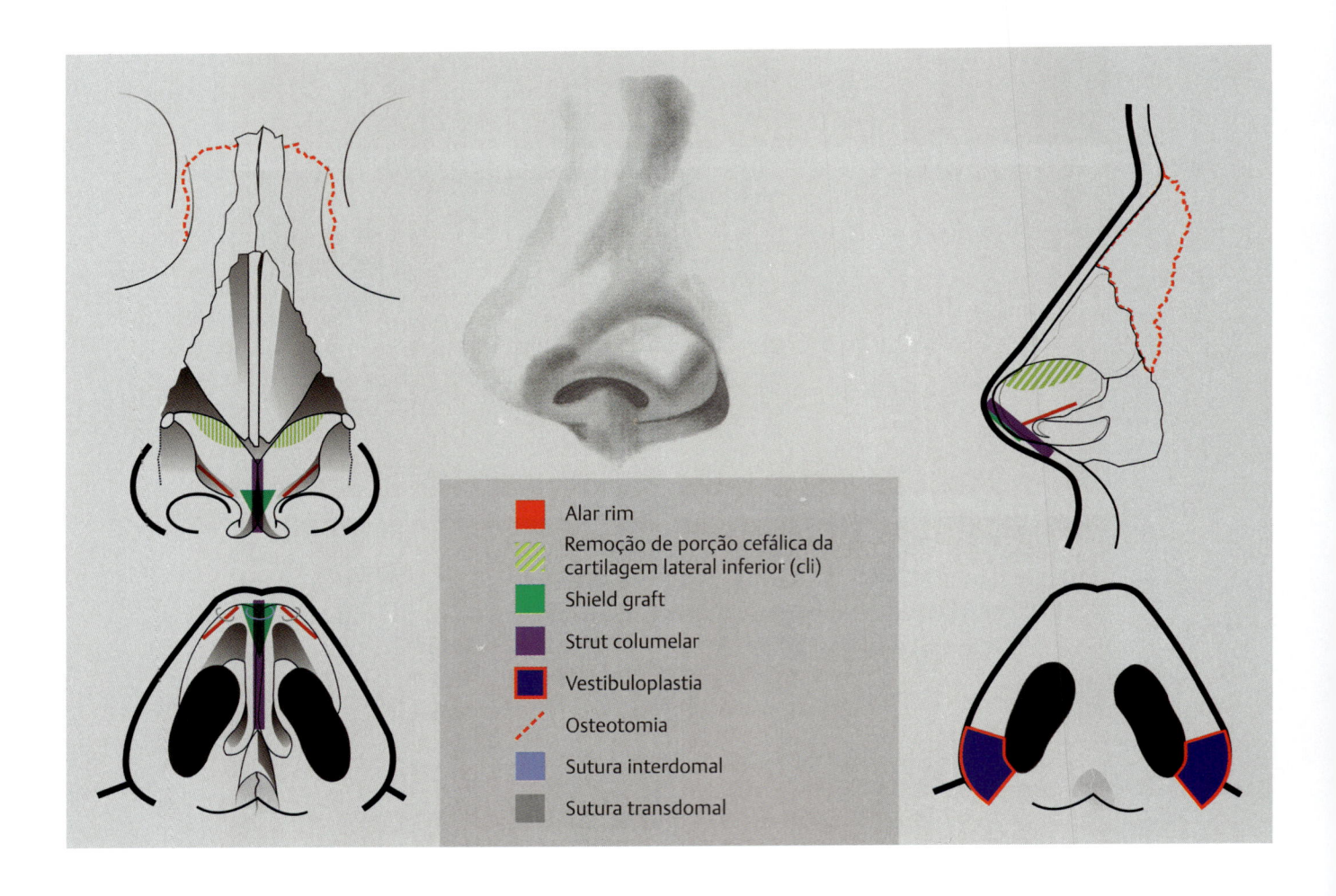

PÓS-OPERATÓRIO – 1 ANO

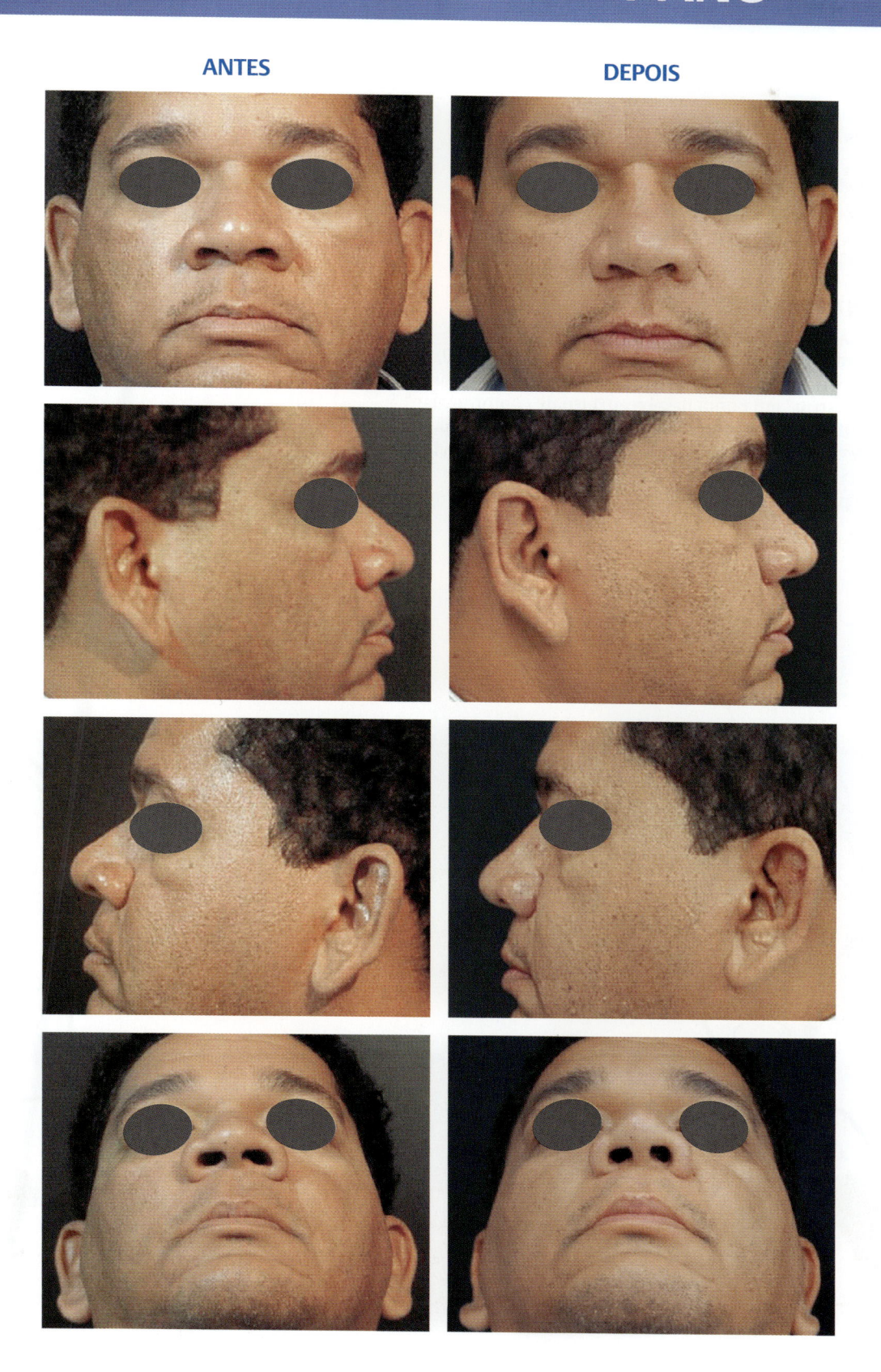

ANTES | DEPOIS

CASO 17

LISTA DE DESEJOS
1) "Nariz largo".
2) "Tenho a ponta globosa".
3) "Ossos nasais largos".

ANÁLISE PRÉ-OPERATÓRIA
- Pele grossa, com tendência à oleosidade.
- Ponta globosa, ângulo nasolabial discretamente acima de 90 graus, espinha nasal discretamente posteriorizada.
- Base com distância interalar aumentada.

PLANEJAMENTO CIRÚRGICO
1) Técnica semiaberta ou "delivery".
2) Confecção e reforço do "domus" verdadeiro com "nylon" 5.0, permanecendo este com 4 mm.
3) Remoção de porção cefálica da cartilagem lateral inferior, com sobra de 7 mm da mesma.
4) Colocação de "strut" em ponta nasal e enxerto de contorno alar.
5) Suturas interdomais e de aproximação do "domus" posterior com "nylon" 5.0.
6) Colocação de "shield graft" com suturas inabsorvíveis de "nylon" 5.0.
7) Osteotomia lateral bilateralmente.
8) Remoção de pele e vestíbulo nasal, e posterior sutura com "nylon" 6.0 pela técnica de Weir.

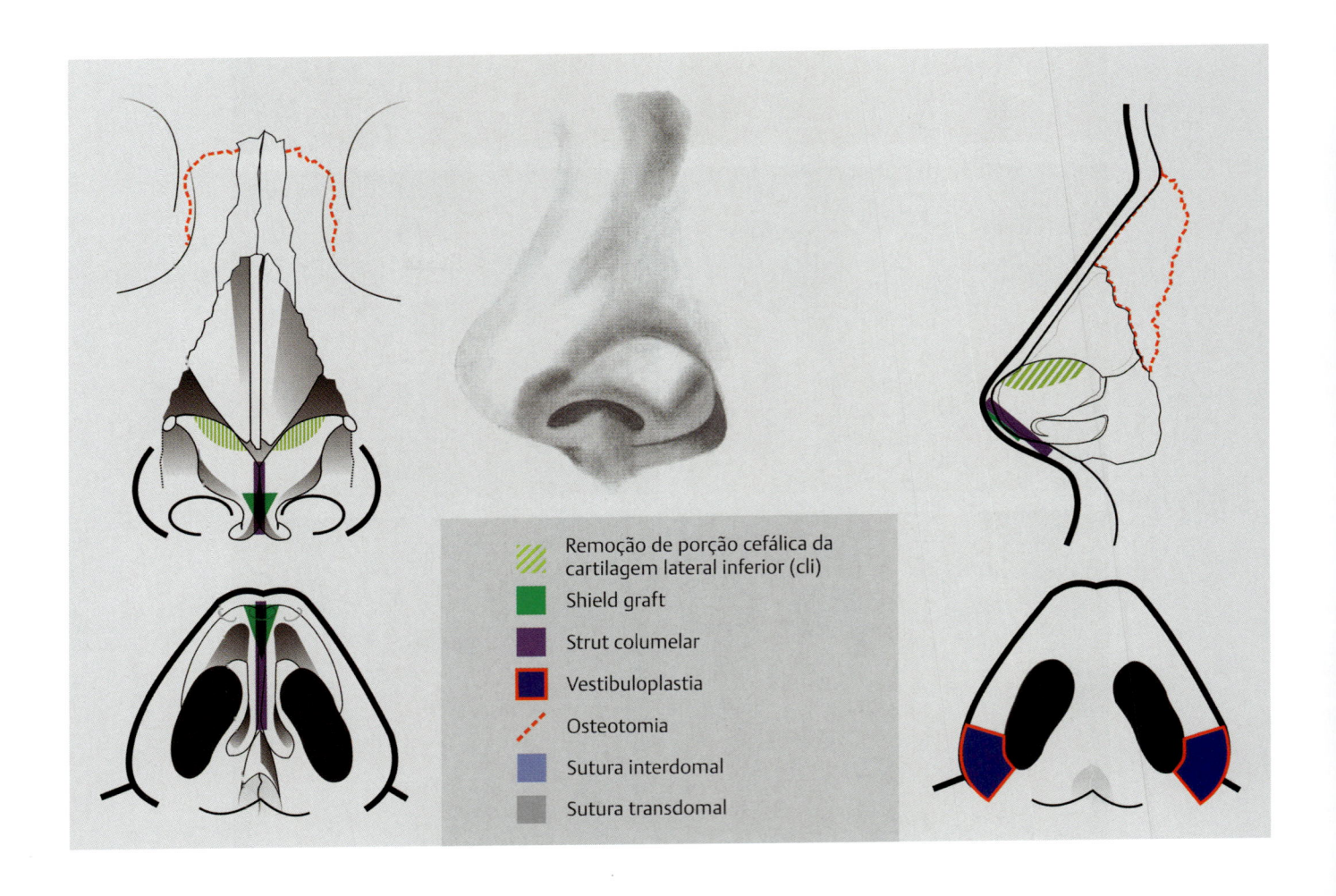

Legenda:
- Remoção de porção cefálica da cartilagem lateral inferior (cli)
- Shield graft
- Strut columelar
- Vestibuloplastia
- Osteotomia
- Sutura interdomal
- Sutura transdomal

PÓS-OPERATÓRIO – 2 MESES

ANTES   DEPOIS

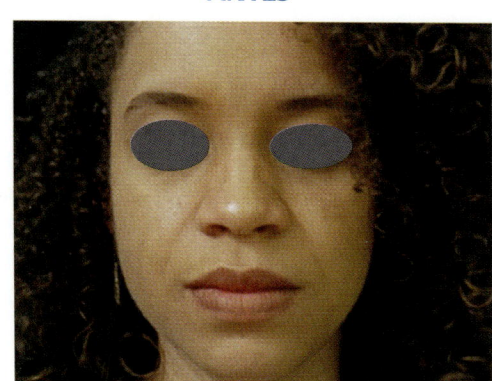

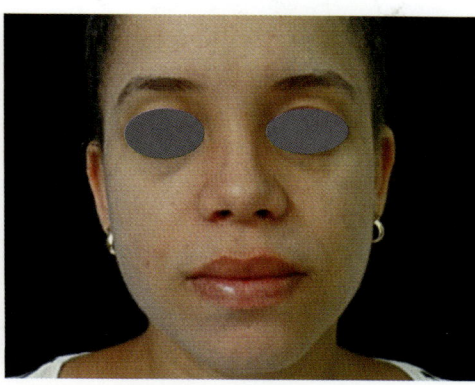

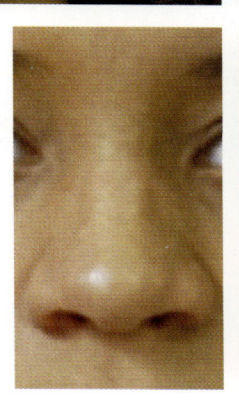

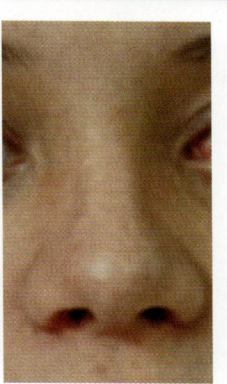

PÓS-OPERATÓRIO – 2 MESES

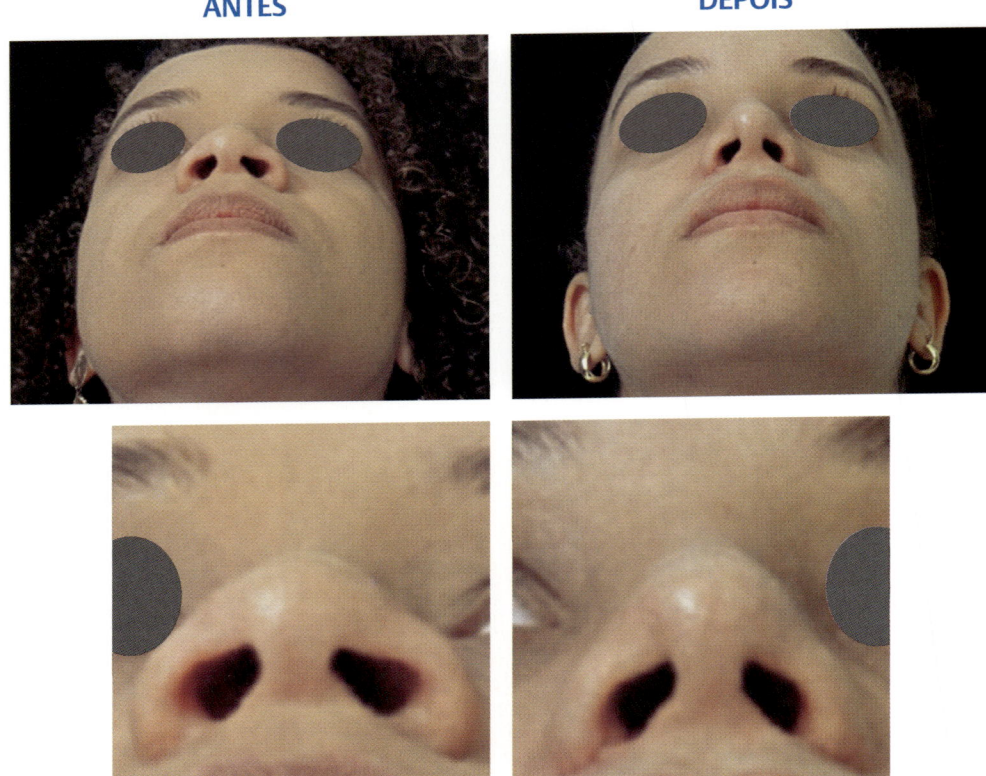

ANTES | DEPOIS

PÓS-OPERATÓRIO – 2 MESES

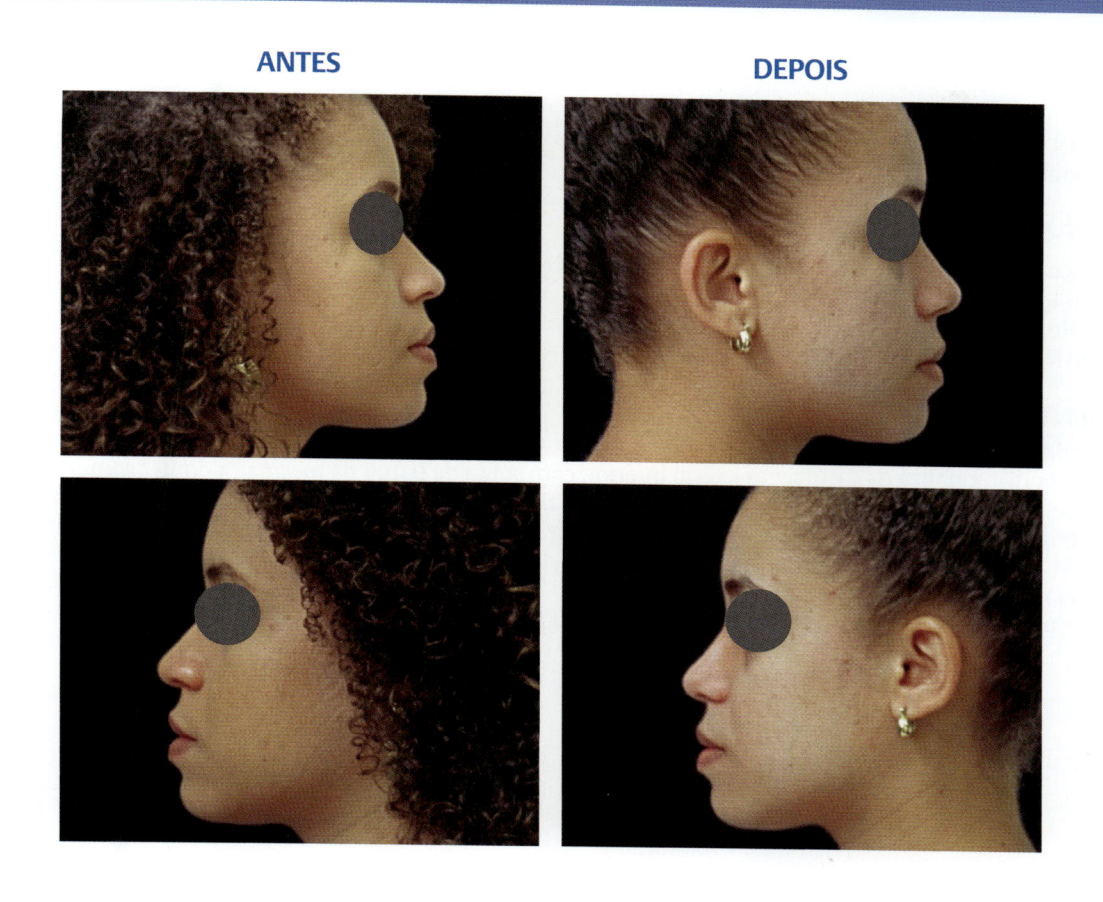

ANTES

DEPOIS

CASO 18

LISTA DE DESEJOS
1) "Nariz largo".
2) "Tenho a ponta globosa".
3) "Ossos nasais largos".
4) "Ptose de ponta nasal".

ANÁLISE PRÉ-OPERATÓRIA
- Pele grossa, com tendência à oleosidade.
- Ponta globosa, ângulo nasolabial abaixo de 90 graus.
- Dorso com altura adequada.
- Base com distância interalar aumentada.

PLANEJAMENTO CIRÚRGICO
1) Técnica semiaberta ou "delivery".
2) Remoção de porção cefálica da cartilagem lateral inferior, com sobra de 9 mm da mesma, "domus" com 5 mm.
3) Colocação de "strut" em ponta nasal e enxerto de contorno alar.
4) Suturas interdomais e de aproximação do "domus" posterior com "nylon" 5.0.
5) Colocação de "shield graft" com suturas inabsorvíveis de "nylon" 5.0.
6) Osteotomia lateral bilateralmente.
7) Remoção de pele e vestíbulo nasal, e sutura com "nylon" 6.0 pela técnica de Weir modificada.

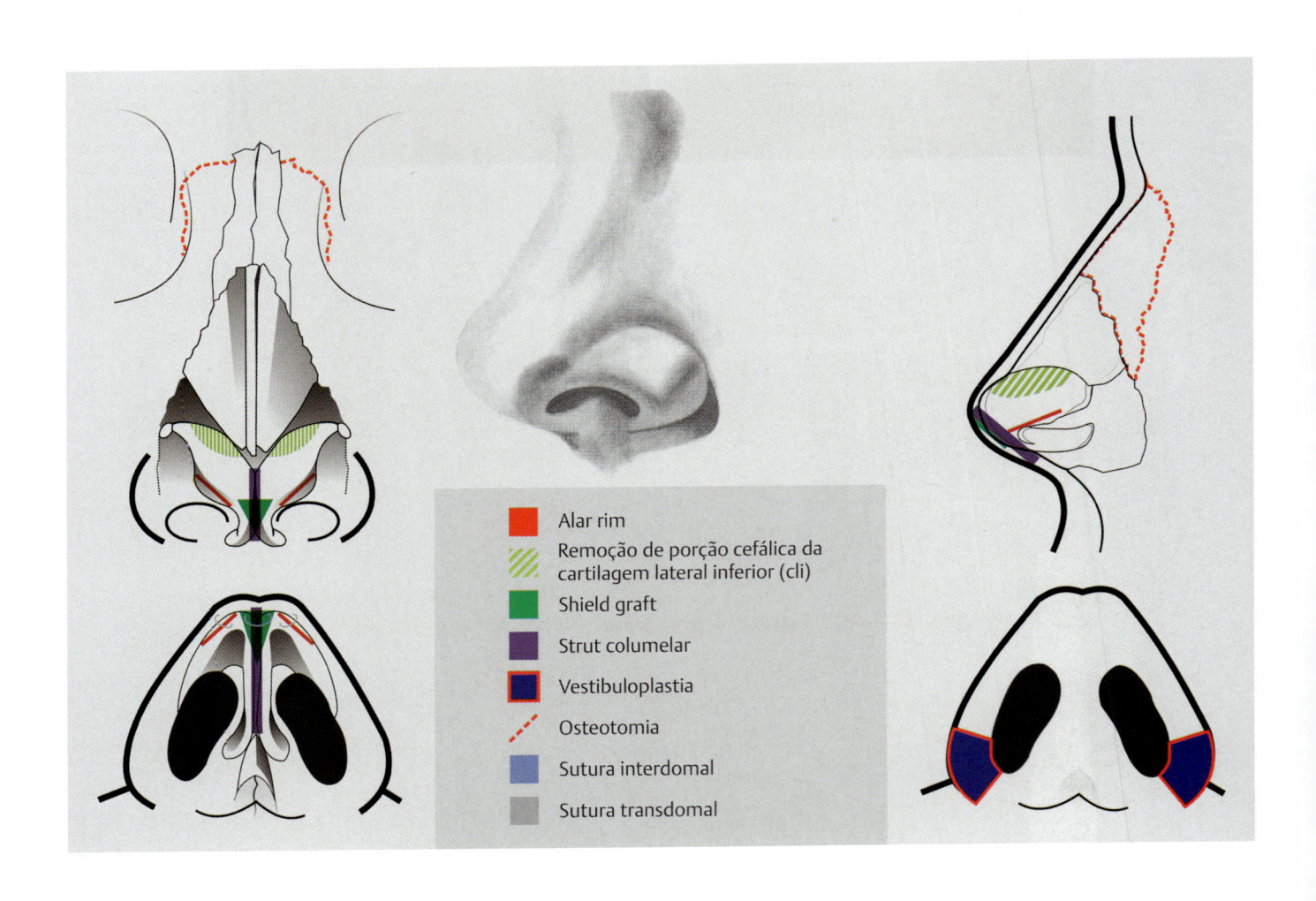

RINOPLASTIA ÉTNICA

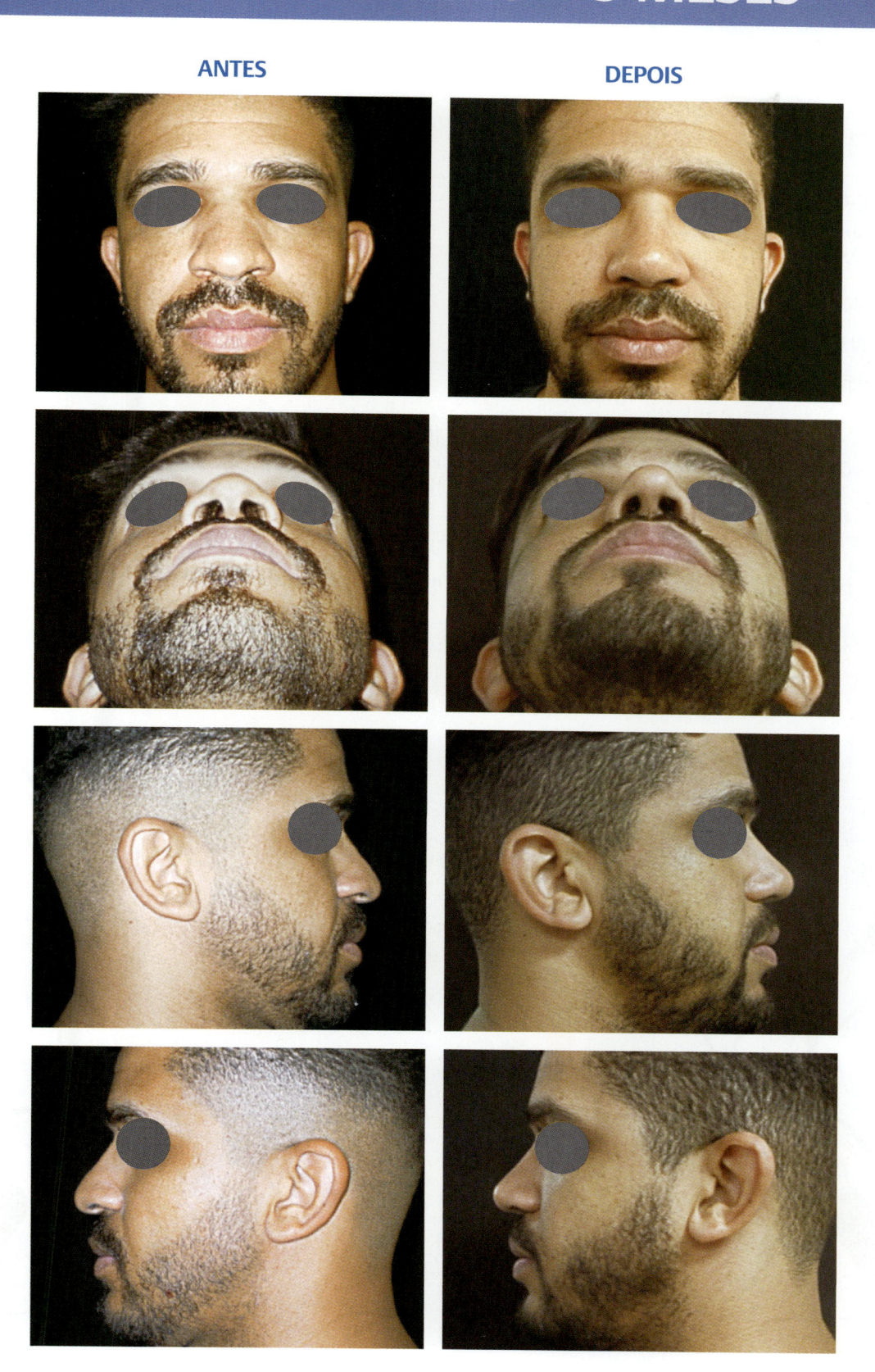

PÓS-OPERATÓRIO – 5 MESES

ANTES DEPOIS

CASO 19

LISTA DE DESEJOS
1) "Nariz largo".
2) "Tenho a ponta globosa".
3) "Ossos nasais largos".
4) "Dorso baixo".

ANÁLISE PRÉ-OPERATÓRIA
- Pele grossa, com tendência à oleosidade.
- Ponta globosa, ângulo nasolabial em torno de 90 graus, retração de columela, espinha nasal posteriorizada.
- Dorso baixo.
- Base com distância interalar aumentada.

PLANEJAMENTO CIRÚRGICO
1) Técnica semiaberta ou "delivery".
2) Reforço do "domus" verdadeiro com "nylon" 5.0.
3) Remoção de porção cefálica da cartilagem lateral inferior, com sobra de 7 mm da mesma.
4) Colocação de "strut" em ponta nasal e enxerto de contorno alar.
5) Suturas interdomais e de aproximação do "domus" posterior com "nylon" 5.0.
6) Colocação de "shield graft" com suturas inabsorvíveis de "nylon" 5.0.
7) Osteotomia lateral bilateralmente.
8) Colocação de enxerto composto de cartilagens septal e auricular fatiadas em pedaços de aproximadamente 3 mm, envolvidas em fáscia temporal.
9) Remoção de pele e vestíbulo nasal, e posterior sutura com "nylon" 6.0 pela técnica de Weir.

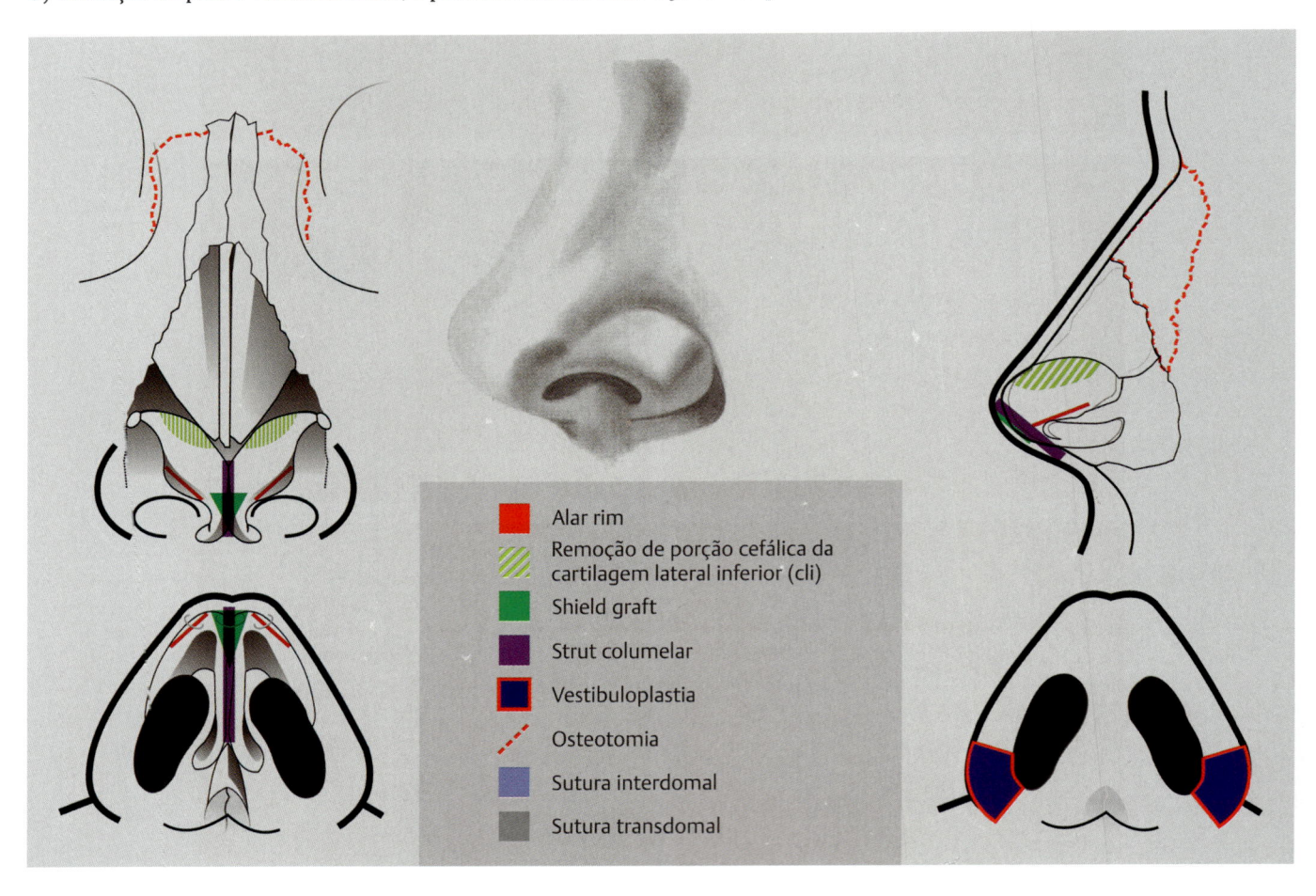

- Alar rim
- Remoção de porção cefálica da cartilagem lateral inferior (cli)
- Shield graft
- Strut columelar
- Vestibuloplastia
- Osteotomia
- Sutura interdomal
- Sutura transdomal

PÓS-OPERATÓRIO – 6 MESES

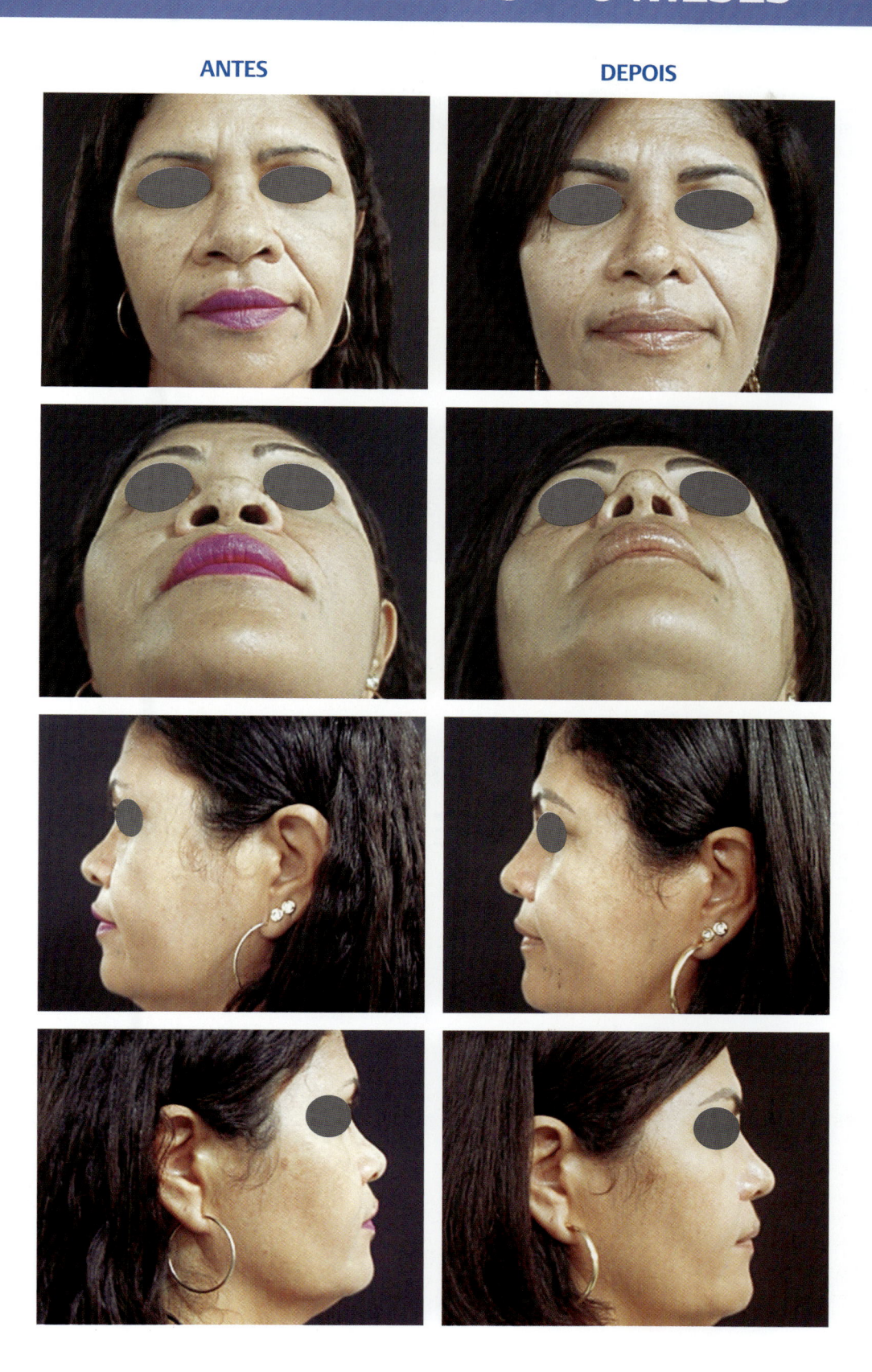

ANTES　　　　　　　　DEPOIS

REALIDADE AUMENTADA

O **Otorrinos RA** é um aplicativo que usa a tecnologia de Realidade Aumentada para complementar o conteúdo do Manual Prático de Rinoplastia. Nesta aplicação, você assistirá vídeos das cirurgias presentes no manual.

A **Realidade Aumentada** é uma tecnologia imersiva de visualização com a câmera do "smartphone" ou "tablet", imagem e "tracking". Consiste em integrar imagens geradas por computador em ambientes físicos em tempo real.

Para baixar o aplicativo, acesse uma das lojas "on-line", Google Play ou Apple Store, e procure por **Otorrinos RA**.

Ao executar o aplicativo, a câmera do seu celular será ligada. Basta apontar a câmera para o marcador a seguir para assistir ao vídeo com a cirurgia referente a este capítulo.

10

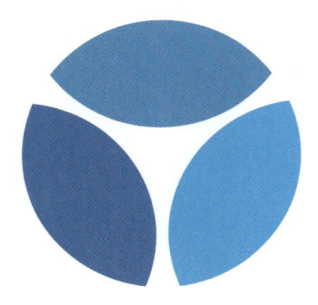

CARTILAGEM SEPTAL E CONCHAL COM INVÓLUCRO DE FÁSCIA TEMPORAL

6 LATERORRINIA

A laterorrinia representa um grande espectro de deformidades nasais, podendo ter origem traumática ou não traumática. Mesmo para observadores não treinados, a laterorrina causa disarmonia facial bem como estigmas sociais. O cirurgião deve estar atento não somente à deformidade estética como a funcional e, a autoimagem do paciente.

O tratamento cirúrgico do nariz desviado é um desafio para os cirurgiões. Suas deformidades esqueléticas, muitas vezes instáveis, tornam sua correção de grande dificuldade técnica. A possibilidade de recorrência da laterorrinia, apesar de uso de técnica de correção adequada, também é outro desafio enfrentado pelos cirurgiões. Antigamente, seu prognóstico era reservado, porém, com os avanços das técnicas de desvio da pirâmide óssea e definição de ponta nasal, melhores resultados para a estética e funcionalidade nasal foram atingidos.

Há quatro décadas, os cirurgiões que se propunham a desafiar este tipo de nariz, tinham a conduta de operá-lo em duas etapas cirúrgicas. De acordo com estes cirurgiões, a separação em uma primeira etapa de somente rinoplastia e uma segunda etapa para retificar o septo nasal evitaria maiores complicações, como o desabamento nasal. Contudo, com os avanços da cirurgia plástica, sabemos que a fibrose resultante da primeira cirurgia pode dificultar e comprometer o resultado final da segunda etapa cirúrgica.

A criação de novas técnicas de septoplastia e o uso de enxertos de cartilagem nos três terços nasais tornaram possível a realização de apenas uma cirurgia para a correção da deformidade nasal com resultados estéticos e funcionais de alta qualidade.

Na atualidade, a técnica de rinoplastia aberta e a fixação de enxertos para a camuflagem em áreas de difícil correção tem se tornado muito frequente e diminuindo em 80-90% o retoque cirúrgico.

CLASSIFICAÇÃO

Os padrões de desvio encontrados, mais frequentemente, são o desvio em "C", o desvio em "S" e o desvio em "I". No desvio em "C", a deformidade inicia-se no dorso nasal, prossegue posteroinferiormente pela lâmina perpendicular do etmoide e estende-se até o septo cartilaginoso. O desvio em "S" segue o formato de serpentina pelo nariz externo e usualmente é acompanhando de desvio septal correspondente à deformidade. Já no desvio em "I", ocorre deformidade de toda a pirâmide nasal.

O nariz é considerado verdadeiramente desviado quando há desvio da linha média, sendo o grau de obstrução nasal variável de acordo com as deformidades identificadas. Há deformidades nasais como depressões e abaulamentos, traumáticos ou não, que podem gerar aparência de desvios para o lado oposto, porém, desde que a linha média seja respeitada, não se pode considerar esta uma laterorrinia verdadeira.

Nem todos os pacientes portadores de laterorrinia podem ser enquadrados na classificação supracitada. Rinoplastias prévias, desabamento nasal e doenças de depósito podem causar assimetrias nasais imprevisíveis, tornando-se um desafio ainda maior.

ETIOLOGIA

O nariz desviado tem três causas principais: defeito do desenvolvimento da face, trauma e iatrogenia.

No período de crescimento nasal rápido (8 a 17 anos), pode-se ter um desenvolvimento assimétrico da face, resultando em desvio nasal da linha média. Fatores genéticos podem contribuir com desvios septais e da pirâmide nasal em várias gerações da mesma família, doenças de depósito (colagenoses), polipose nasossinusal e doenças neoplásicas. Fatores ambientais também podem colaborar para o desenvolvimento de assimetrias nasais, tais como uso de vasoconstrictores lícitos e ilícitos.

No entanto, o maior número de pacientes com laterorrinias ainda são de origem traumática (acidentes ou iatrogênicos). Os ossos próprios nasais são os mais frequentemente acometidos em impactos frontais, particularmente nos de alta energia cinética. O trauma pode também fraturar o septo ou desinserí-lo da crista maxilar. Quando ocorre fratura combinada (ossos nasais e septo), dificilmente a redução trará resultado estético e funcional satisfatórios. A porção cartilaginosa do nariz, particularmente o septo, é responsável por absorver grande parte do impacto traumático e, devido à baixa taxa metabólica, sua cicatrização pode levar a deformidades a longo prazo, não evidentes na fase aguda do trauma. Pequenos traumas repetidos podem também levar a deformidades pelo mesmo mecanismo. Pacientes que se apresentam na fase adulta com laterorrinia de piora progressiva possivelmente sofreram traumas nasais na infância que não se recordam, e a cicatrização cartilaginosa pode trazer efeitos tardios devido à ação de condrócitos modificados.

Cirurgias nasais anteriores também são causa importante de laterorrinia. Osteotomias incompletas ou assimétricas podem levar a desvios do terço superior do nariz. Se a osteotomia for realizada de maneira adequada, mas o desvio septal associado não for corrigido, pode ocorrer tração nasal, resultando em deformidades laterais. A redução fechada de fratura nasal também pode gerar laterorrina se realizada de maneira inadequada.

Em casos de trauma com afundamento e deslocamento da pirâmide nasal, se tratados de forma adequada e o mais precoce possível, com redução da fratura nasal, pode-se evitar o aparecimento do nariz desviado no futuro.

INDICAÇÃO CIRÚRGICA

As indicações cirúrgicas do nariz desviado são estéticas e funcionais. A correção da deformidade externa da pirâmide nasal deve ser sempre associada com a melhora da função nasal e respiração do paciente. A boa cirurgia nasal consiste em centralização e projeção nasal com harmonização da face em conjunto com a retificação septal e normalização da respiração do paciente.

OSTEOTOMIAS

As osteotomias nasais têm diversas indicações estabelecidas e, entre elas, está a presença de laterorrinias ou assimetria da pirâmide óssea, o estreitamento do dorso nasal e a deformidade do teto nasal aberto.

A largura do dorso nasal normal é em torno de 2 mm entre a linha estética dorsal e a linha vertical do canto medial do sulco alar; sendo assim, qualquer medida maior que esta é considerada alargamento nasal.

Quando ressecamos a giba dorsal, podemos gerar uma deformidade iatrogênica chamada de teto aberto, que é uma indicação clássica de osteotomia lateral, porém, hoje em dia, podemos optar também por outras técnicas, como a colocação de enxertos no dorso nasal.

A retificação do osso nasal desviado e deformado (convexidades e trauma) pode ser corrigida por meio de diversas técnicas e múltiplas osteotomias.

De acordo com Sheen, em pacientes com o teto aberto e ossos nasais curtos (pacientes em que a margem distal do osso fica a menos de 1 cm abaixo da linha intercantal), a preferência deve ser o uso de enxertos amplificadores do dorso nasal e não osteotomias.

Osteotomia Lateral

Este tipo de osteotomia pode ser realizado tanto usando abordagem interna como externa, combinada ou não, com fratura em "galho verde". Para sua abordagem, é necessária a incisão com bisturi a 2 mm da cabeça do corneto inferior na base da pirâmide óssea em região da abertura piriforme.

Podemos utilizar tanto um osteótomo reto quanto um curvo com guia. Com o auxílio digital, palpamos a região nasal externa ao longo do trajeto com rotação de medial para lateral.

Osteotomia Medial

A osteotomia medial é constituída por duas técnicas de osteotomia distintas: a oblíqua medial ou transversal e a paramediana. É definida como a separação dos ossos nasais do segmento ósseo do septo nasal; com isso, auxilia a osteotomia lateral em pacientes com laterorrinias importantes e também estreita ainda mais o dorso nasal.

A osteotomia paramediana é principalmente indicada em pacientes com os ossos nasais muito espessos ou dorso nasal amplo, causando um maior controle da linha de fratura na porção superior da válvula nasal. Já a osteotomia transversal pode ser realizada externamente com um osteótomo de 2 mm na cabeça da sobrancelha em direção oblíqua medial orientada em uma direção superior.

BIBLIOGRAFIA

Sheen JH. Spreader graft: a method of reconstructing the roof of the middle nasal vault following rhinoplasty. *Plast Reconstr Surg* 1984 Feb;73(2):230-9.
Davis RE, Raval J. Powered instrumentation for nasal bone reduction: advantages and indications. *Arch Facial Plast Surg* 2003; 5(5): 384-91.
Maniglia AJ, Maniglia JJ, Maniglia JV. Rinoplastia Estética-Funcional-Reconstrutora. Rio de Janeiro. Revinter; 2002.
Corrado A, Bloom J, Becker D. Domal Stabilization Suture in Tip Rhinoplasty. *Arch Facial Plast Surg* 2009;11(3):194-7.
Tardy ME, Brown RJ. Surgical anatomy of the nose. New York: Raven Press, 1990.
Patrocínio JA, Patrocínio LG, Ramin SL, Souza DD, Maniglia JV, Maniglia AJ. Anestesia. In: Maniglia AJ, Maniglia JJ, Maniglia JV (editores). Rinoplastia: estética funcional e reconstrutora. Rio de Janeiro: Revinter; 2002.

CAPÍTULO 6

CASO 1

LISTA DE DESEJOS
1) "Melhorar a respiração nasal".
2) "Retificar o nariz que é desviado".
3) "Remover a giba nasal".

ANÁLISE PRÉ-OPERATÓRIA
- Pele fina.
- Desvio da pirâmide nasal para direita.
- Dorsoconvexidade e discreta giba osseocartilaginosa.

PLANEJAMENTO CIRÚRGICO
1) Incisão hemitransfixante direita e intracartilaginosa.
2) Septoplastia.
3) Ressecção cefálica das cartilagens laterais inferiores.
4) Discreta ressecção do dorso.
5) Osteotomias transversa e laterais.
6) "Spreader graft" mais espesso do lado direito.
7) Enxerto na "radix".
8) Liberação do mirtirforme.
9) Columeloplastia.

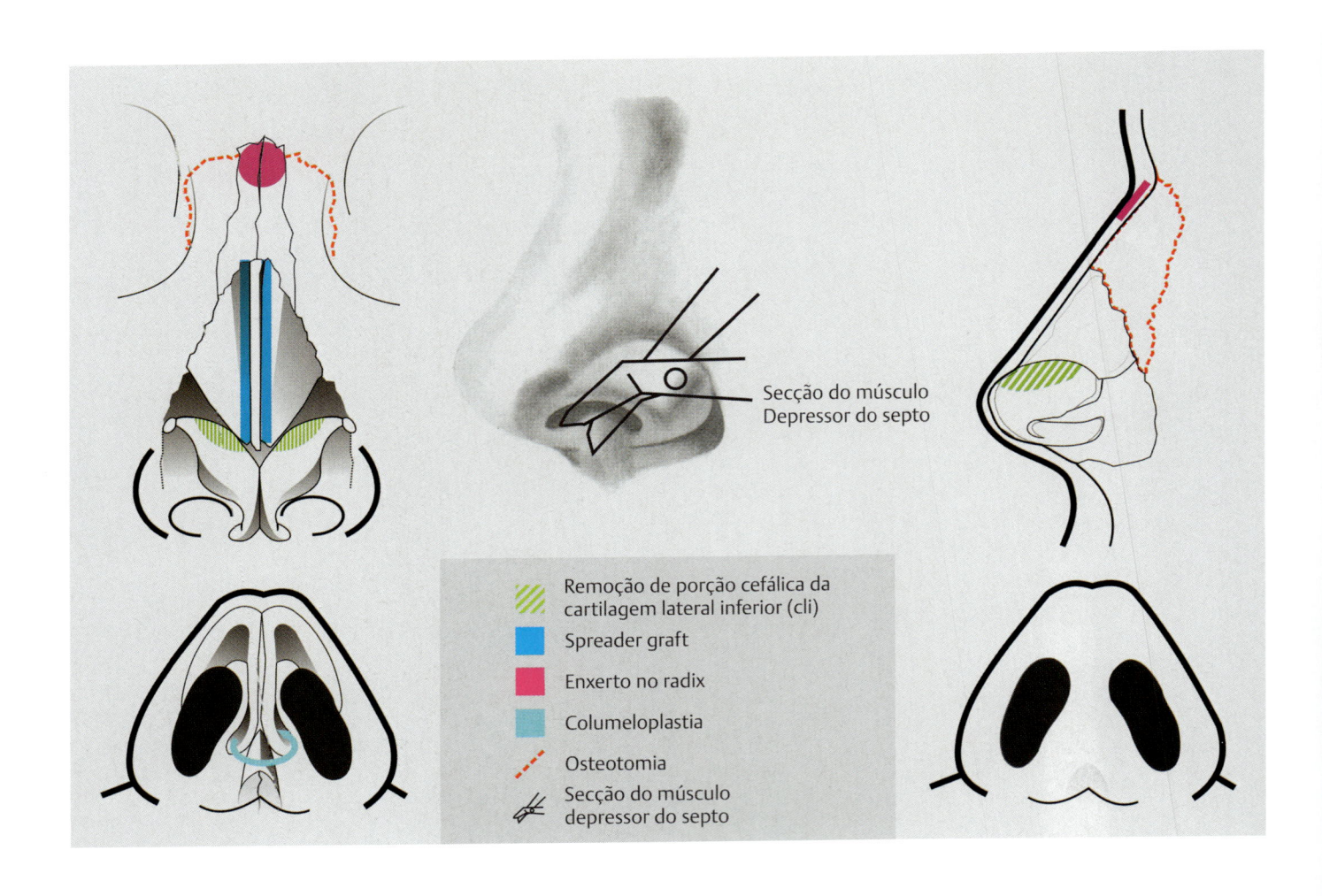

Secção do músculo Depressor do septo

Remoção de porção cefálica da cartilagem lateral inferior (cli)
Spreader graft
Enxerto no radix
Columeloplastia
Osteotomia
Secção do músculo depressor do septo

PÓS-OPERATÓRIO – 6 MESES

ANTES

DEPOIS

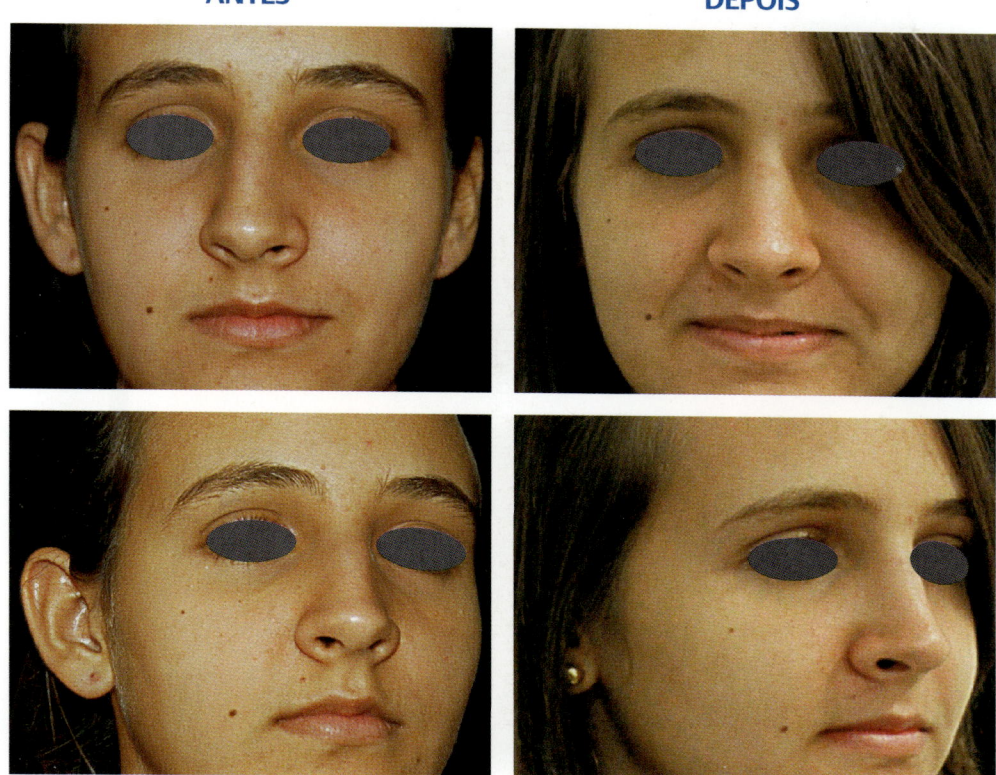

PÓS-OPERATÓRIO – 6 MESES

ANTES   DEPOIS

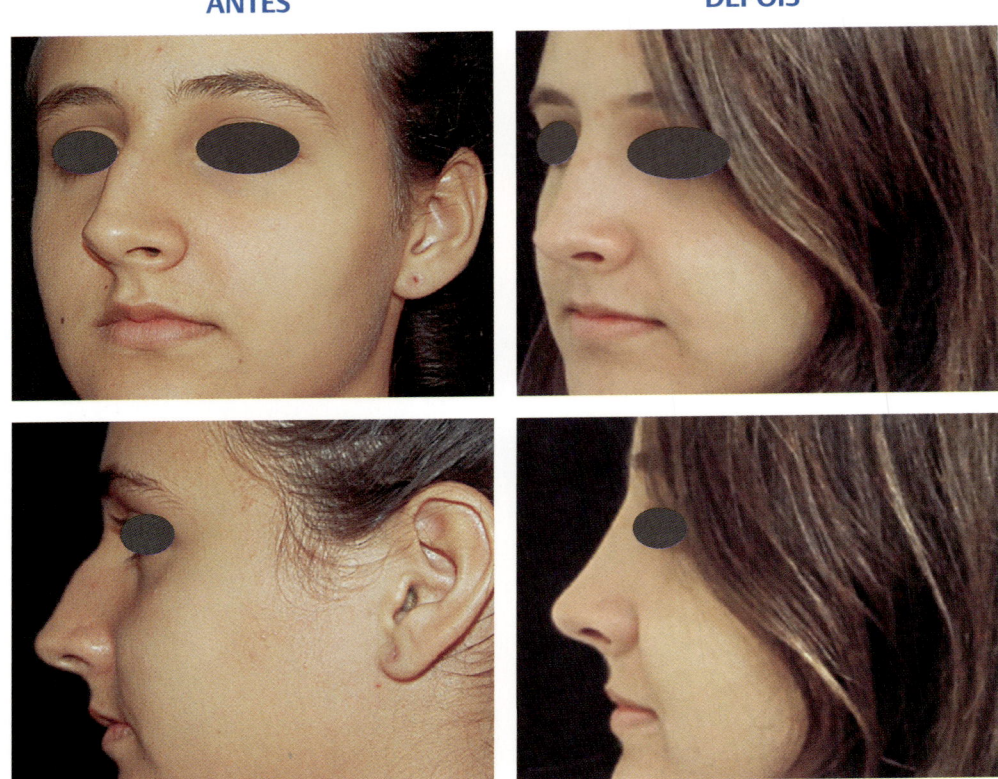

PÓS-OPERATÓRIO – 6 MESES

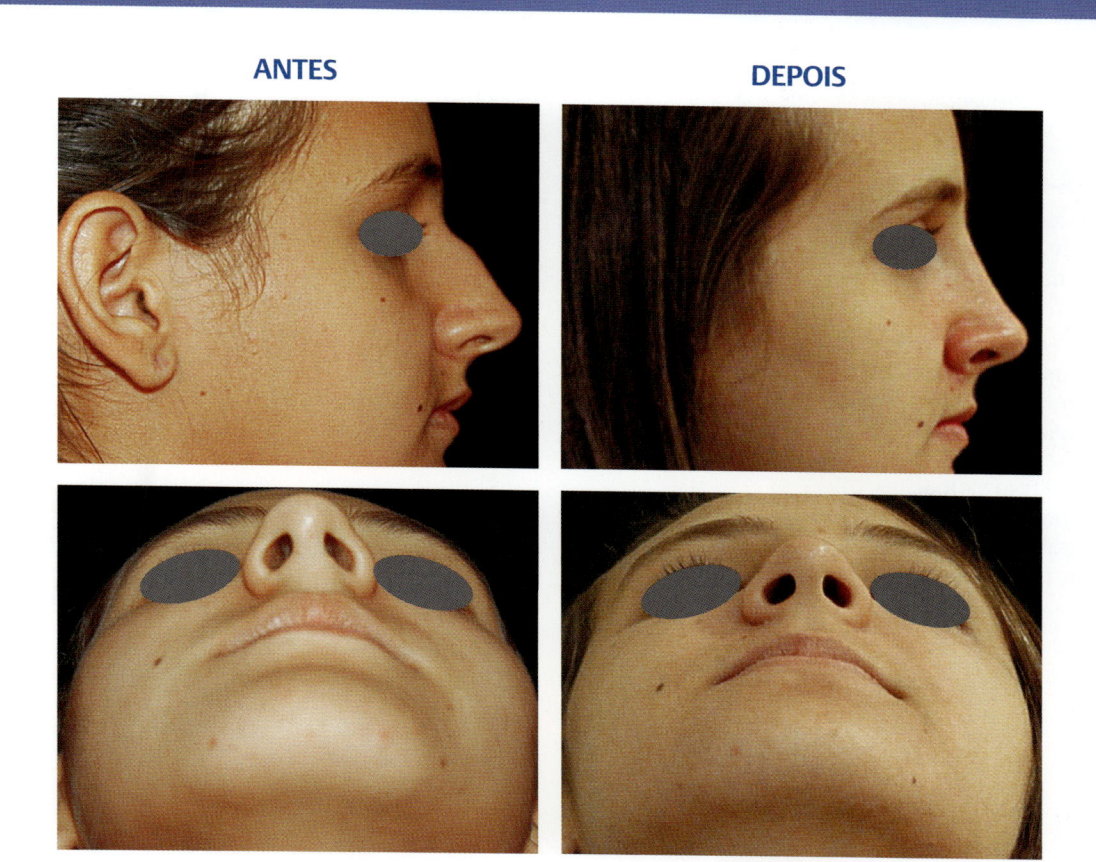

ANTES

DEPOIS

CASO 2

LISTA DE DESEJOS
1) "Melhorar a respiração".
2) "Ter o nariz reto".

ANÁLISE PRÉ-OPERATÓRIA
- Desvio anterior do septo p/ FNE.
- Hipertrofia de concha inferior direita.
- Desvio axial da pirâmide nasal para direita.

PLANEJAMENTO CIRÚRGICO
1) Incisões columelar e marginais.
2) Septoplastia + turbinoplastia bilateral.
3) Ressecção cefálica das CCLLII.
4) "Strut".
5) Sutura inter e transdomal.
6) Discreta remoção assimétrica do dorso.
7) "Spreader graft" do lado esquerdo.
8) Osteotomias paramedianas, laterais e transversa.

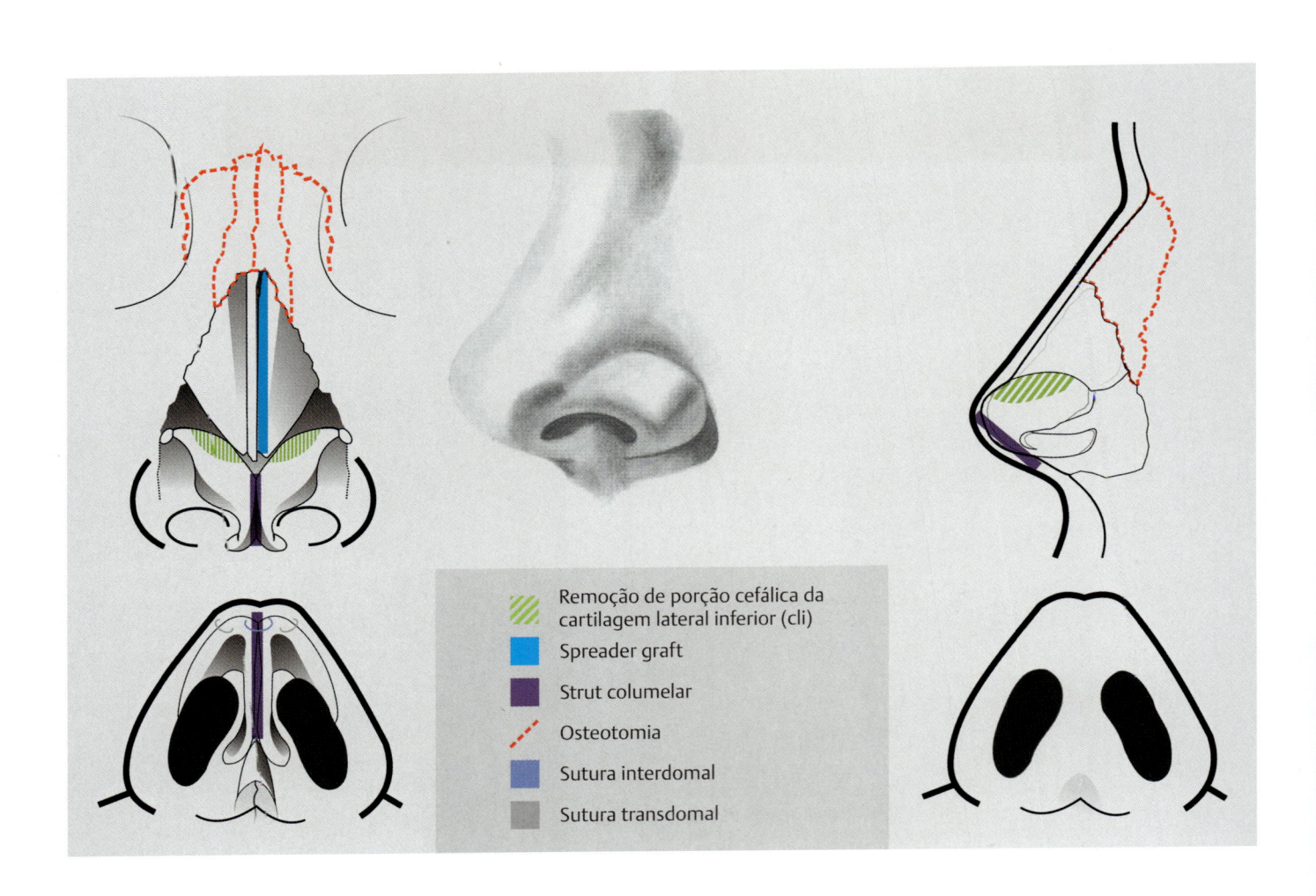

PÓS-OPERATÓRIO – 6 MESES

ANTES DEPOIS

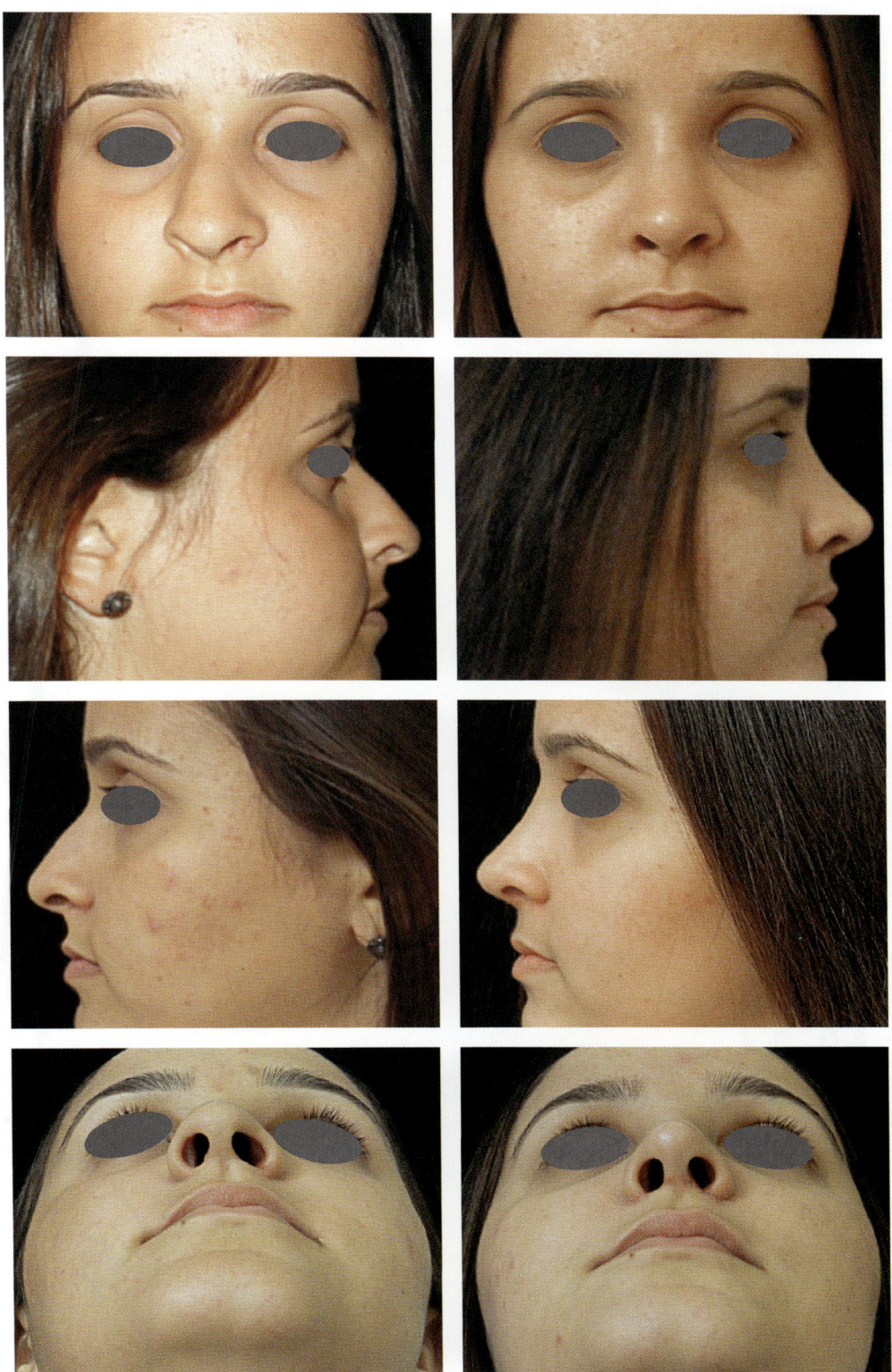

CASO 3

LISTA DE DESEJOS
1) "Melhorar minha respiração".
2) "Retificar mais meu nariz que é torto".

ANÁLISE PRÉ-OPERATÓRIA
- Desvio do septo anterior para fossa nasal esquerda e caudal para direita.
- Hipertrofia de concha inferior direita.
- Desvio da pirâmide nasal em "S" itálico com concavidade à direita.
- Discreta giba cartilaginosa.

PLANEJAMENTO CIRÚRGICO
1) Incisão transfixante e intercartilaginosa.
2) Septoplastia.
3) Turbinoplastia direita.
4) Ressecção de 2 mm do septo caudal.
5) "Delivery".
6) Ressecção cefálica das cartilagens laterais inferiores.
7) "Strut".
8) Sutura inter e transdomal.
9) Discreta remoção do dorso.
10) "Spreader graft" do lado direito.
11) Osteotomias paramedianas e laterais.
12) Columeloplastia.

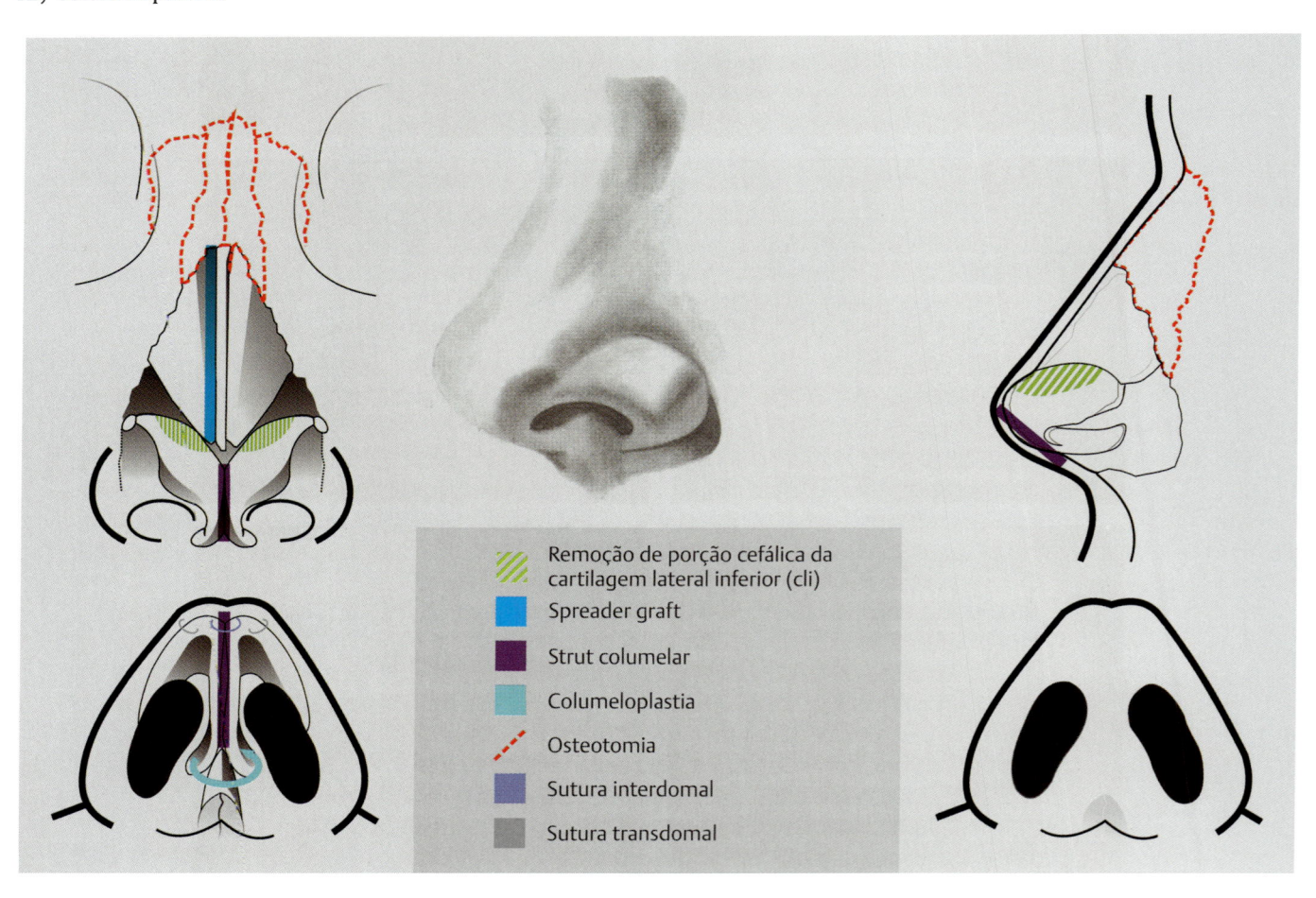

Legenda:
- Remoção de porção cefálica da cartilagem lateral inferior (cli)
- Spreader graft
- Strut columelar
- Columeloplastia
- Osteotomia
- Sutura interdomal
- Sutura transdomal

PÓS-OPERATÓRIO – 6 MESES

ANTES | DEPOIS

CASO 4

LISTA DE DESEJOS
1) "Respirar melhor".
2) "Ter um nariz mais reto".

ANÁLISE PRÉ-OPERATÓRIA
- Desvio septal impactante para fossa nasal direita.
- Desvio caudal para a narina esquerda.
- Discreta giba osteocartilaginosa.
- Pirâmide nasal desviada para esquerda.

PLANEJAMENTO CIRÚRGICO
1) Acesso aberto com incisão transcolumelar e marginais.
2) Elevação do mucoperiósteo.
3) Septoplastia.
4) Turbinoplastia esquerda.
5) Discreta remoção do dorso cartilaginoso.
6) Raspagem do dorso ósseo.
7) Osteotomias paramedianas e laterais.
8) Realinhamento do septo com incisões incompletas no lado côncavo.
9) Sutura do septo na espinha nasal anterior.
10) "Spreader graft" bilateral.
11) Ressecção cefálica das cartilagens laterais inferiores.
12) Sutura inter e transdomal.
13) "Tong-in-groove".

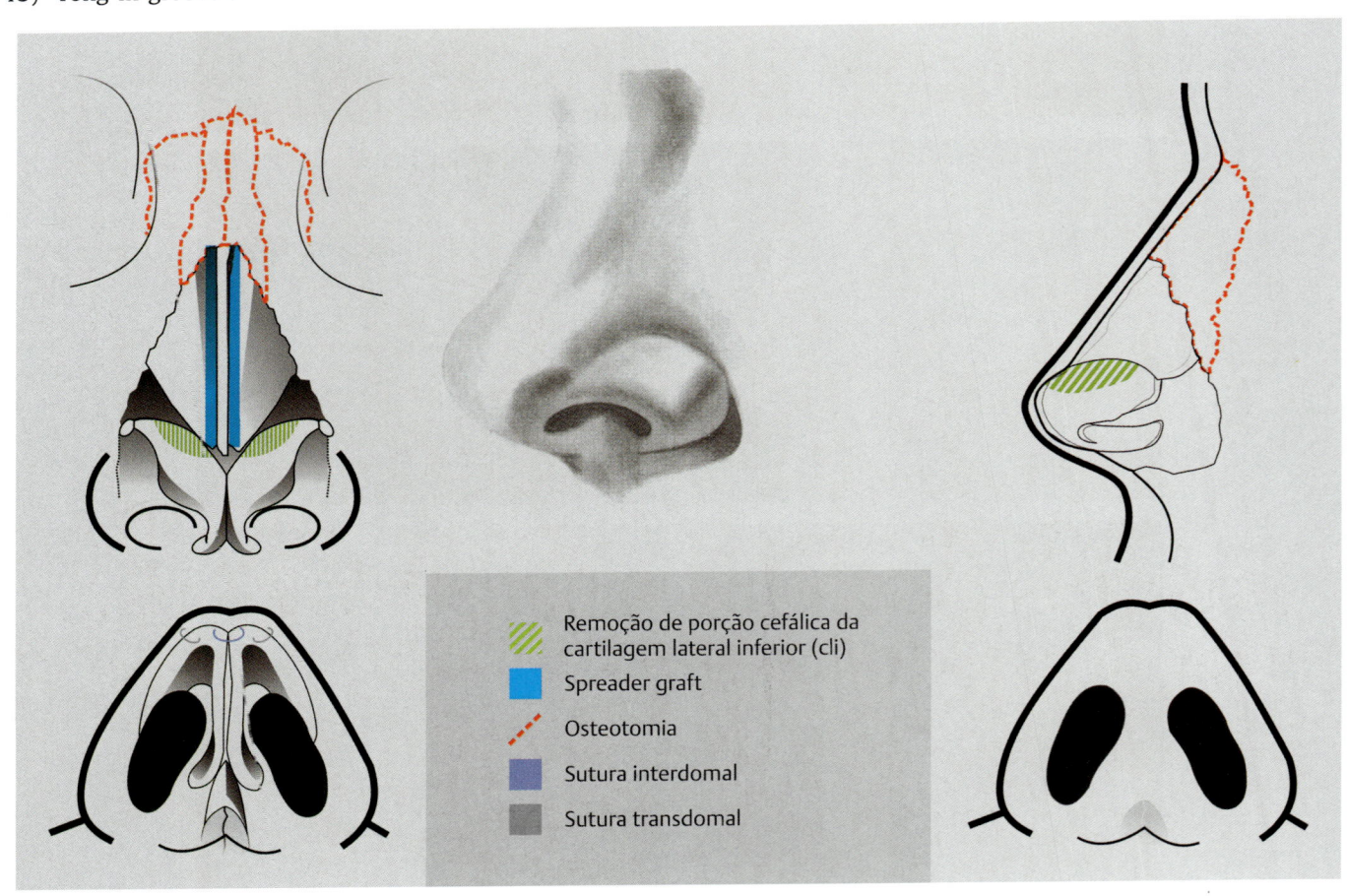

Remoção de porção cefálica da cartilagem lateral inferior (cli)
Spreader graft
Osteotomia
Sutura interdomal
Sutura transdomal

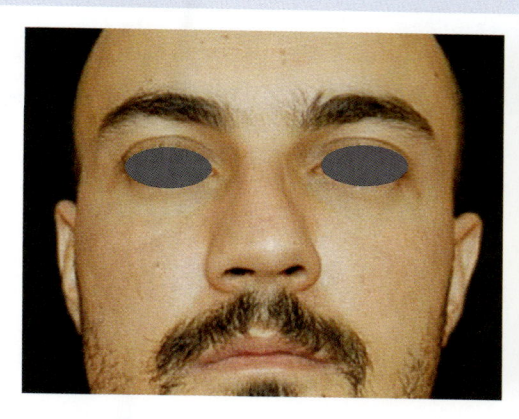

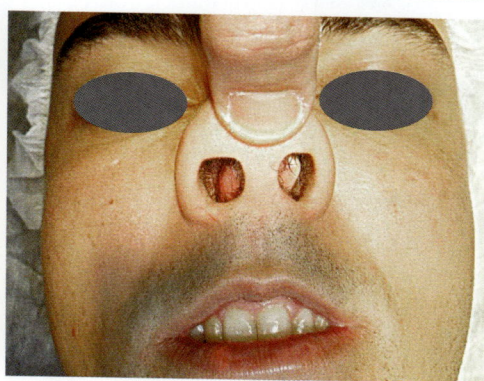

PÓS-OPERATÓRIO – 6 MESES

ANTES DEPOIS

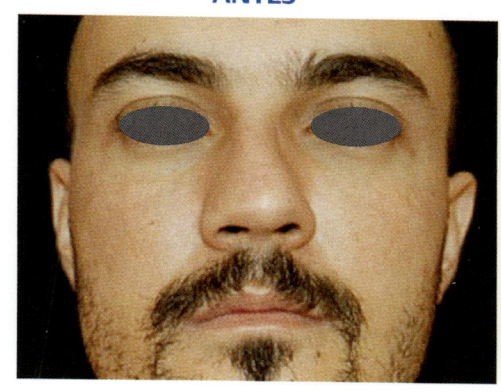

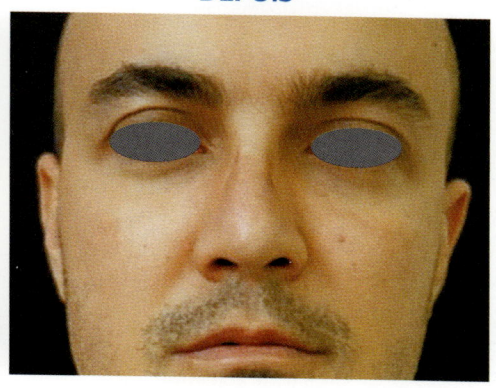

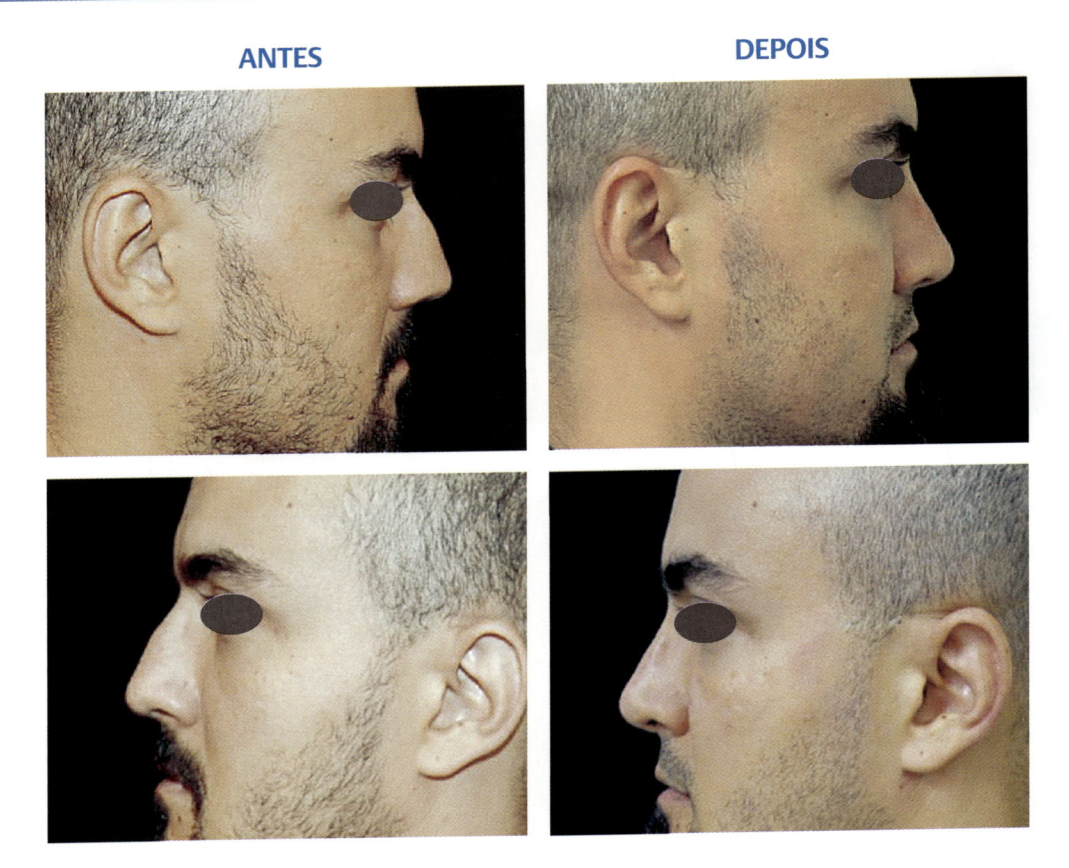

PÓS-OPERATÓRIO – 6 MESES

ANTES DEPOIS

PÓS-OPERATÓRIO – 6 MESES

ANTES   **DEPOIS**

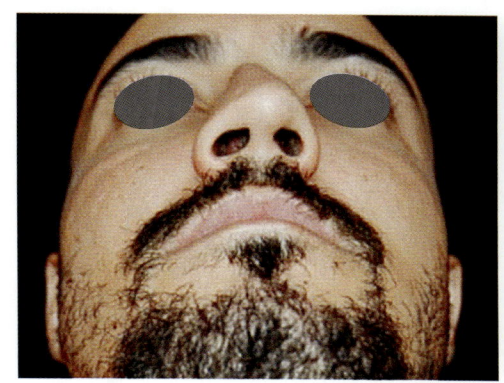

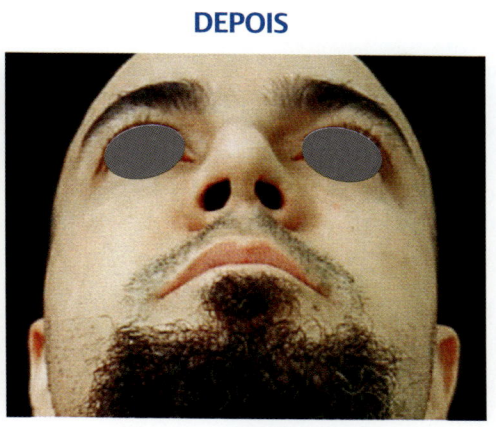

CASO 5

LISTA DE DESEJOS
1) "Remoção da giba".
2) "Ter o nariz mais reto".

ANÁLISE PRÉ-OPERATÓRIA
- Ponta bulbosa.
- "Radix" baixa com ângulo nasofrontal obtuso.
- Desvio do septo para fossa nasal direita.
- Desvio da pirâmide nasal para esquerda.

PLANEJAMENTO CIRÚRGICO
1) Incisão transfixante e intercartilaginosa.
2) Septoplastia.
3) "Delivery".
4) Ressecção cefálica das cartilagens laterais inferiores.
5) "Strut".
6) Sutura inter e transdomal.
7) Elevação do mucoperiósteo.
8) Discreta remoção do dorso.
9) Osteotomias paramedianas e laterais.
10) Sutura das cartilagens laterais superiores no septo dorsal.
11) Enxerto de cartilagem fatiada na "radix".

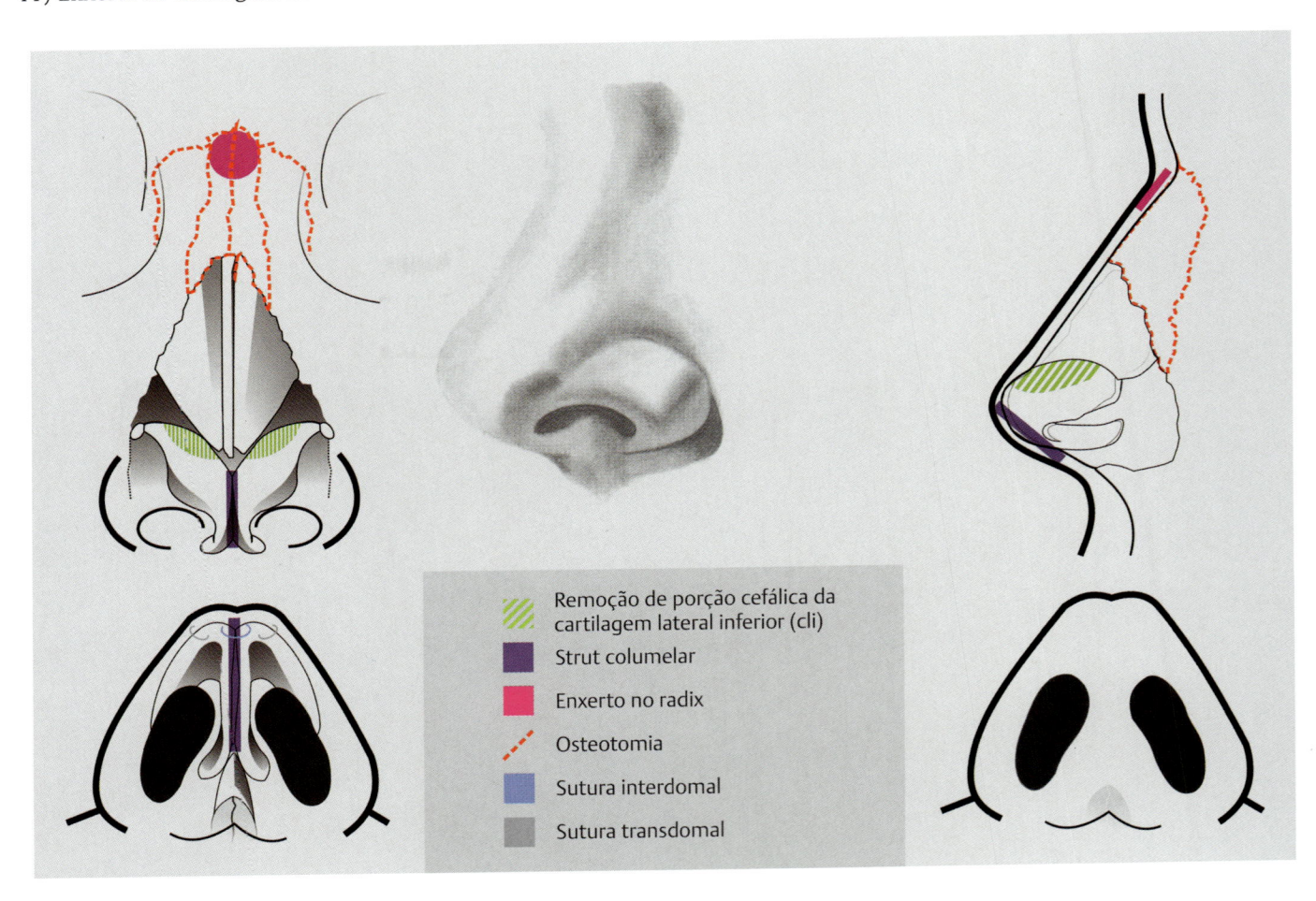

PÓS-OPERATÓRIO – 6 MESES

ANTES   DEPOIS

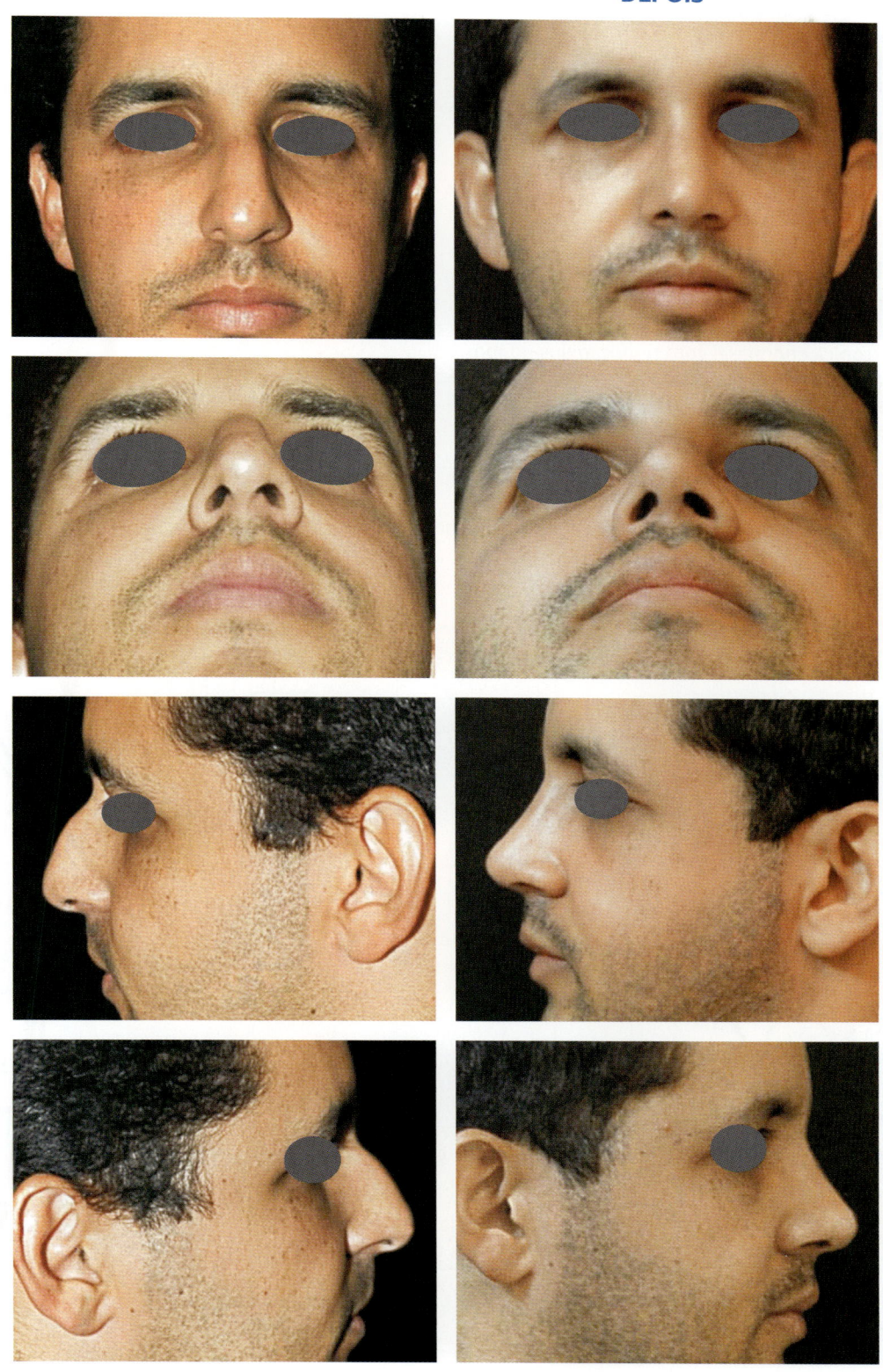

CASO 6

LISTA DE DESEJOS
1) "Respirar pelo nariz".
2) "Melhorar o olfato".
3) "Diminuir a giba".
4) "Retificar o nariz".

ANÁLISE PRÉ-OPERATÓRIA
- Desvio do septo para fossa nasal direita.
- Pólipos ocupando ambas as fossas nasais.
- Desvio da pirâmide nasal para esquerda.

PLANEJAMENTO CIRÚRGICO
1) Incisão transfixante e intercartilaginosa.
2) Septoplastia.
3) Cirurgia endoscópica endonasal com remoção dos pólipos.
4) Ressecção cefálica das cartilagens laterais inferiores por eversão.
5) Ressecção dos pés das cartilagens laterais inferiores.
6) Discreta ressecção do dorso.
7) Osteotomias paramedianas e laterais.
8) "Spreader graft" bilateral mais espesso do lado direito.
9) Columeloplastia.
10) Sutura septocolumelar mais alta na columela e mais baixa no septo.

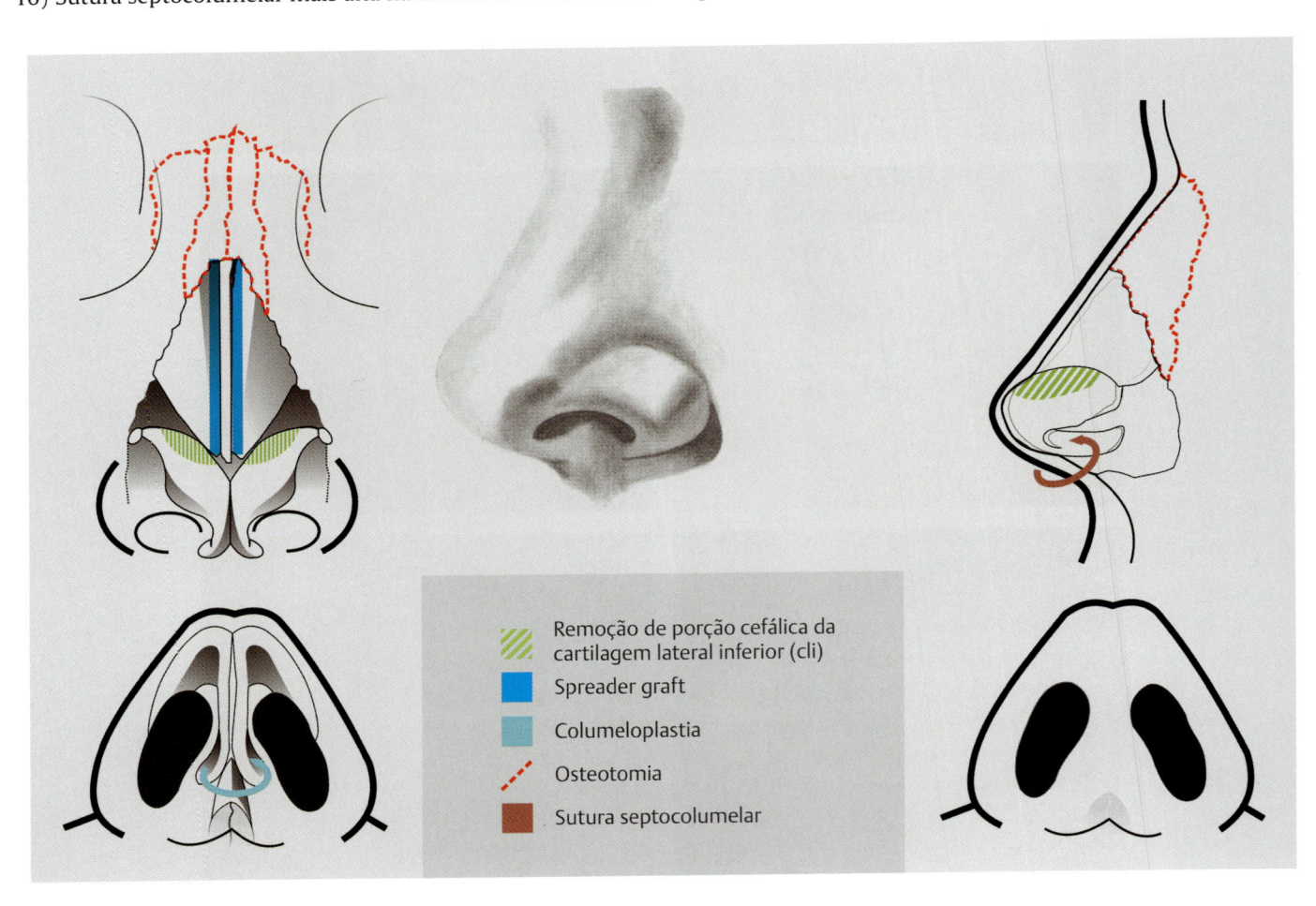

Remoção de porção cefálica da cartilagem lateral inferior (cli)
Spreader graft
Columeloplastia
Osteotomia
Sutura septocolumelar

PÓS-OPERATÓRIO – 6 MESES

ANTES   DEPOIS

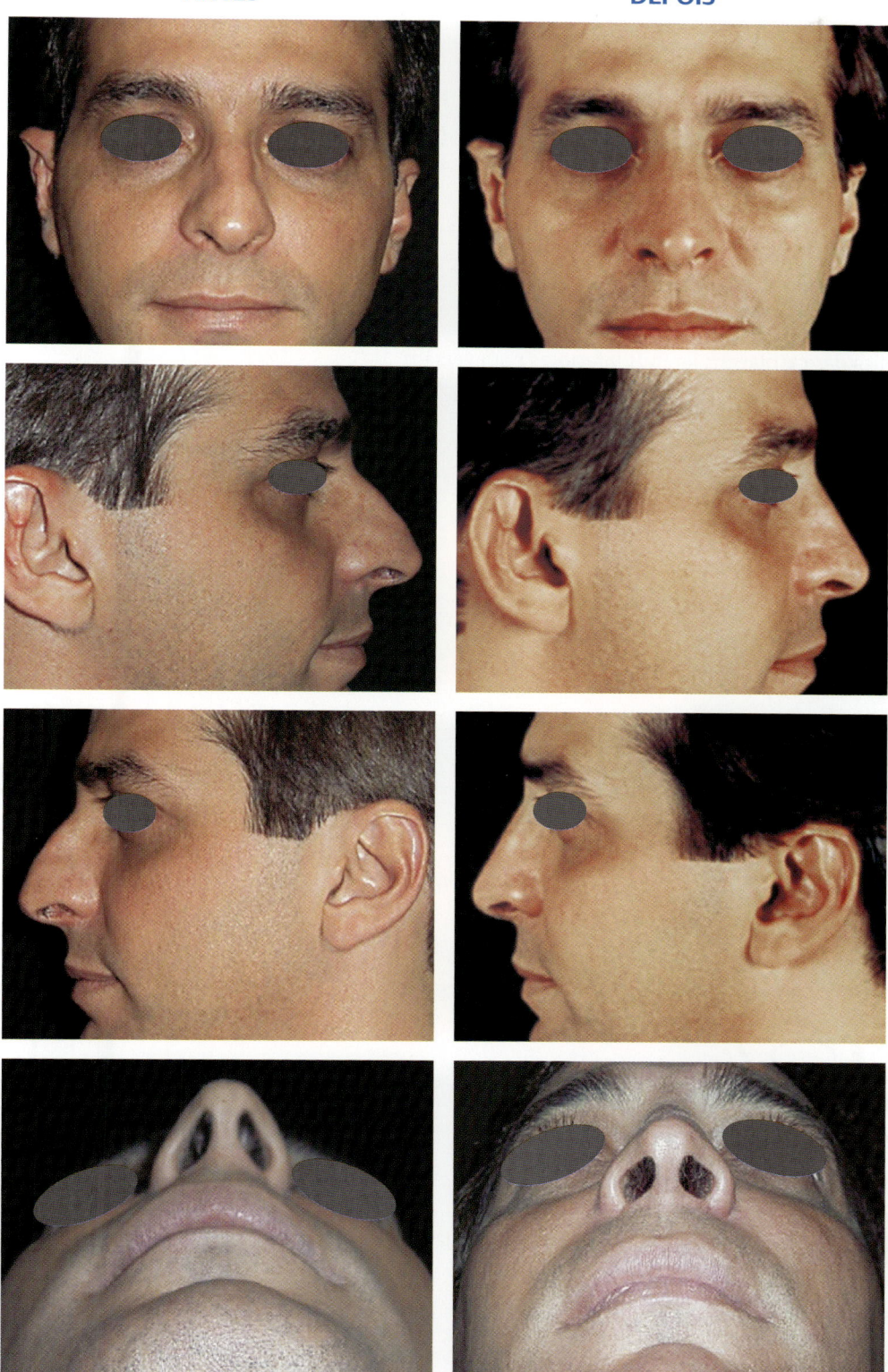

CASO 7

LISTA DE DESEJOS
1) "Respirar melhor".
2) "Diminuir a giba".
3) "Retificar o nariz".

ANÁLISE PRÉ-OPERATÓRIA
- Desvio do septo para fossa nasal direita.
- Desvio da pirâmide nasal para esquerda.
- Hipertrofia vicariante de concha inferior esquerda.

PLANEJAMENTO CIRÚRGICO
1) Incisão transfixante e intercartilaginosa.
2) Septoplastia por técnica de Metzenbaum.
3) Turbinectomia esquerda.
4) Ressecção cefálica das cartilagens laterais inferiores por eversão.
5) Discreta ressecção do dorso.
6) Osteotomias paramedianas e laterais.

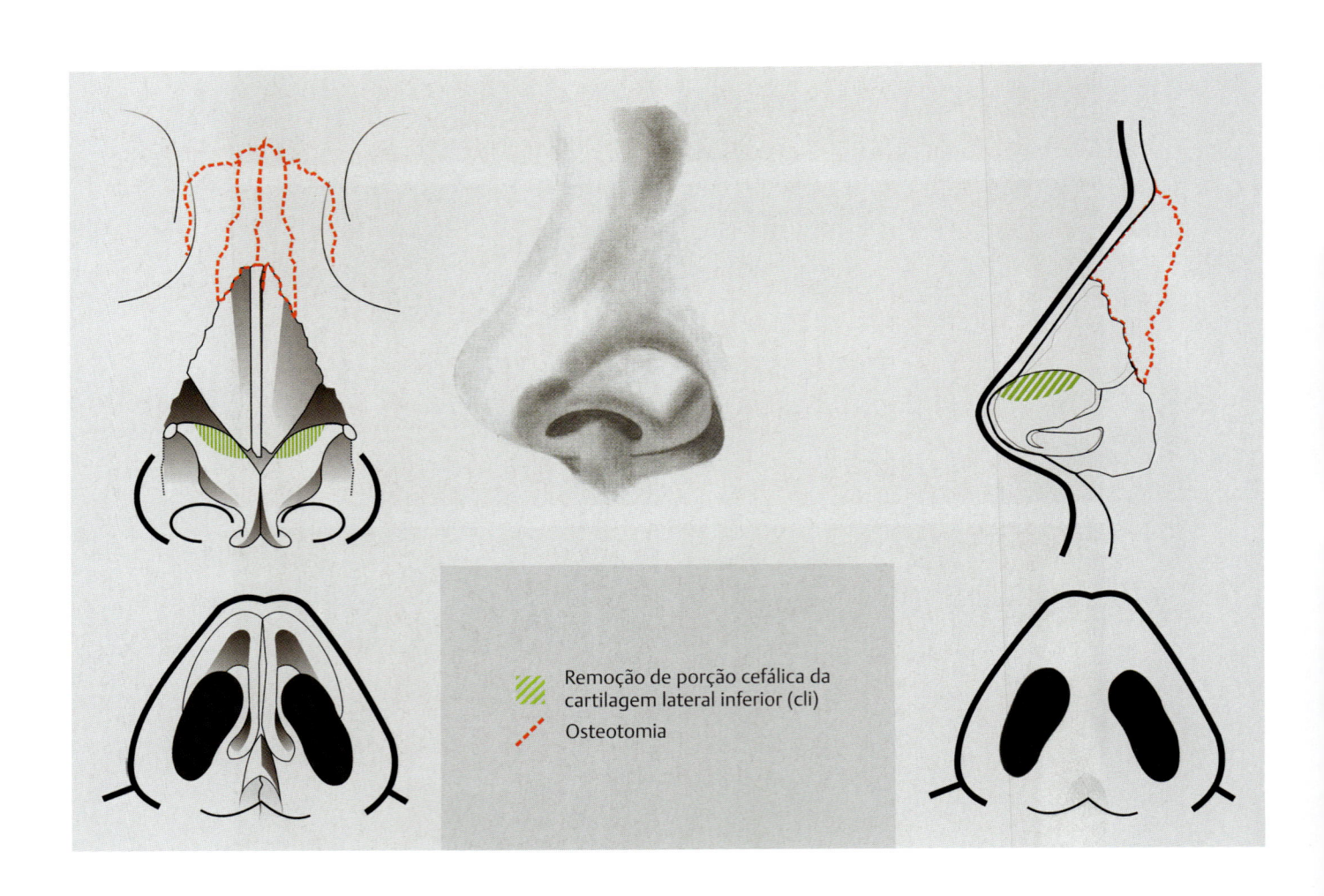

/// Remoção de porção cefálica da cartilagem lateral inferior (cli)
/ / Osteotomia

PÓS-OPERATÓRIO – 6 MESES

ANTES DEPOIS

CASO 8

LISTA DE DESEJOS
1) "Respirar melhor".
2) "Ter o nariz mais reto".

ANÁLISE PRÉ-OPERATÓRIA
- Desvio do septo para fossa nasal direita e caudal para esquerda. Bifidez de ponta.
- Desvio da pirâmide nasal em "C" com convexidade à direita e concavidade à esquerda.
- Pirâmide nasal alargada.

PLANEJAMENTO CIRÚRGICO
1) Incisão transfixante e intercartilaginosa.
2) Septoplastia com sutura do septo na espinha nasal anterior.
3) Raspagem do dorso ósseo.
4) Osteotomias paramedianas e laterais.
5) "Spreader graft" do lado esquerdo.
6) Columeloplastia.

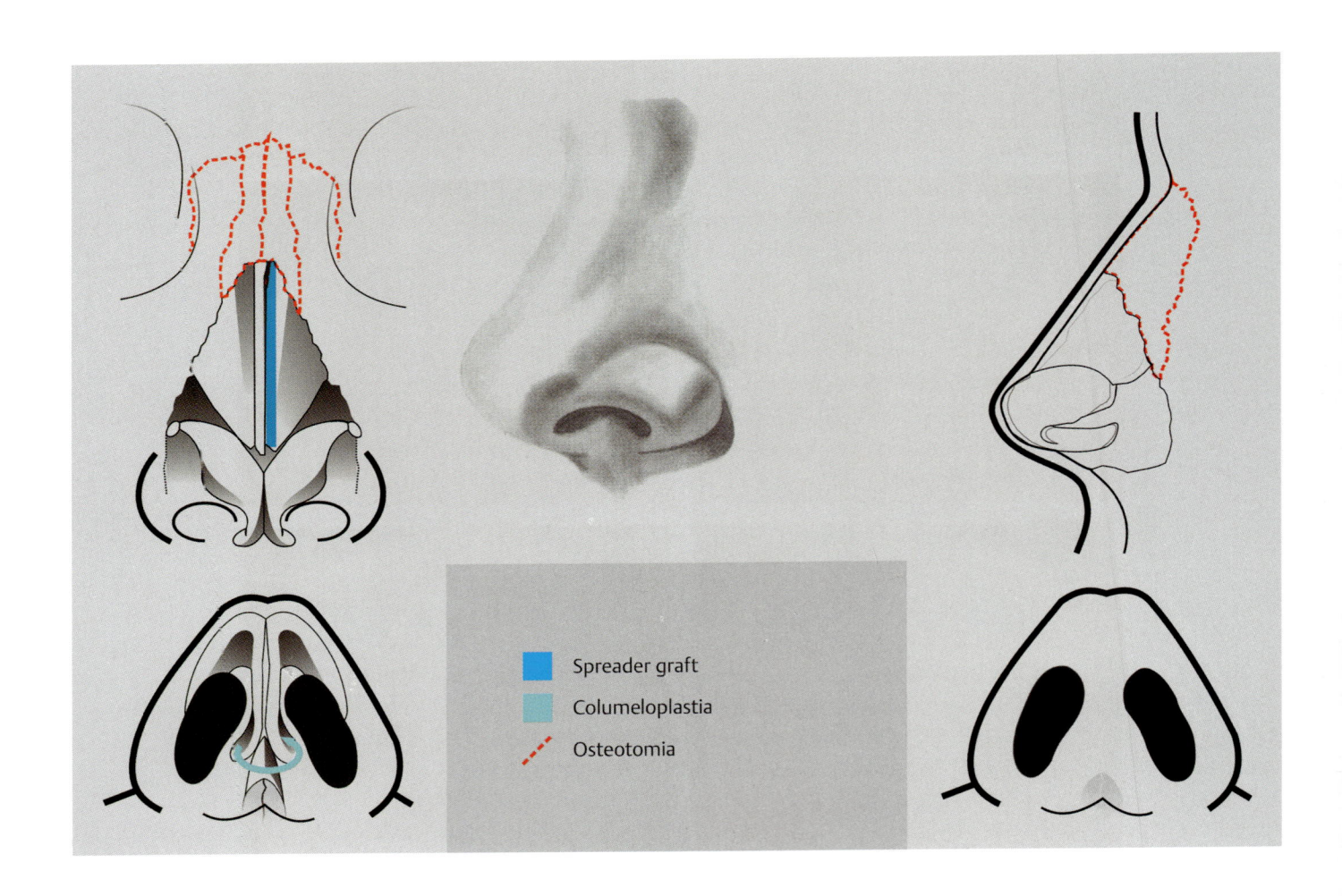

PÓS-OPERATÓRIO – 6 MESES

ANTES   DEPOIS

CASO 9

LISTA DE DESEJOS
1) "Melhorar a respiração nasal".
2) "Endireitar o nariz que é torto".
3) "Melhorar a abertura nasal esquerda".

ANÁLISE PRÉ-OPERATÓRIA
- Desvio do septo para fossa nasal direita.
- Desvio da pirâmide nasal para direita.
- Retração alar esquerda.

PLANEJAMENTO CIRÚRGICO
1) Incisão transfixante e intercartilaginosa.
2) Septoplastia e obtenção de enxerto.
3) Turbinectomia esquerda.
4) "Spreader graft" do lado esquerdo.
5) "Alar rim graft" do lado esquerdo; "alar rim".

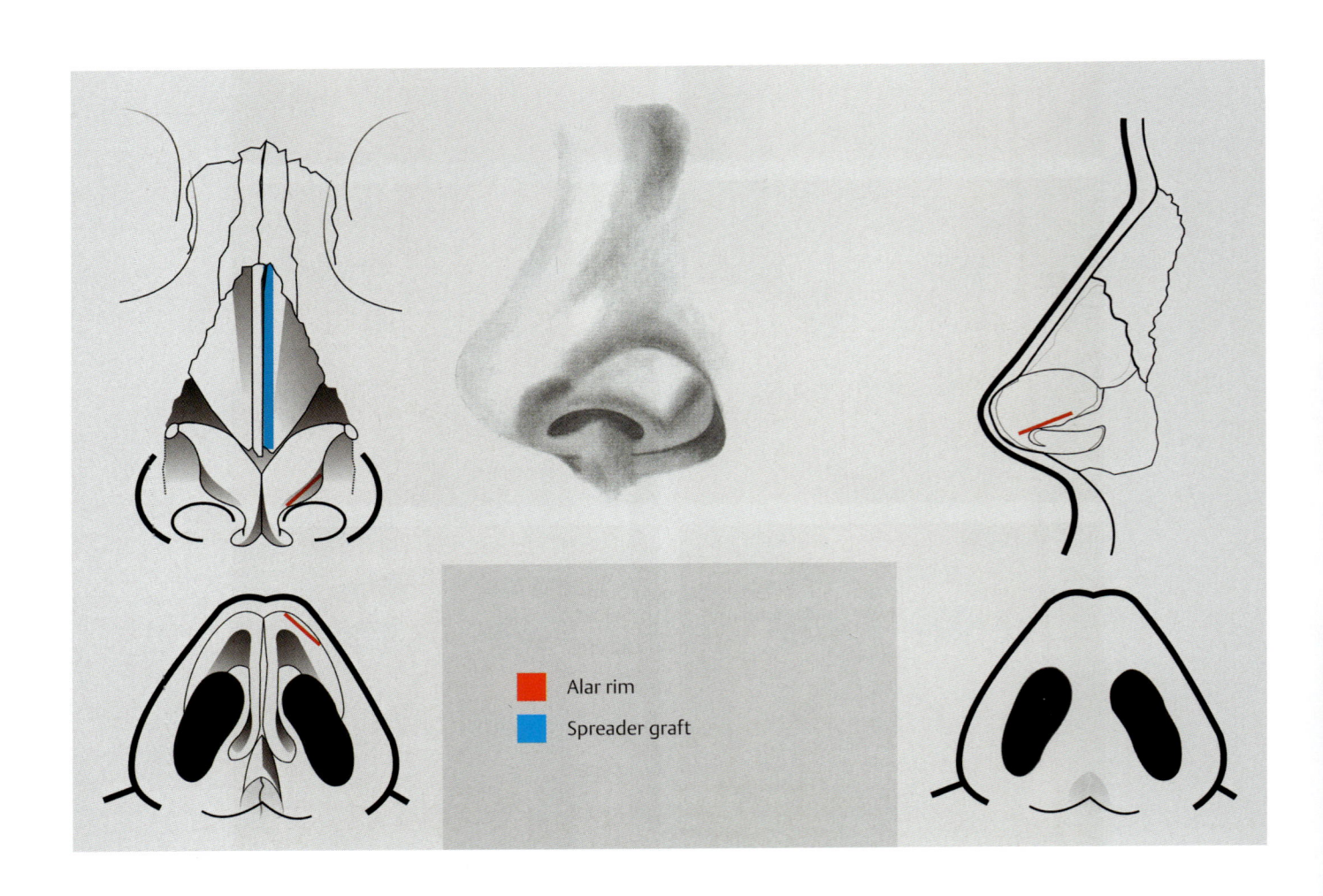

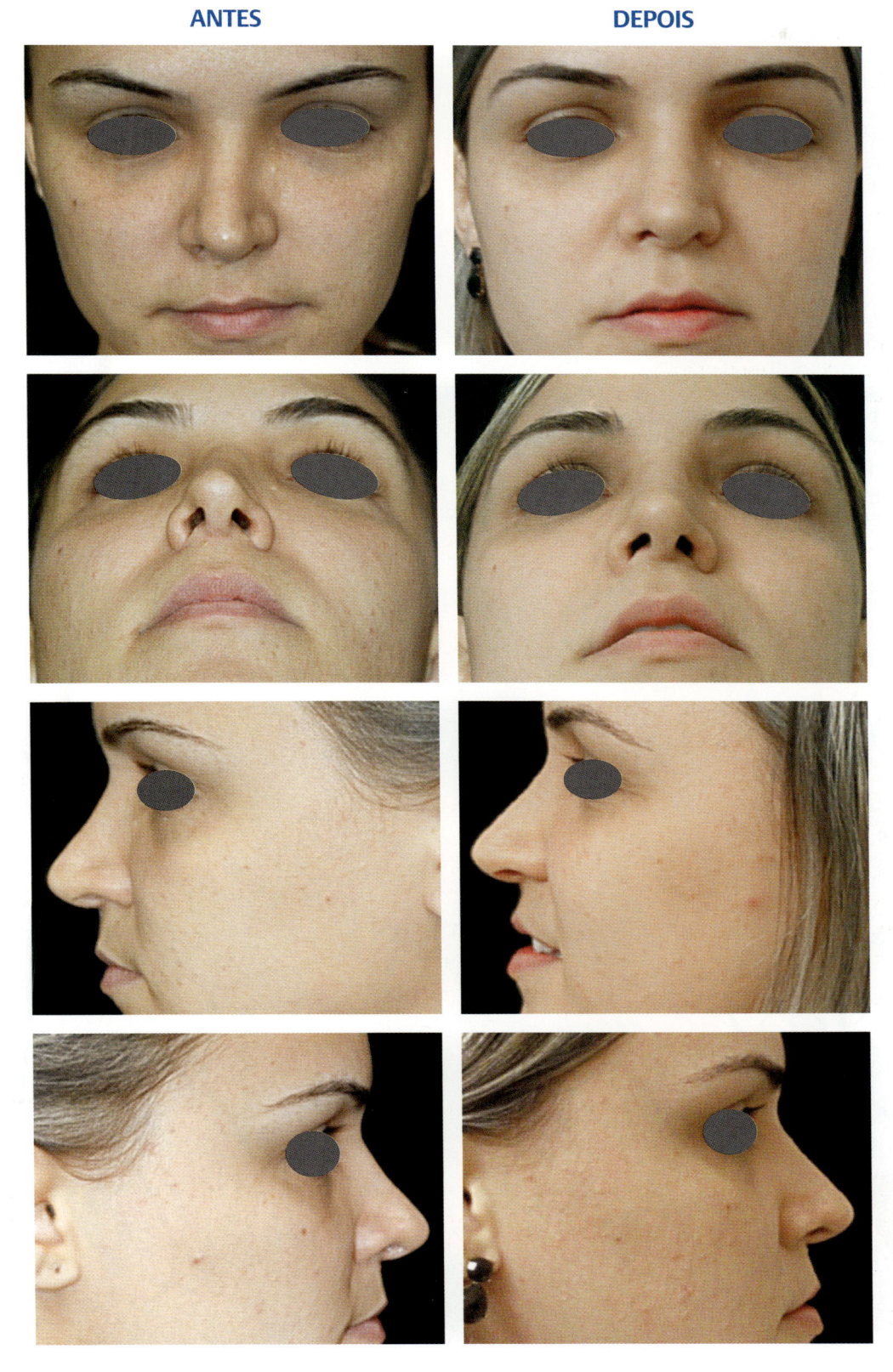

PÓS-OPERATÓRIO – 6 MESES

ANTES   DEPOIS

CASO 10

LISTA DE DESEJOS
1) "Melhorar a respiração".
2) "Ter o nariz mais reto".
3) "Corrigir o dorso nasal".

ANÁLISE PRÉ-OPERATÓRIA
- Desvio septal alto para fossa nasal direita.
- Desvio caudal para esquerda.
- "Radix" baixa.
- Pseudogiba.
- Hipertrofia de conchas inferiores.

PLANEJAMENTO CIRÚRGICO
1) Incisão transfixante e intercartilaginosa.
2) Septoplastia.
3) Ressecção cefálica das cartilagens laterais inferiores por eversão.
4) Manobra de Lagard com ponto interdomal.
5) Discreta ressecção do dorso.
6) Osteotomias paramedianas e laterais.
7) "Spreader graft" bilateral sendo mais largo do lado direito.
8) Enxerto de cartilagem fatiada com fáscia "temporalis" na "radix".

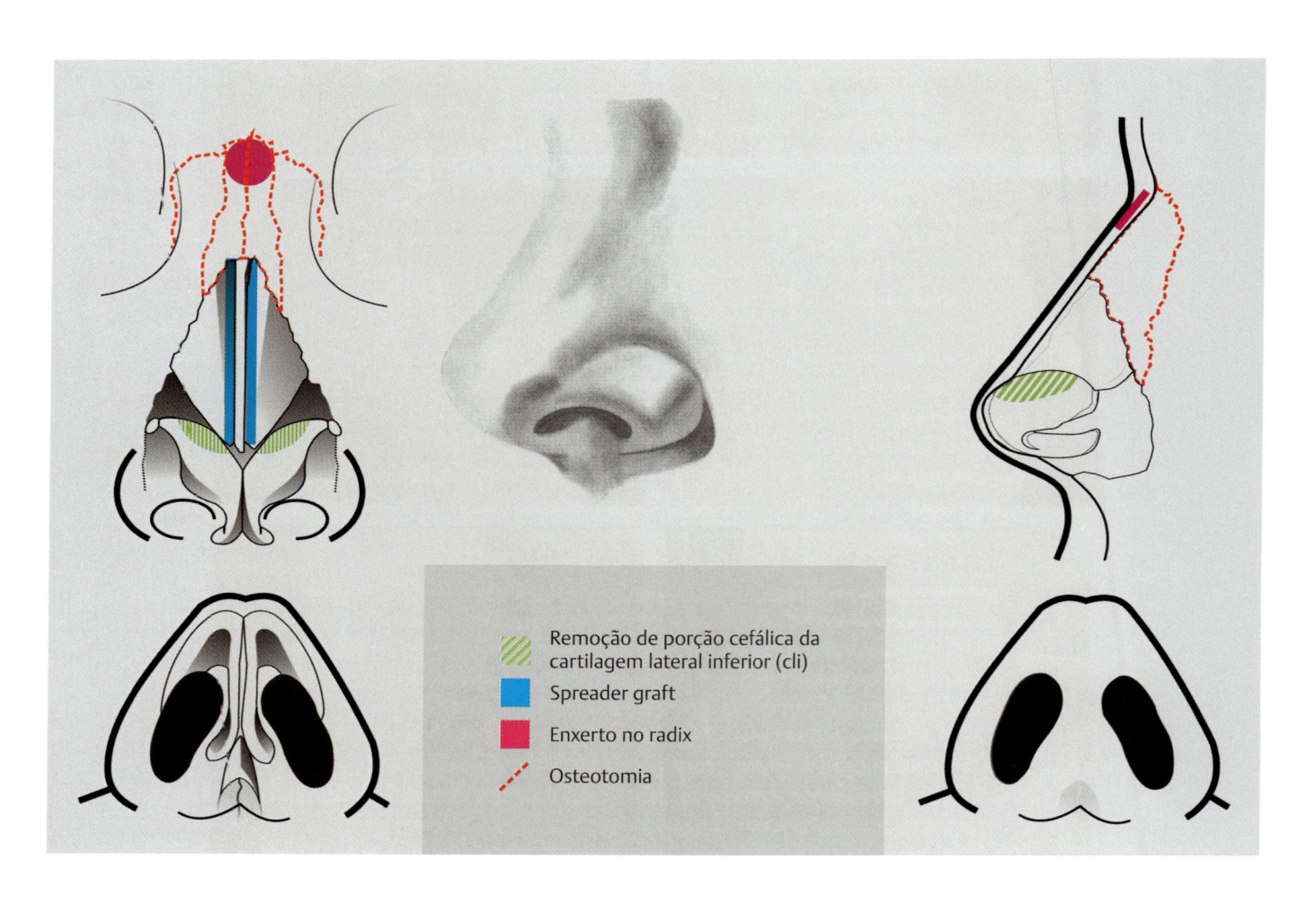

LATERORRINIA

PÓS-OPERATÓRIO – 6 MESES

ANTES DEPOIS

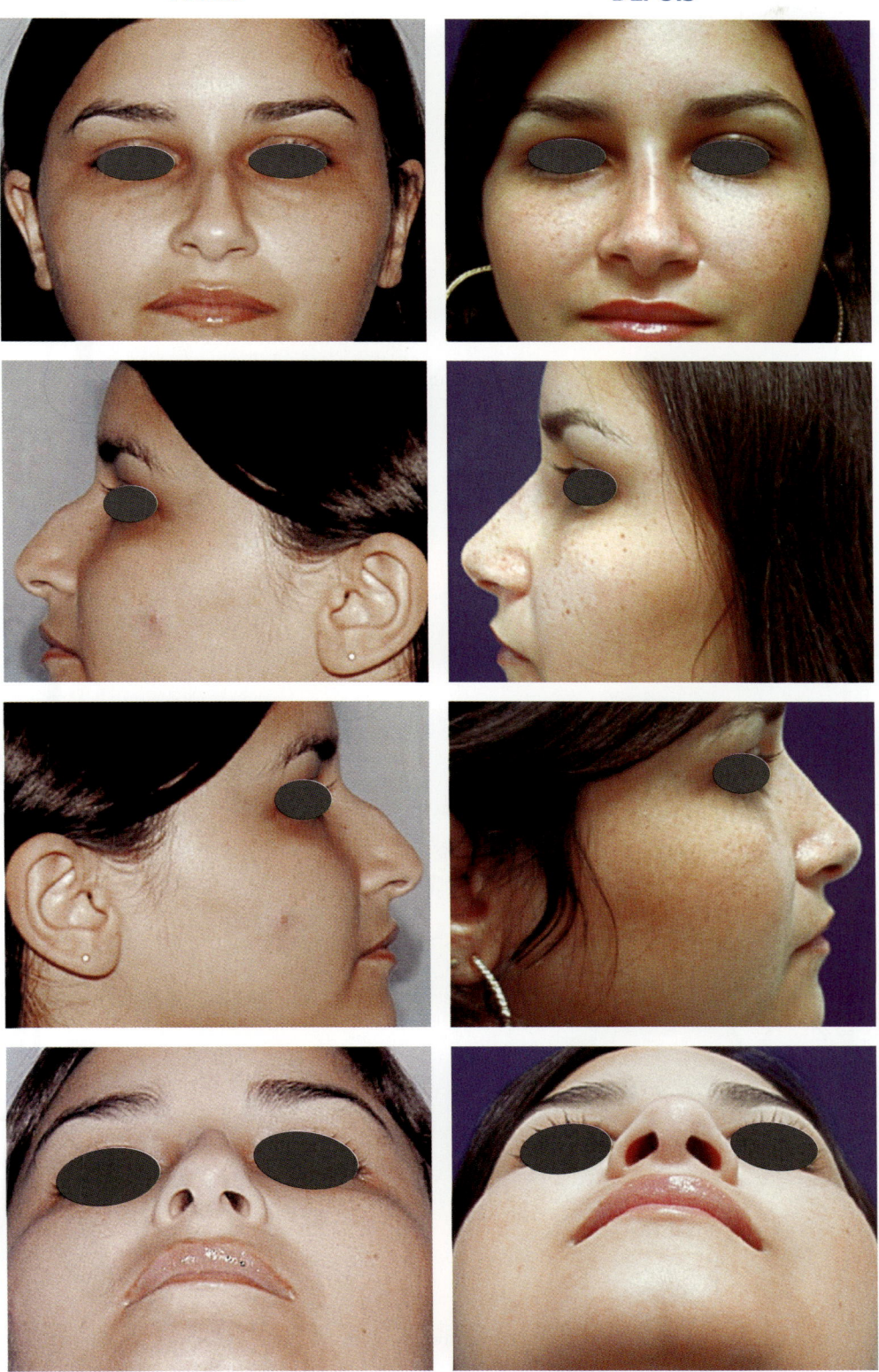

CASO 11

LISTA DE DESEJOS
1) "Melhorar a respiração".
2) "Retificar o nariz".
3) "Remoção da giba".
4) "Levantar a ponta nasal".
5) "Corrigir o formato das narinas".

ANÁLISE PRÉ-OPERATÓRIA
- Hipertrofia de concha inferior direita.
- Desvio caudal do septo para fossa nasal esquerda.
- Desvio em "C" da pirâmide nasal.
- Columela "show".
- Ponta nasal caída e bífida.
- Giba osseocartilaginosa.

PLANEJAMENTO CIRÚRGICO
1) Incisão transfixante e intercartilaginosa.
2) Septoplastia com obtenção de enxerto.
3) Ressecção de 3 mm do septo cartilaginoso e membranoso.
4) Ressecção cefálica das cartilagens inferiores laterais.
5) Sutura inter e transdomal.
6) Ressecção de giba osseocartilaginosa.
7) Osteotomias paramedianas e laterais.
8) "Spreader graft" do lado direito.
9) "Alar rim graft" bilateral.
10) Sutura septocolumelar.
11) "Delivery".
12) "Strut".
13) "Shield graft".
14) Turbinectomia direita.
15) Columeloplastia.

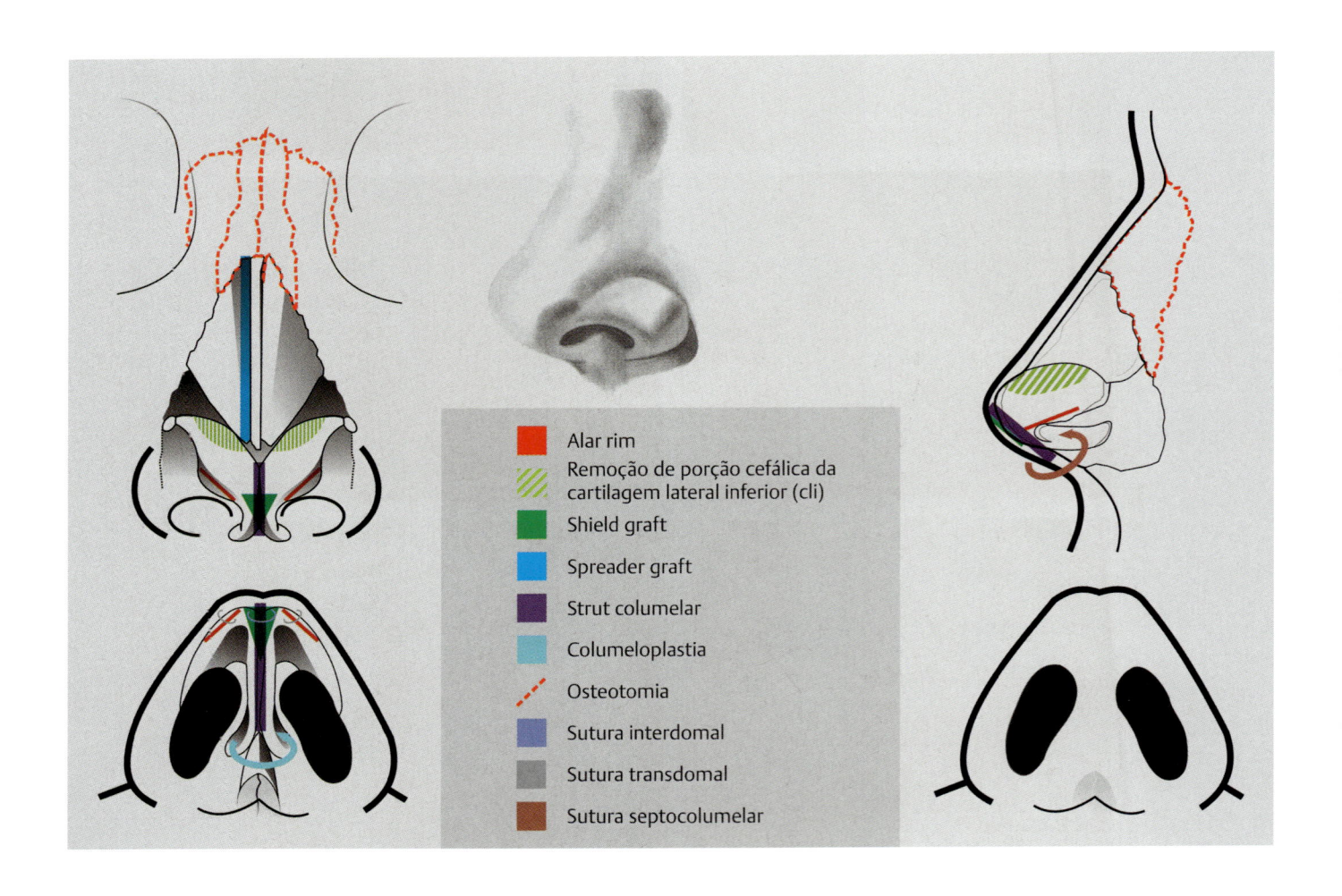

■	Alar rim
▨	Remoção de porção cefálica da cartilagem lateral inferior (cli)
■	Shield graft
■	Spreader graft
■	Strut columelar
■	Columeloplastia
┄	Osteotomia
■	Sutura interdomal
■	Sutura transdomal
■	Sutura septocolumelar

PÓS-OPERATÓRIO – 1 ANO

ANTES DEPOIS

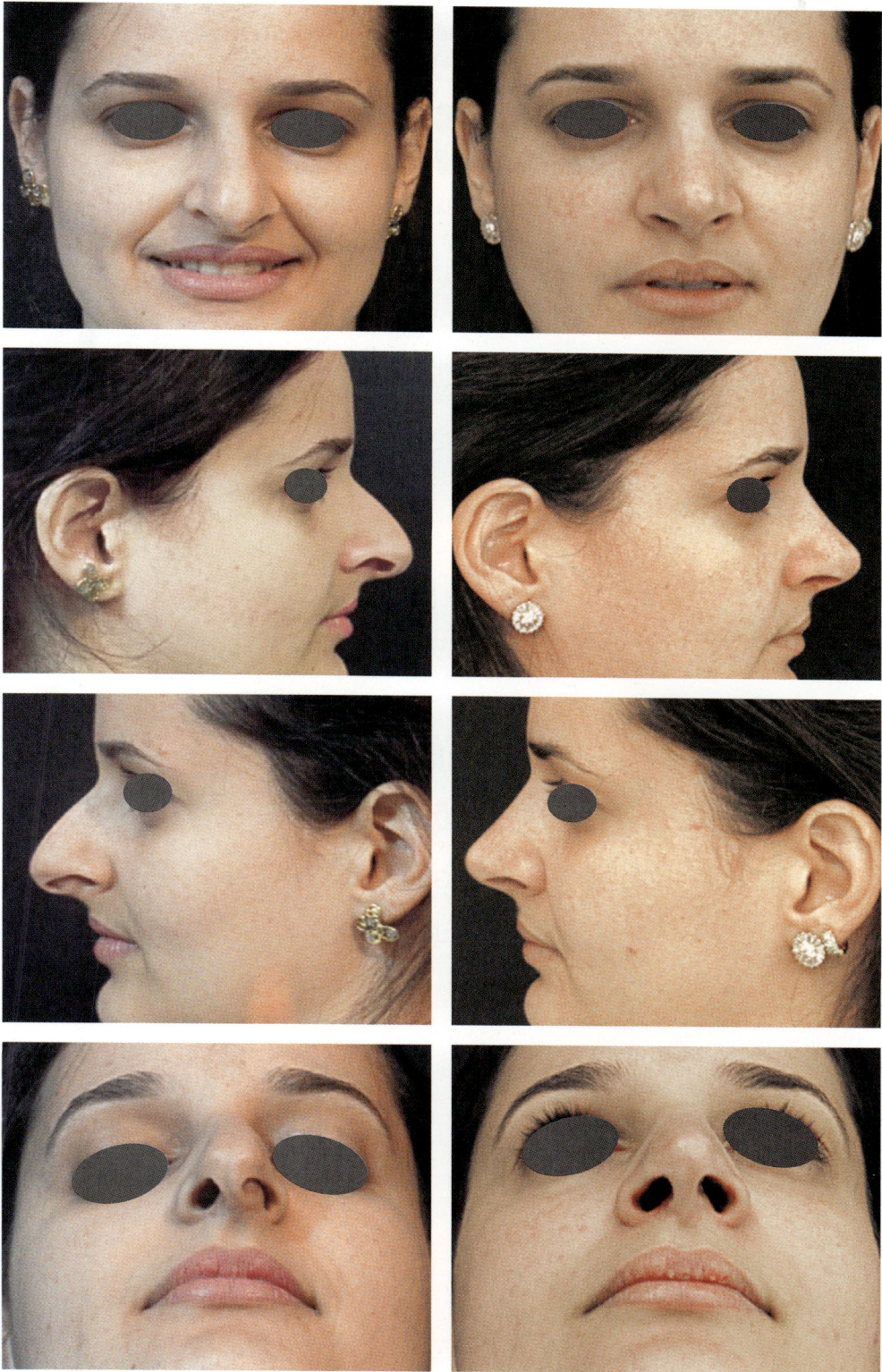

REALIDADE AUMENTADA

O **Otorrinos RA** é um aplicativo que usa a tecnologia de Realidade Aumentada para complementar o conteúdo do Manual Prático de Rinoplastia. Nesta aplicação, você assistirá vídeos das cirurgias presentes no manual.

A **Realidade Aumentada** é uma tecnologia imersiva de visualização com a câmera do "smartphone" ou "tablet", imagem e "tracking". Consiste em integrar imagens geradas por computador em ambientes físicos em tempo real.

Para baixar o aplicativo, acesse uma das lojas "on-line", Google Play ou Apple Store, e procure por **Otorrinos RA**.

Ao executar o aplicativo, a câmera do seu celular será ligada. Basta apontar a câmera para o marcador a seguir para assistir aos vídeos com a cirurgia referente a este capítulo.

11

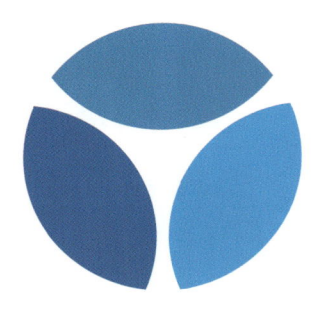

SPREADER GRAFT VIA ACESSO ABERTO

12

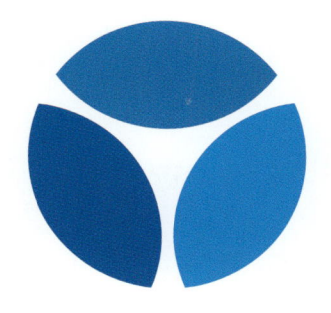

SPREADER GRAFT VIA ACESSO DELIVERY
VÍDEO 02

7 RINOPLASTIA REVISIONAL

A rinoplastia é uma das cirurgias faciais mais realizadas atualmente e também uma das mais complexas, em virtude de diversas técnicas possíveis de serem empregadas. Como é uma cirurgia de precisão, milímetros podem fazer toda a diferença e levar o paciente a procurar uma segunda intervenção. Além da queixa estética, que leva o paciente a procurar uma cirurgia secundária, comumente também há uma queixa funcional.

EVOLUÇÃO DESFAVORÁVEL
- Diagnóstico errado.
- Má execução cirúrgica.
- Resposta cicatricial.

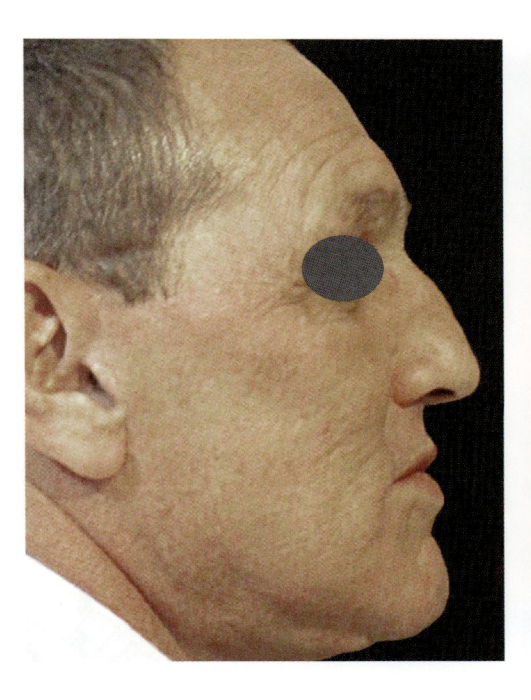

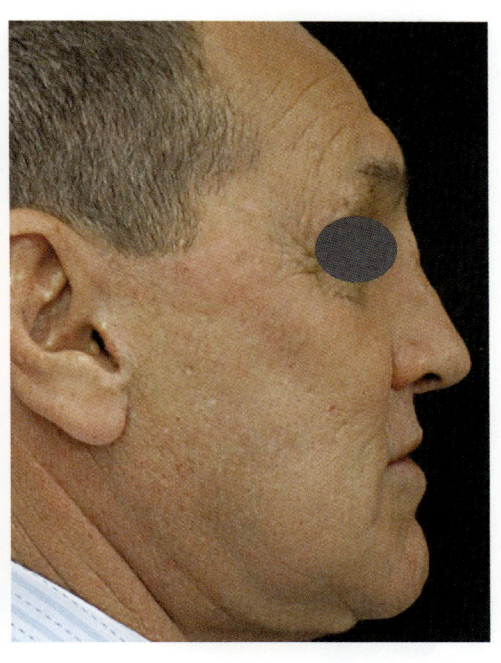

Uma rinoplastia revisional apresenta desafios emocionais, físicos e anatômicos adicionais.[1] As alterações na forma do nariz podem ocorrer em tempos variados, dentro de meses ou mesmo anos após a cirurgia prévia. Diferentemente da cirurgia primária, numa reabordagem, a anatomia nasal está um pouco distorcida, em virtude do processo cicatricial, com formação de colágeno e proliferação de fibroblastos. Dessa maneira, Sachs[2] recomenda que o tempo mínimo respeitável para uma cirurgia revisional seja de 6 meses. Em nosso serviço, preconiza-se no mínimo 9 meses para uma segunda abordagem.

Os pacientes que buscam a cirurgia revisional tem uma alta expectativa quanto à segunda intervenção, desejando um resultado melhor do que a primeira. Tais pacientes tem um conhecimento diferenciado do procedimento e comumente já passaram por outros cirurgiões.

Cabe ao cirurgião revisor atentar cuidadosamente às queixas dos pacientes, demonstrando paciência e confiança, observando sempre se as queixas tem fundamento válido. Dessa maneira, propõe-se um diagnóstico preciso do defeito nasal e faz-se uma proposta cirúrgica sucinta, a fim de que o paciente possa ter tranquilidade para uma segunda intervenção. Documentação fotográfica é essencial e indispensável.

Tardy, em trabalho publicado em 1990, formulou algumas recomendações para uma abordagem de rinoplastia revisional[3], dentre as quais: assegurar ao paciente que a melhora é possível, realizar dignóstico adequado, impor expectativas realistas ao paciente, aguardar o término do processo cicatricial, diagnosticar e tratar primeiramente os problemas funcionais, planejar opções e alternativas de reconstrução, limitar a dissecção operatória, sempre que possível, utilizar apenas enxertos autólogos, maximizar o conceito de "ilusão" com uso de enxertos e não criar outra complicação irreparável.

Na avaliação clínica do paciente candidato a uma segunda intervenção, deve-se não apenas analisar sua queixa nasal, mas sua face como um todo. Alterações faciais como micrognatia, desarmonia malar e/ou mandibular, imperfeições na região frontal, dentre outras, não podem passar despercebidas, a fim de que o desfecho da nova intervenção não seja desapontador. Da mesma forma, faz-se necessário atentar para o tipo de pele do paciente, pois uma pele muito espessa e sebácea pode comprometer todo o esforço cirúrgico, devendo o paciente ser encaminhado a um dermatologista para um tratamento prévio.

Esquematicamente, serão descritas as principais complicações passíveis de tratamento de acordo com a região nasal atingida.

PRINCIPAIS SÍTIOS DE ENXERTOS AUTÓGENOS

- Septo do nariz.
- Cartilagem auricular.
- Cartilagem costal.
- Fáscia temporal.
- Periósteo da mastoide.
- Osso craniano.
- Crista ilíaca.

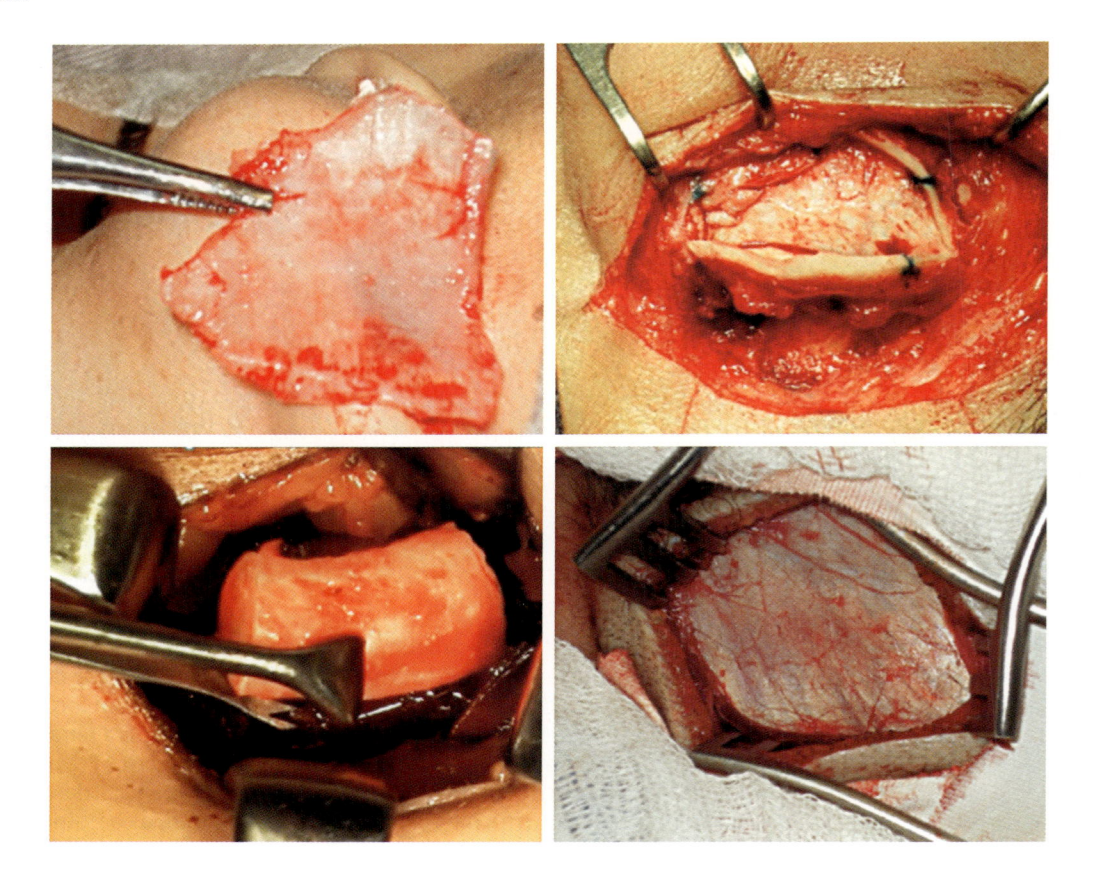

DEFEITOS DO TERÇO NASAL SUPERIOR
Raiz Nasal
Um ângulo nasofrontal superficial produz uma transição desagradável da região para o dorso, podendo ser tratado com o aprofundamento por meio de uma osteotomia percutânea na linha média, utilizando um osteótomo de 2 mm.

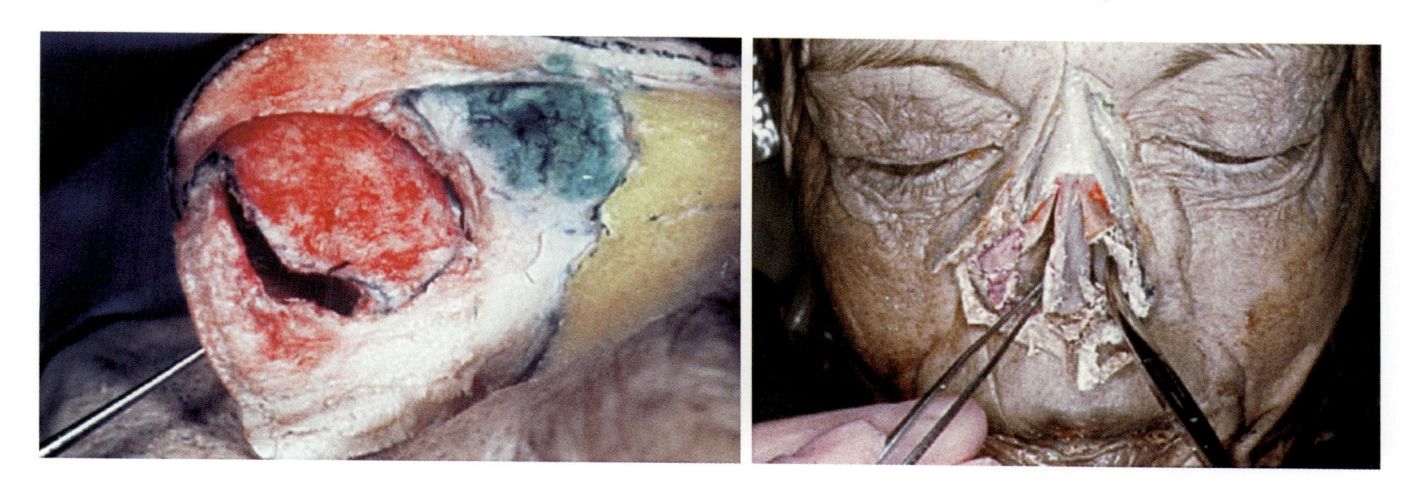

Por outro lado, um ângulo nasofrontal profundo pode ser corrigido com uso de enxertos autólogos de cartilagens alar, septal ou auricular, colocadas em uma pequena e estreita bolsa local, produzida por descolamento.

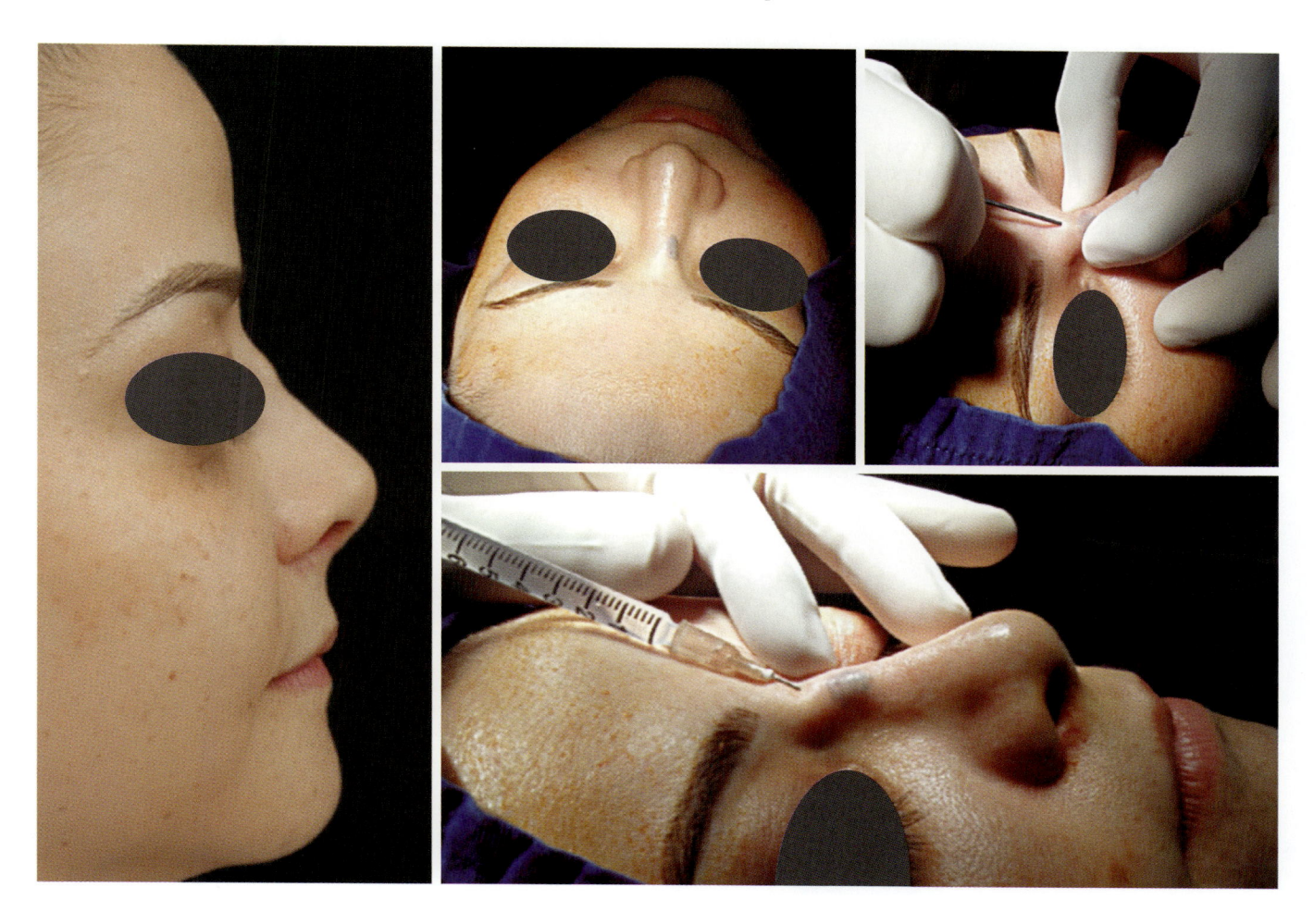

Dorso Ósseo

Uma das queixas mais comuns em pacientes que procuram uma rinoplastia secundária é a falta de suavidade na linha estética do contorno da raiz nasal, prejudicando o seu perfil.3 Tal irregularidade pode ter sido consequência de remoção inadequada de giba, tendo-se também o questionamento se a elevação do periósteo causaria periostite e neoformação óssea, contribuindo para tal situação.

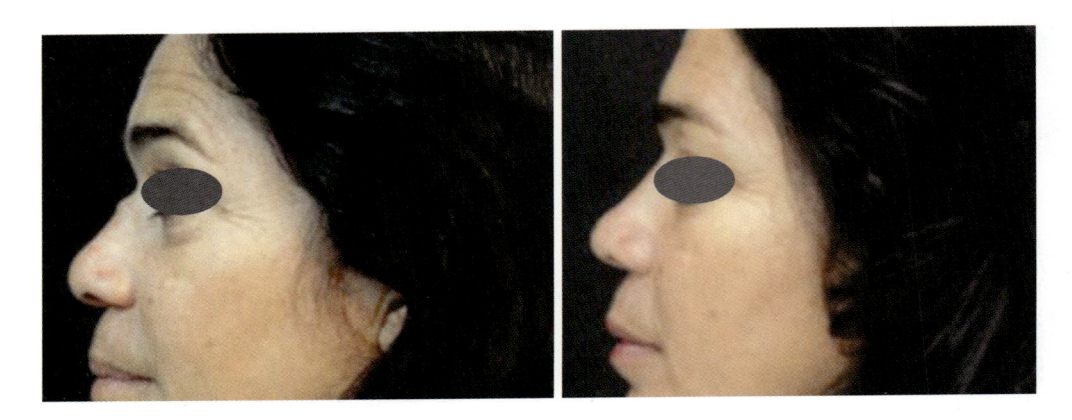

Já a alteração causada pela ressecção excessiva do dorso ósseo deve ser tratada com a colocação de enxertos autólogos, preferencialmente a cartilagem septal.

Alargamento, assimetria (degraus) e desvios ósseos são tratados por meio de osteotomias laterais ou combinadas. O uso de "spreader grafts" também se faz válido, pois camuflam o desvio e promovem a ilusão de correção.[4]

DEFEITOS DO TERÇO MÉDIO NASAL

"V" Invertido

Decorre da ressecção excessiva do terço médio e da perda do suporte das cartilagens laterais superiores, devido ao colapso inferomedial, estreitando a válvula nasal interna e levando à visualização da porção caudal dos ossos próprios nasais. Tal deformidade pode ser notada somente após anos da cirurgia primária. Sua correção dá-se por meio do uso de "spreader grafts" bilateralmente, por meio de técnica aberta ou fechada.

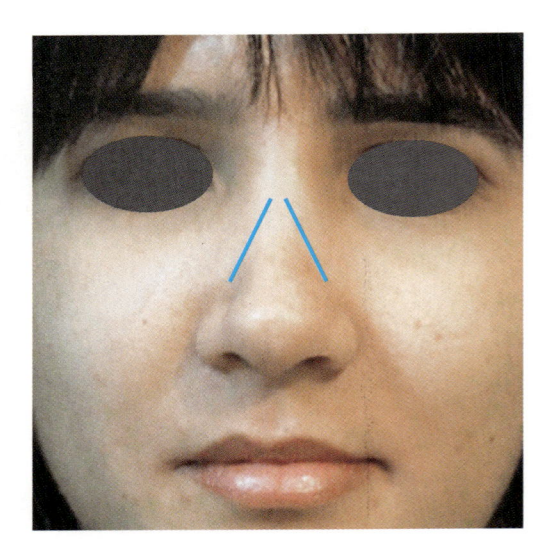

RINOPLASTIA REVISIONAL 239

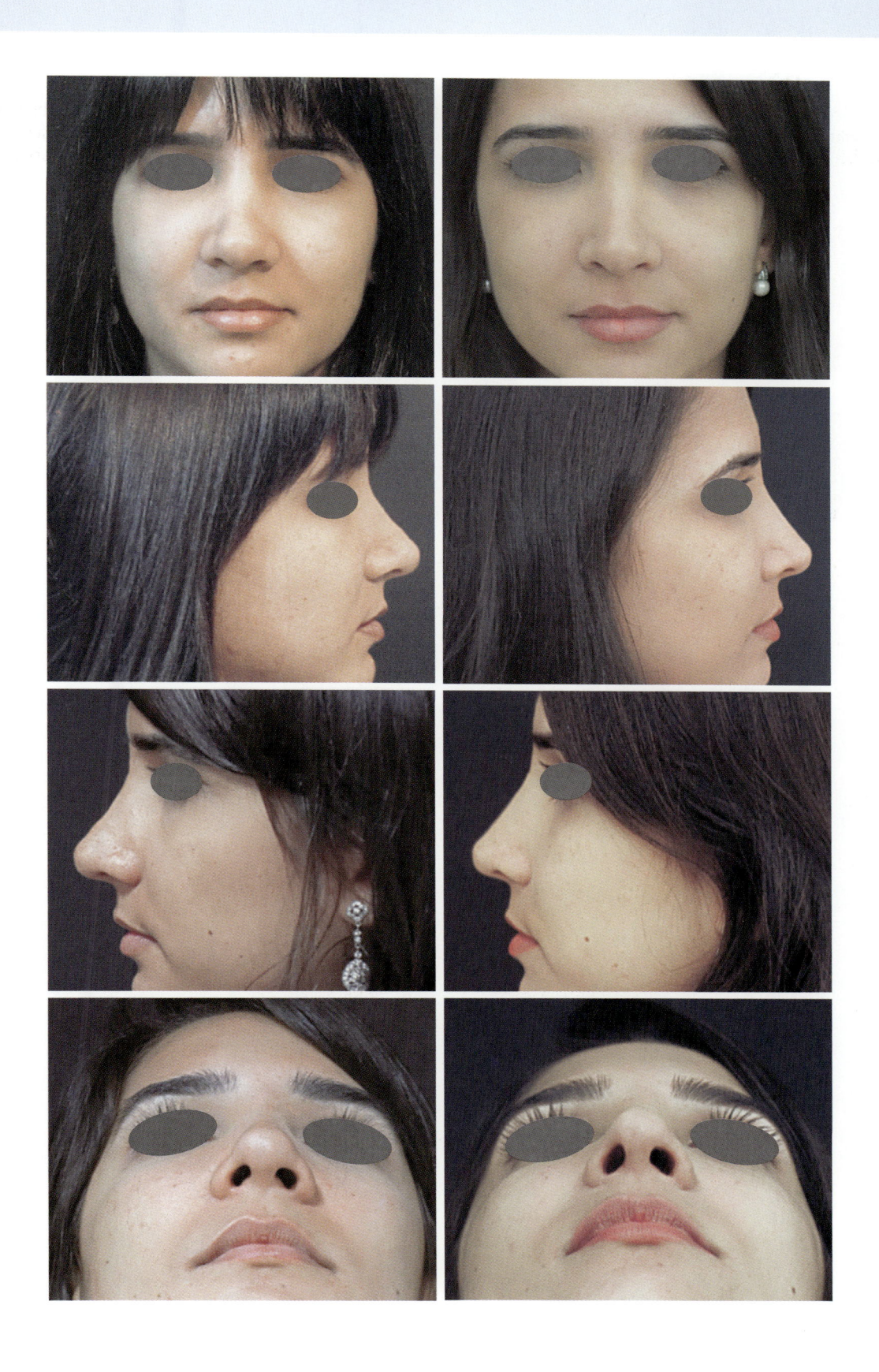

Nariz em Sela

Ocorrem em virtude do colapso do suporte do dorso nasal, devido à falha na preservação de 10 mm do "L" cartilaginoso do septo nasal. Outros fatores também podem contribuir para o selamento nasal, tais como hematomas e abscessos septais, exagerada ressecção da giba cartilaginosa, além de trauma nasal importante.

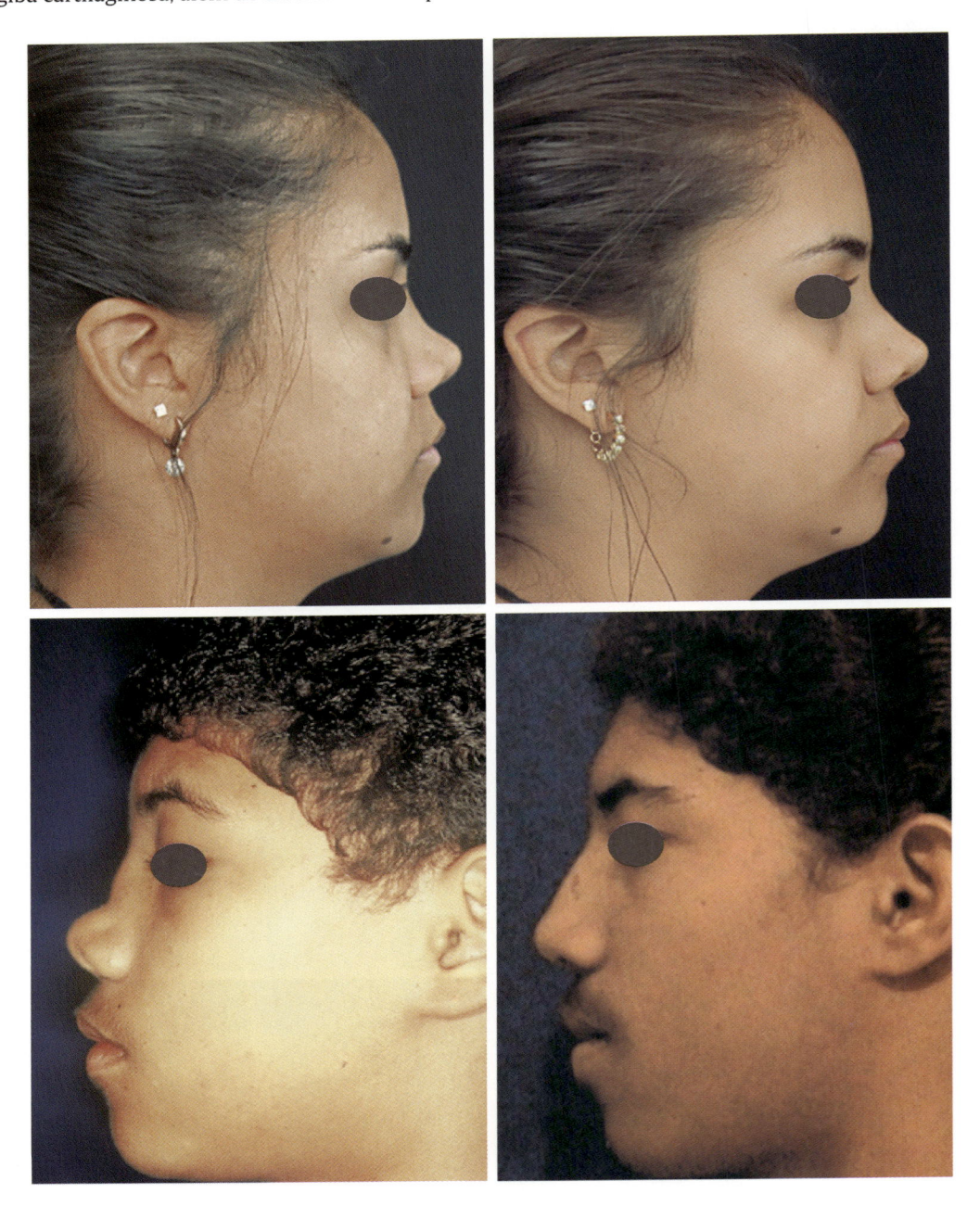

Enxertos cartilaginosos tipo "onlay grafts" podem ser usados para a correção da sela, podendo ser simples ou em mais camadas, sendo que, nos casos mais severos, é necessário uso de enxertos mais firmes, como cartilagem costal ou mesmo enxertos ósseos.

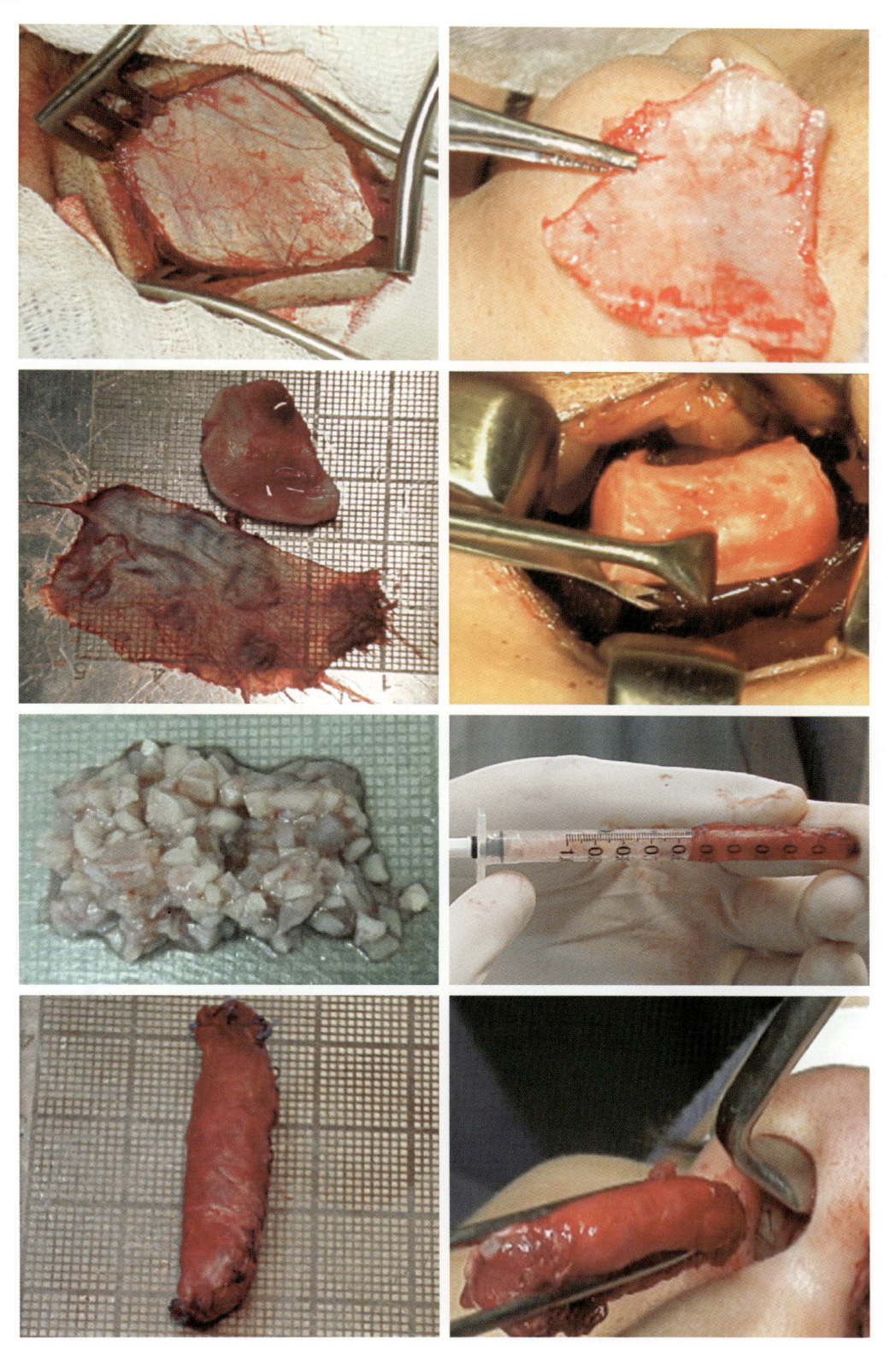

"Pollybeak" ou Bico de Papagaio

Refere-se à desarmonia causada pelo volume excessivo na região supra-apical, inadequado em relação à ponta. Essa deformidade pode ocorrer em virtude de uma ressecção excessiva de dorso e falha na eliminação do espaço morto, levando a acúmulo de sangue e formação de tecido fibrogorduroso. Há possibilidade também de que a perda da projeção da ponta nasal possa levar a um destaque da região anterocaudal do dorso, devendo ser corrigida.

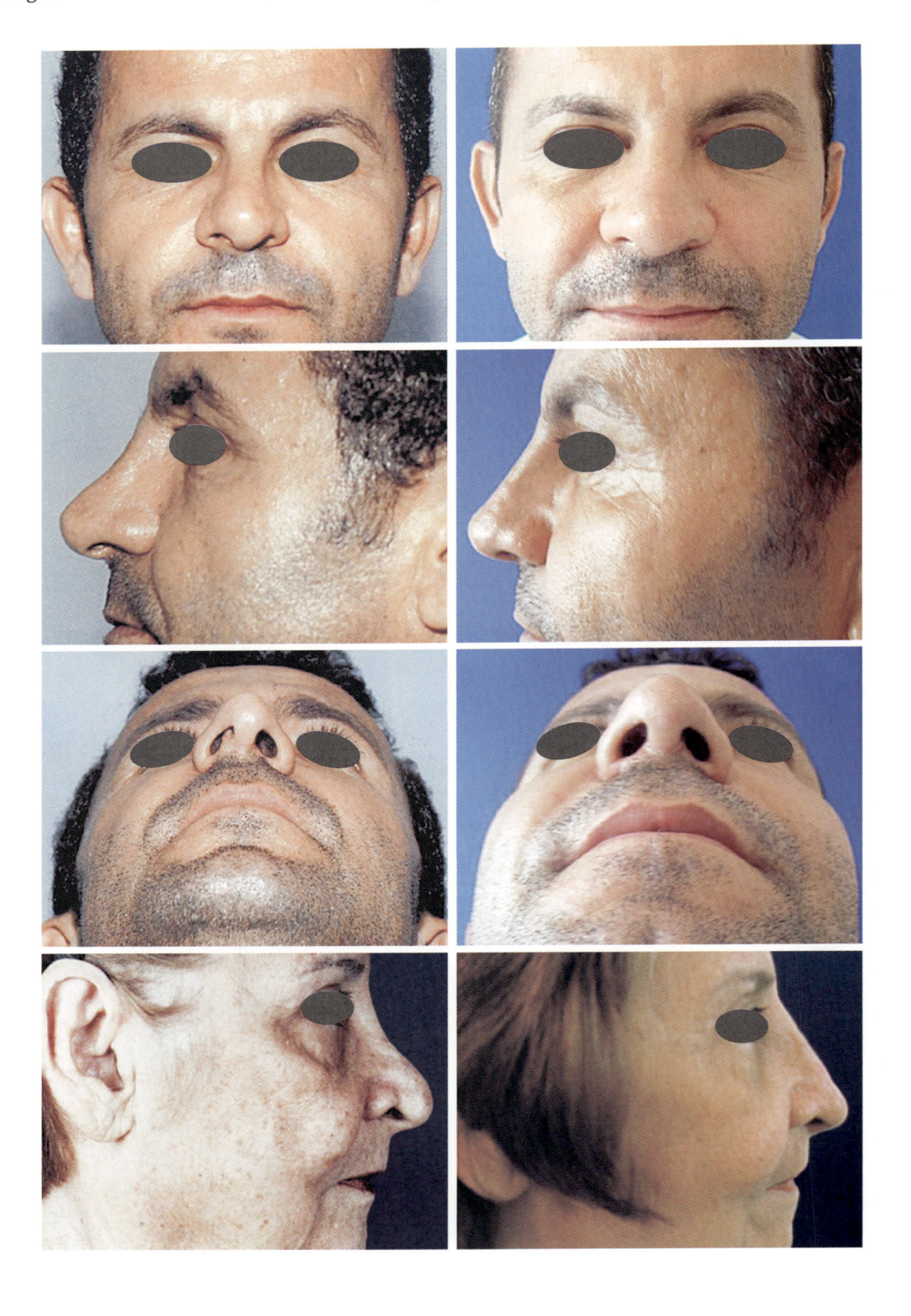

Nariz Curto

Principais técnicas utilizadas em nosso serviços:

- "Strut" estendido.
- "Shield grafts".
- Extensão septal.

Procedimento cirúrgico

- Remoção de cartilagem auricular.
- Incisão transfixante e intercartilaginosa.
- Septoplastia com obtenção de enxerto.
- Incisão marginal com liberação das CCLLII.
- Ressecção cefálica das CCLLII.
- Sutura inter e transdomal.
- "Strut" e duplo "shield graft".
- Cartilagem fatiada do septo e orelha com fáscia no dorso.
- Osteotomias laterais.

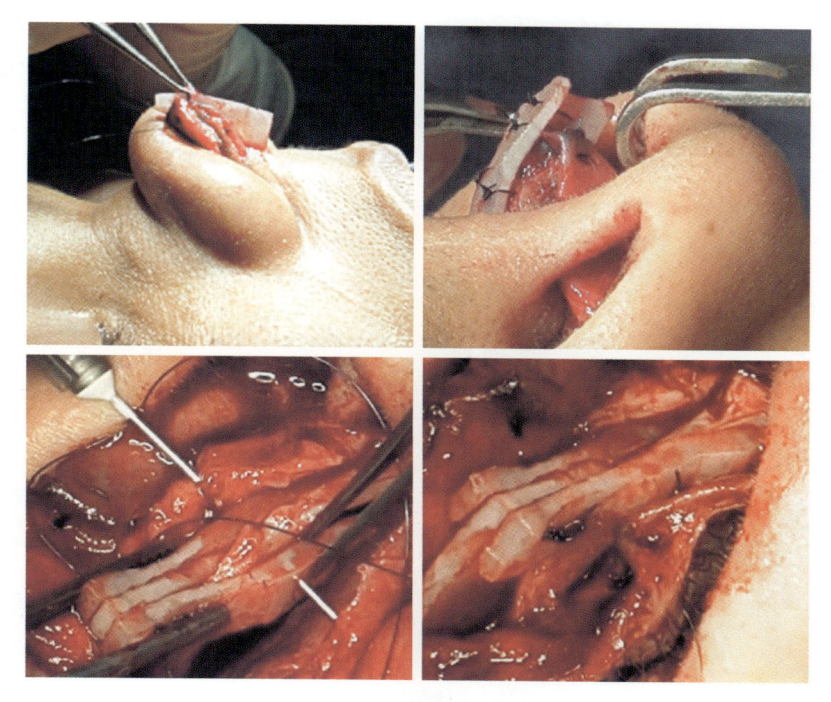

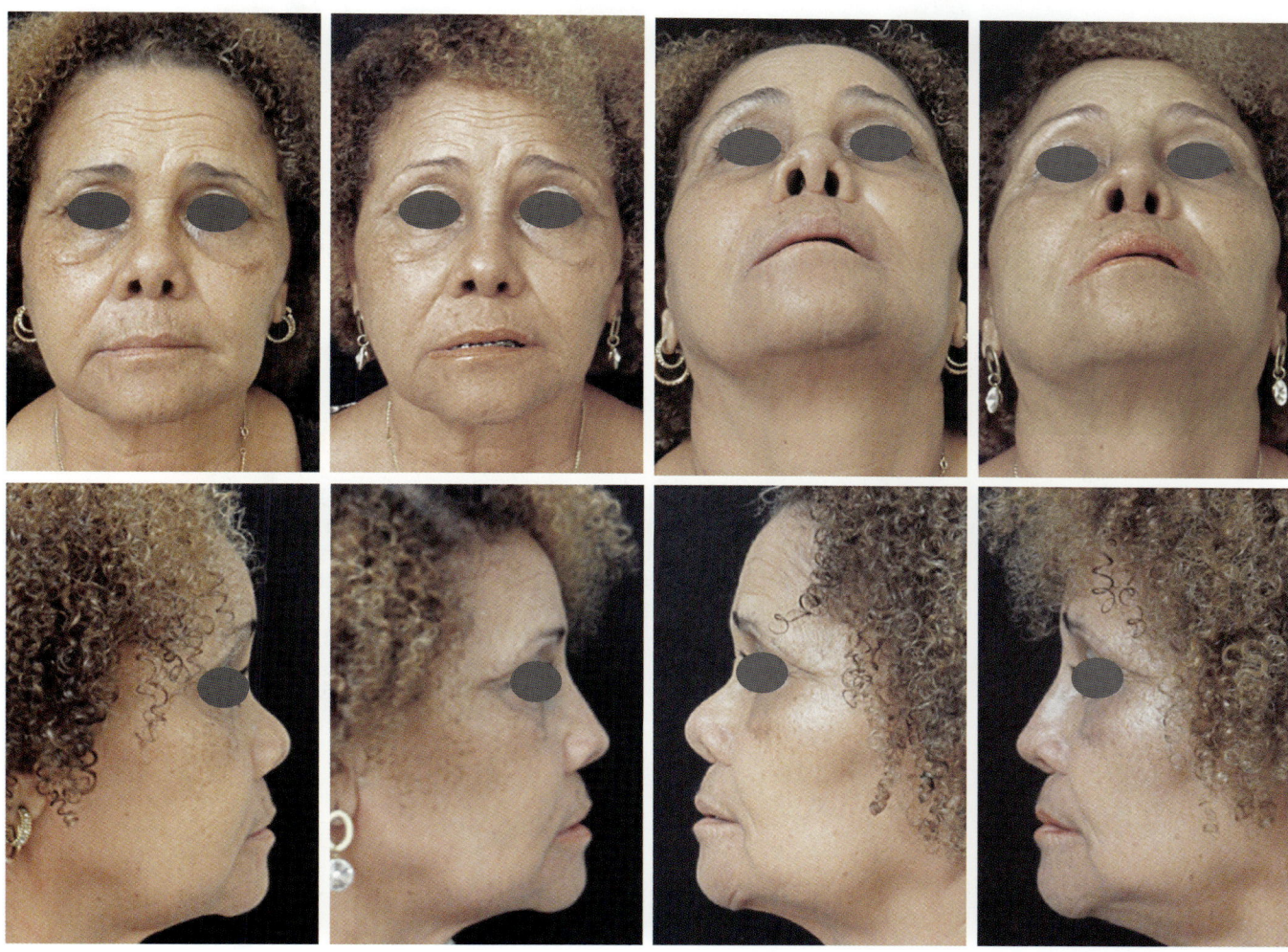

DEFEITOS FUNCIONAIS
Válvula Nasal Interna
O colapso da válvula nasal interna pode se dar em decorrência de fatores como uma osteotomia lateral excessivamente baixa, perda do suporte do dorso nasal, falha na restruturação do terço médio, após ressecção de giba cartilaginosa.

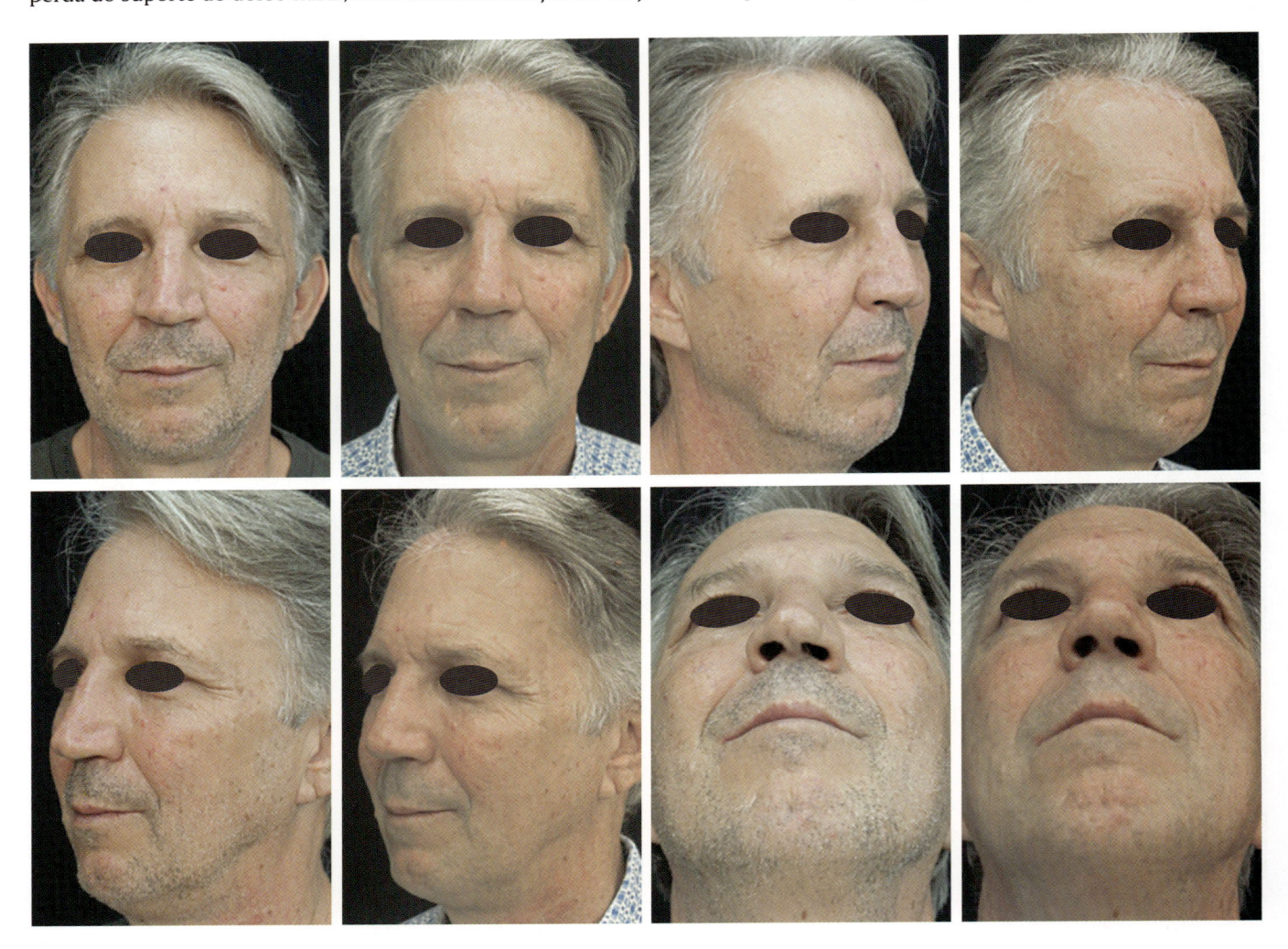

"Spreader grafts" podem ser usados preventivamente e na correção de estreitamento de válvula interna. Enxertos do tipo "butterfly grafts" são adequados para reestabelecer a estrutura do terço médio nasal, pois são colocados superficialmente na região do colapso do dorso, promovendo a restauração da depressão local e lateralizando a cartilagem triangular colapsada.[5]

Suturas na porção laterocaudal da cartilagem triangular com orientação vertical ("flaring suture") também podem ser utilizadas para esse objetivo, pois promovem um aumento na área da válvula nasal interna, à medida que forem tracionadas.[6]

Válvula Nasal Externa

O colapso da válvula nasal externa pode ser consequência de uma ressecção excessiva da "crura" lateral da cartilagem lateral Inferior, podendo ser uni ou bilateral, causando colabamento à inspiração.

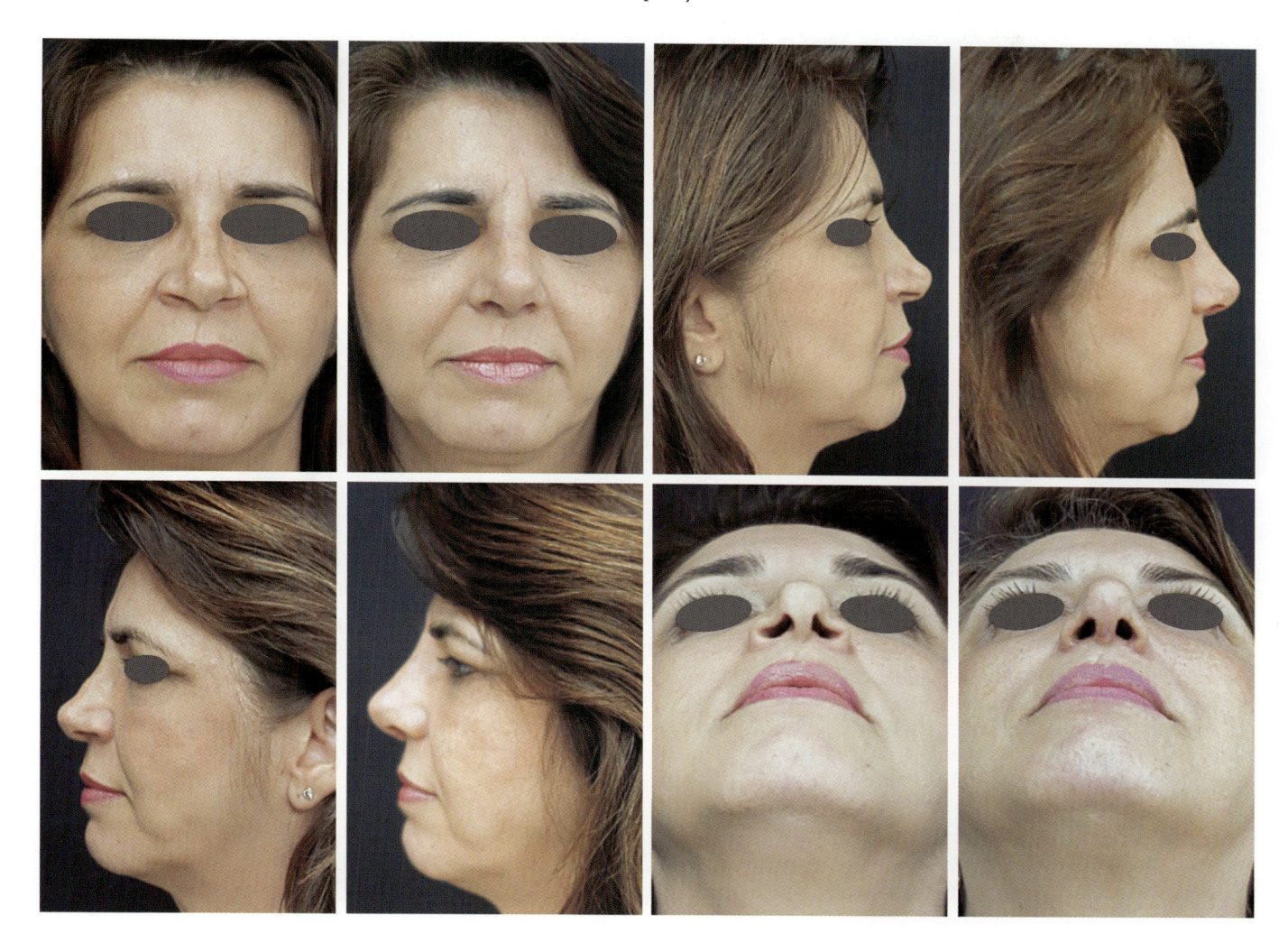

"Alar batten grafts" são utilizados com frequência para a correção deste problema.[7] Tal enxerto é colocado no ponto máximo de colapso inspiratório da parede nasal, sendo fixado à borda posterior remanescente da cruz lateral. Em casos de severa ressecção prévia da cruz lateral da cartilagem alar ou pinçamento alar, está indicado o uso do enxerto tipo "asa de gaivota" ("seagull wing graft"), confeccionado a partir da cartilagem da concha auricular, que é dividida ao meio, em duas tiras, suturadas no formato característico.[8]

Defeitos de Columela

O tratamento da columela por meio de enxerto é possível nos casos em que se observa a região demasiadamente estreitada, encurtada, assimétrica, colapsada ou retraída, devendo servir para contorno ou suporte. O preenchimento da columela retraída, por meio de cartilagem macerada ("pumping graft") colocada em uma pequena bolsa no local do ângulo nasolabial, melhora o contorno da região.[9]

Por meio de combinação (ou de maneira isolada) de ressecção da porção caudal do septo, excesso de pele vestibular e remoção ou contorno das "crura intermediarias e mediais" podem ser tratados defeitos de columela pendente, convexa ou muito angulada.

"Crura" mediais afastadas e assimétricas podem ser corrigidas por meio de suturas, enfraquecimento cartilaginoso, por meio de incisões ou exérese de tecido frouxo intercrural.

Defeitos da Rima Alar

Rima alar pendente ou demasiadamente extensa pode recobrir a porção inferior do nariz, sendo corrigida (cautelosamente) com ressecção de pele e tecido frouxo em formato fusiforme, a fim de melhorar a proporção columela-asa nasal.

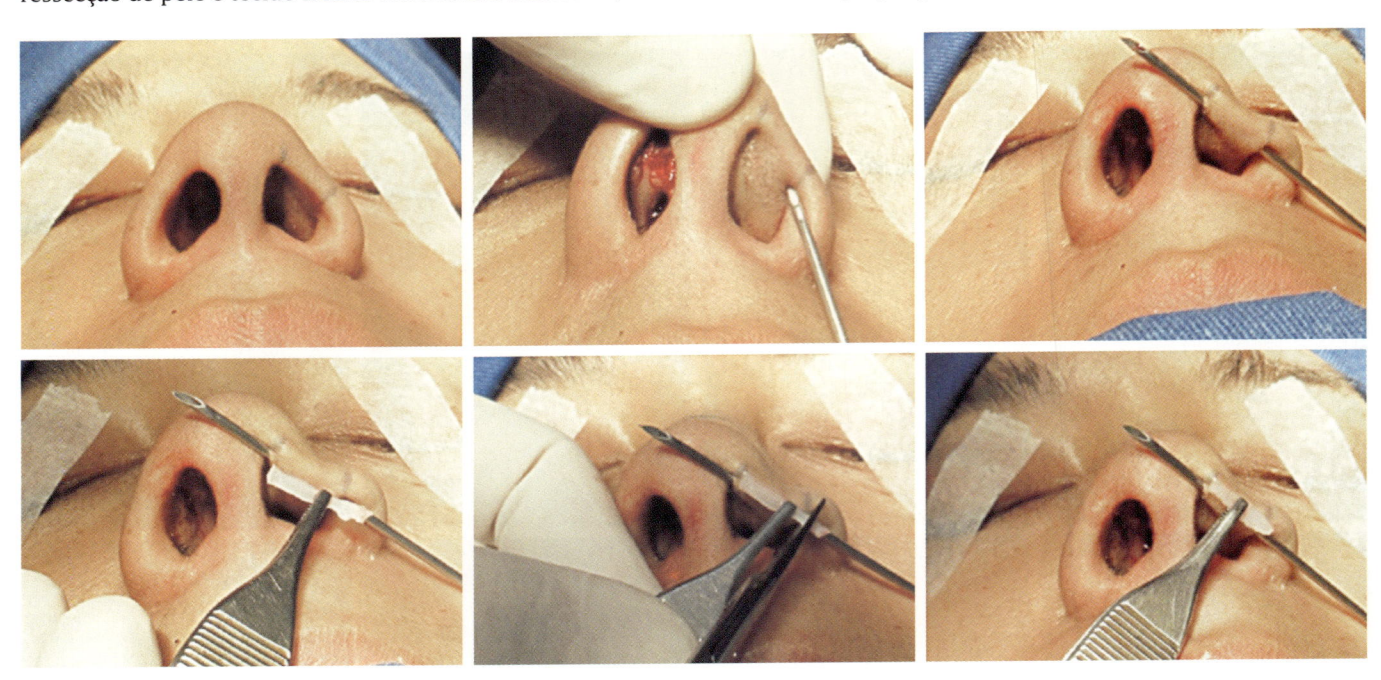

Casos de retração mínima de rima alar são tratados com colocação de enxertos de contorno ("alar contour grafts"), inseridos tão próximo da margem da asa quanto possível, por meio da criação de uma loja. Dessa maneira, será também eliminada a concavidade da cartilagem lateral inferior.[10]

Quando se observa uma retração alar significativa, um avanço X-Y ou um enxerto composto pode ser utilizado. Este é colhido da região do "cavum" ou cimba da concha auricular, num formato fusiforme, contendo a pele e a cartilagem, sendo inserido em uma pequena bolsa no local a ser tratado.[11]

Defeitos da Base Nasal

Decorrem geralmente de falha na tentativa de reduzir sua largura. Num procedimento secundário, deve-se ter cautela na tentativa de redução da mesma, pois a taxa de resposta à remoção dos tecidos moles já é maior se a base alar já tiver sido estreitada previamente.

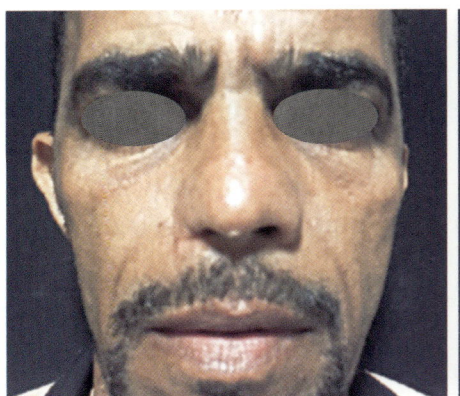

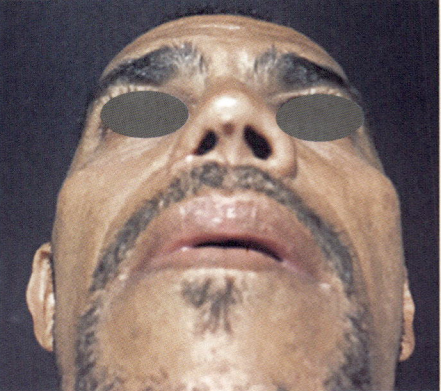

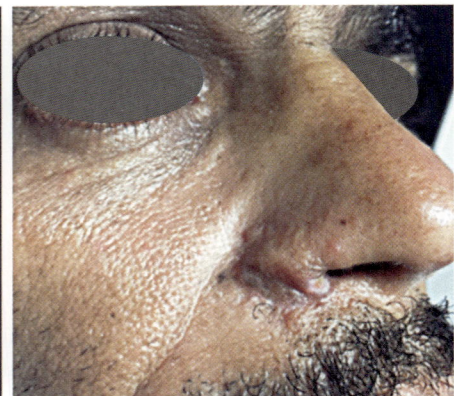

Em casos de narizes que tiveram o septo caudal ou a espinha nasal anterior excessivamente ressecados, pode-se observar uma base severamente deficiente. Nesses casos, o uso de "strut" columelar estendido pode ser utilizado, sendo fixado ao periósteo da espinha nasal.

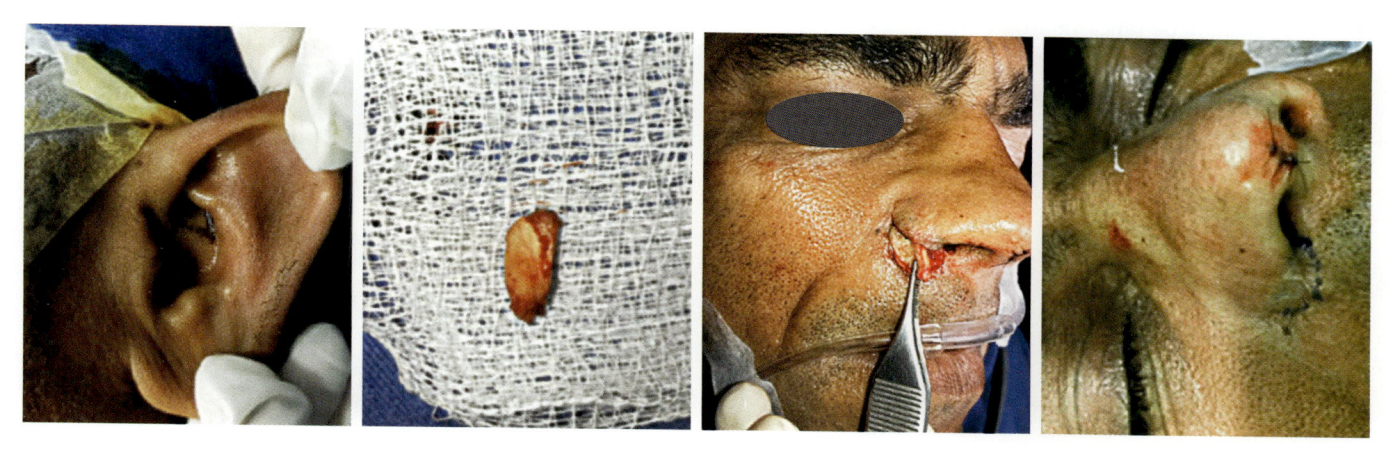

Defeitos do Formato da Narina

A forma ideal das narinas é que sejam simétricas, ovais e levemente orientadas anteromedialmente. Seu formato está diretamente relacionado à largura da columela, à posição das "crura" mediais, ao revestimento do triângulo mole e à direção e forma dos ramos laterais das cartilagens laterais inferiores. Dessa maneira, alterações sobre essas regiões modificarão o tamanho da narina.

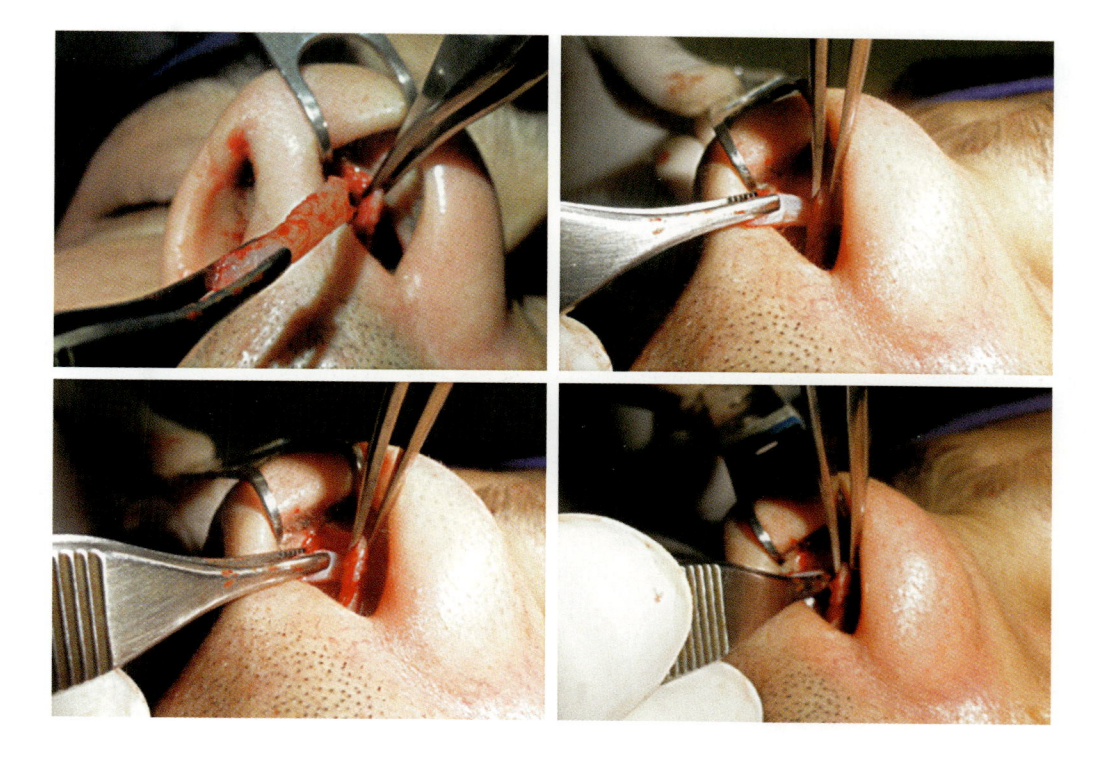

Defeitos da Ponta Nasal

O êxito de uma rinoplastia está diretamente relacionado com a ponta nasal, que proporciona definição, projeção e elegância ao nariz. Dentre as principais causas de insucesso sobre essa região, destacam-se assimetrias, hiperprojeção, perda de suporte e ponta caída, além de pinçamentos.

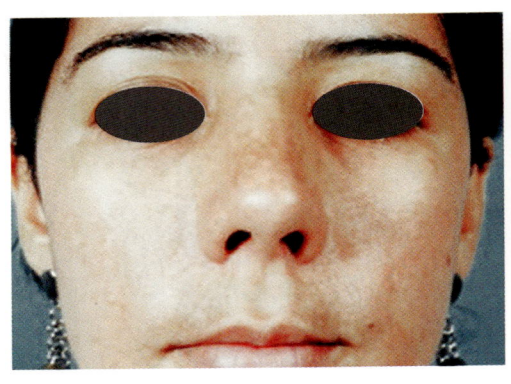

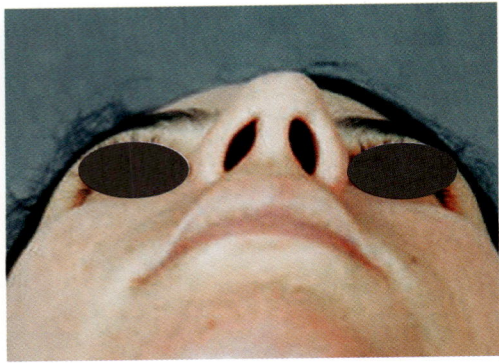

A perda de sustentação nasal pode ser ocasionada por diversos fatores, tais como incisões transfixantes, rupturas de ligamentos de sustentação e alterações nas cartilagens alares. Técnicas de suturas inter e intradomais são capazes de promover sustentação, projeção e estreitamento da ponta, corrigindo pontas nasais em caixote, trapezoides ou largas.[12] Da mesma forma, o emprego de enxertos do tipo "strut" columelar, escudo de Sheen e "shield grafts" tem papel preponderante na correção de pontas com deficiência de sustentação e pontas pendentes. São úteis também para a correção de pontas excessivamente rodadas e para camuflagem de narizes pinçados, desviados e retraídos.

Em casos de narizes curtos ou com ponta muito rodada, causando a estigma de nariz operado, enxertos de extensão septal, tais como "strut" columelar estendido e "spreader graft" estendido, são indicados.[13]

Uma ponta hiperprojetada é tratada geralmente por meio da ressecção da cruz medial alongada, redução da cartilagem alar da região do "domus" (amputação) ou "overlapping" de cruz lateral, podendo essas alternativas serem empregadas em conjunto ou isoladamente.

REFERÊNCIAS

1. Szalay L. Early secondary corrections after septorhinoplasty. *Aesthetic Plast Surg* 1996;20:429-32.
2. Sachs ME Mastering revision rhinoplasty – hardcover, 2006. Disponivel em: www.revisionrhinoplasty.com
3. Tardy ME, Brown R. Surgical anatomy of the nose. New York: Raven Press; 1990
4. Toriumi DM. Management of the middle nasal vault, Op Tech. *Plast Reconstr Surg* 1995; 2, p.16-30,
5. Clark JM, Cook TA. the "butterfly"graft in functional secondary rhinoplasty. *Laringoscope* 2002;112(11):1917-25.
6. Park SS. The flaring suture to augment the repair of the dysfuncional nasal valve. *Plast reconstr Surg* 1998;101:1120-1122.
7. Cervelli V, Spallone D, Bottini JD, Silvi E, Gentile P, Curcio B, Pascali M. Alar batten cartilage graft: treatment of internal and external nasal valve collapse. *Aesthetic Plast Surg* 2009;33(4):625-34.
8. Pedroza F, Anjos GC, Patrocínio LG, Barreto JM, Cortez J, Quessep SH. Seagull wing graft: a tecnique for the replacement of lower lateral cartilages. *Arch facial Plast Surg* 2006;8(6):396-403.
9. Toriumi DM, Becker DG. Rhinoplasty Dissection Manual. Philadelphia: Lippincott; 1999
10. Guyron B. Alar rim deformities. *Plast Reconstr Surg* 2001;107:856-63.
11. Tardy JR ME, Toriumi D. Alar retraction: composite graft correction. *Facial Plast Surg* 1989;6(2):101-7.
12. Tardy ME, Behrbohm H. Essancials of septorhinoplasty. New York: Thieme; 2004
13. Toriumi DM. New concepts in nasal tip contouring. *Arch. Facial Plasst Surg* 2006;8(3):156-85.

REALIDADE AUMENTADA

O **Otorrinos RA** é um aplicativo que usa a tecnologia de Realidade Aumentada para complementar o conteúdo do Manual Prático de Rinoplastia. Nesta aplicação você assistirá vídeos das cirurgias presentes no manual.

A **Realidade Aumentada** é uma tecnologia imersiva de visualização com a câmera do "smartphone" ou "tablet", imagem e "tracking". Consiste em integrar imagens geradas por computador em ambientes físicos em tempo real.

Para baixar o aplicativo, acesse uma das lojas "on-line", Google Play ou Apple Store, e procure por **Otorrinos RA**.

Ao executar o aplicativo, a câmera do seu celular será ligada. Basta apontar a câmera para o marcador a seguir para assistir aos vídeos com a cirurgia referente a este capítulo.

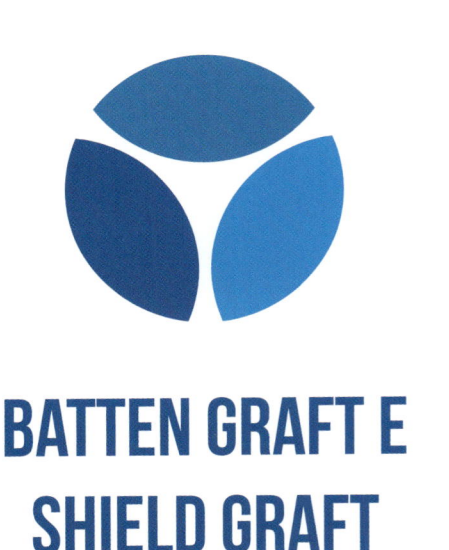

13

BATTEN GRAFT E SHIELD GRAFT

14

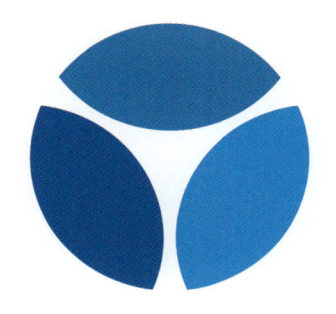

INSUFICIÊNCIA DE VÁLVULA NASAL
VÍDEO 02